고전에서 만나는
한방 발효액

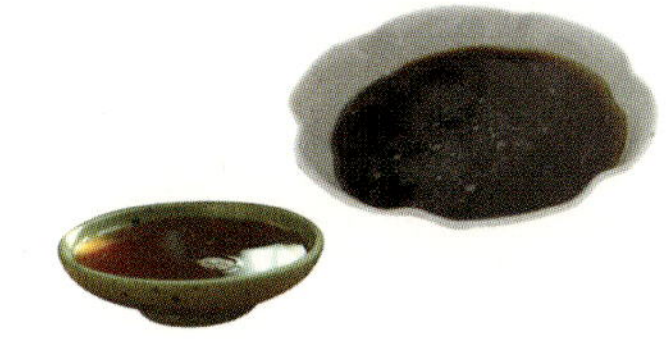

고전에서 만나는
한방 발효액

지은이 | 최양수 · 신경순
펴낸이 | 배기순
펴낸곳 | 하남출판사

초판1쇄 발행 | 2013년 9월 30일

등록번호 | 제10-0221호

서울시 종로구 관훈동 198-16 남도B/D 302호
전화 (02)720-3211(代) | 팩스 (02)720-0312
홈페이지 http://www.hnp.co.kr
e-mail : hanamp@chollian.net, hanam@hnp.co.kr

ⓒ 최양수 · 신경순, 2013

ISBN 978-89-7534-224-0(13510)

고전에서 만나는
한방 발효액

최양수 · 신경순 지음

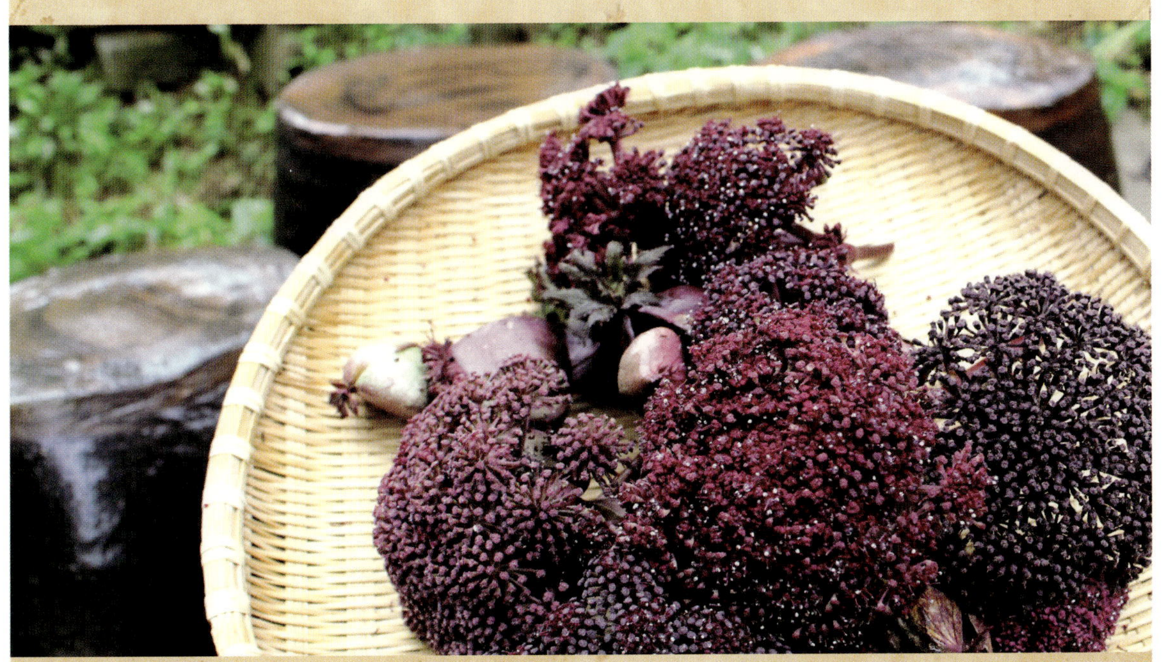

하남출판사

> "사람이 만약 그 음식의 성질을 알아서 조절하여 쓴다면
> 약보다도 곱절은 나을 것이다.
> 약을 잘 다스리는 자는 음식을 잘 다스리는 것만 같지 못하다."
>
> 人若知其食性 調而用之 則倍勝于藥也 善治藥者不如善治食
>
> — <양로봉친서(養老奉親書)> 중에서

사람이 건강하게 살려고 하는 것은 누구나의 소망이요, 바람일 것이다. 그러나 이러한 건강에 대한 관심과 욕심은 많은데 비해 그것을 지키려는 노력은 상대적으로 적다. 사람에 따라 다르기는 하지만 건강에 대한 무지함이 우리의 몸을 망치고 있다고 해도 과언이 아닌 것이다.

건강에 대해 연구하고 노력하는 것은 나의 일이 아니라 병원의 일이요 약국의 일이며 건강보조식품 회사의 일이라 생각하고, 그곳에서 만들어주는 대로 약을 먹고 식품을 먹고 수술을 하면서 나만의 올바른 건강법을 생각하지 않는다. 자기의 체질에 맞게 음식을 먹고 운동을 하며, 욕심을 버리고 절제하는 삶을 산다면 지금보다는 더 편안하고 행복한 삶을 살 수 있지 않을까. 또한 모든 생명을 아끼고 나만의 건강법을 찾아내고 만들어 지켜나간다면 내 건강은 물론 내 주변 사람들의 건강도 책임질 수 있으리라 생각한다.

선천의 근본은 신정(腎精)이라 했고, 후천의 근본은 위기(胃氣)라 했다. 선천적으로 타고난 신정(腎精)이라 어쩔 수 없겠지만, 건강을 지키고 건강하게 살기 위해서는 위기(胃氣)를 길러야 한다.

우리의 삶은 촛불과 같아서 우리의 욕망이라는 초를 태워 내가 바라고 이루고자 하는 불꽃을 환하게 비추는 것이다. 이때 그것을 정(精)이라는 초의 몸통이 뒤에서 받쳐주어야 한다. 건강한 신체에 건강한 정신이 깃드는 것이다. 만일 이러한 정(精)이 뒷받침해주지 못한다면 우리는 아무리 욕망이 불타오를지라도 그 욕망을 채울 수가 없을 것이다.

마치 촛불이 밝게 빛나고자 하나 초의 몸통에서 촛농이 흘러 그 불빛이 사그라지고 마는 것과 같다. 우리는 이러한 정(精)을 기르기 위해 열심히 음식을 먹고 보약을 먹고 몸에 좋다는 것은 모두 먹으면서 건강해지기를 바라는 것이다. 그러나 우리에게 맞지 않는 음식이나 보약을 먹어 후천의 본인 위기(胃氣)가 부실해진다면 우리가 먹은 보약이나 음식물이 우리의 몸속에 남아 체하거나 담음(痰飮)을 만들거나 중만을 유발하여 오히려 건강을 악화시키는 역할을 하게 된다. 그래서 우리는 먹거리 하나라도 위기(胃氣)를 해치는 음식을 피하고 자연이 인간에게 준 자연식품을 먹어야 할 것이다.

산야초야말로 자연이 우리에게 준 천혜의 식품이 아닐 수 없다. 이러한 산야초를 발효시켜 먹는 것은 우리의 건강을 위해선 꼭 필요한 일이 아닐 수 없다. 또한 그것의 약성을 활용하여 내 몸에, 나의 체질에 맞게 두세 가지 산야초를 함께 발효시켜 먹는다면 내 몸을 위해서는 금상첨화가 될 것이다.

그런데 우리가 알아야 할 것은 산야초에 대한 효능과 약성 등의 지식을 알고 그것을 음식으로 먹어야 한다는 것이다. 아무리 좋은 음식일지라도 내 몸에, 내 체질에 맞지 않는다면 그것은 독이 될 수 있는 것이다.

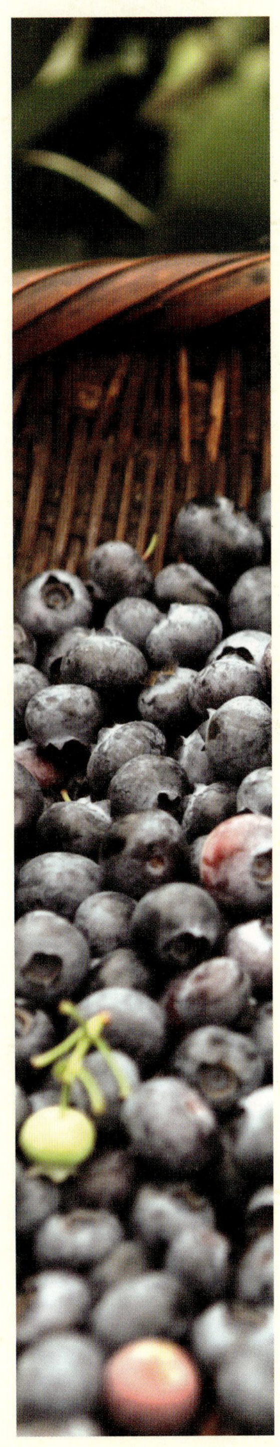

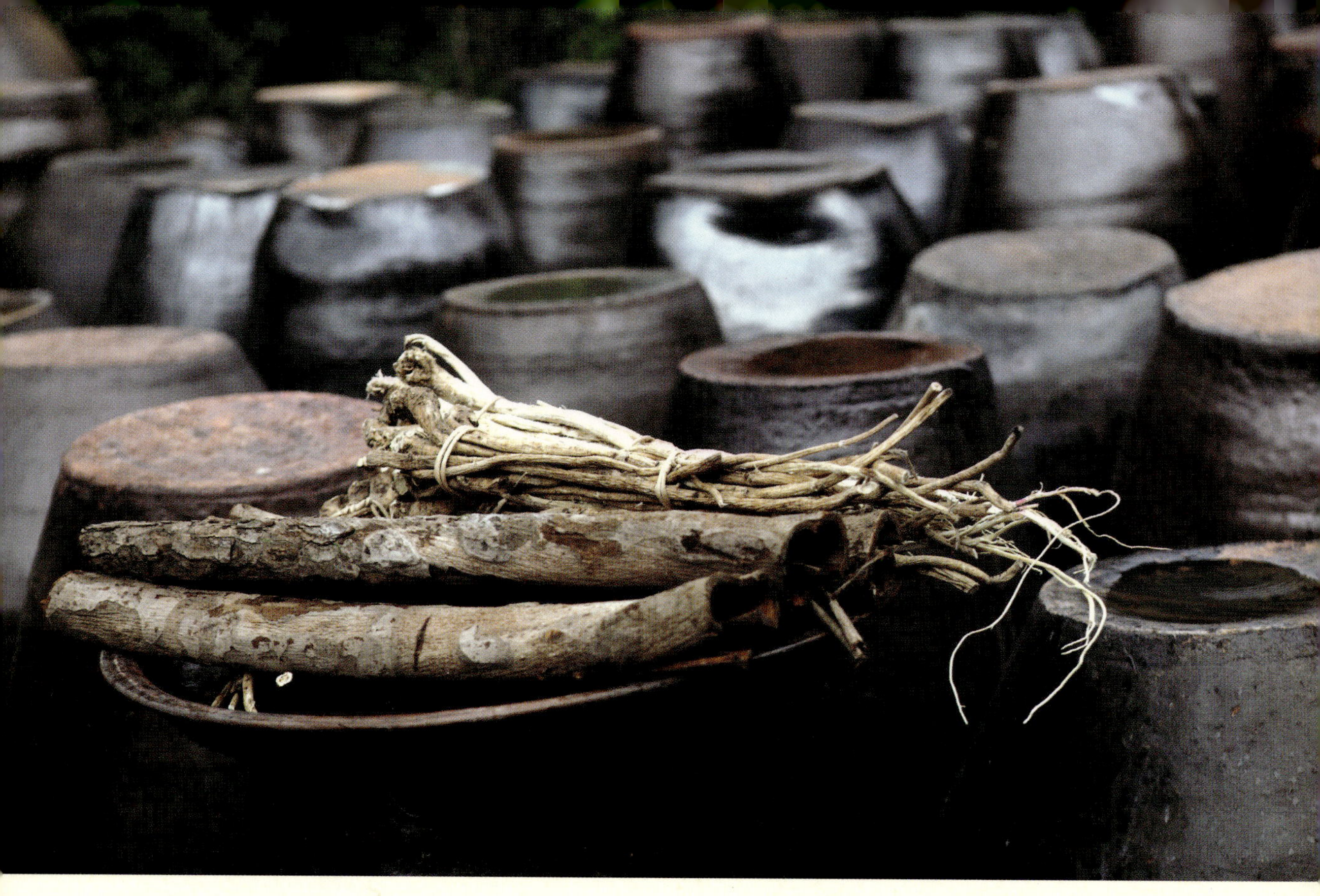

　내 체질이 소음인으로 몸이 찬데 몸에 좋다고 하여 성질이 차가운 음식만 여러 가지 섞어서 먹는다면 몸이 좋아지기는 커녕 오히려 몸을 망치는 결과를 초래할 것이다. 요즘 TV나 신문 광고들을 보면 실정에 맞지 않는 과대광고가 난무하는 것을 볼 수 있다. 민들레만 먹으면 몸에 좋다느니, 헛개즙만 먹으면 간에 좋다느니, 산수유만 먹으면 모든 사람들이 정력이 좋아질 것처럼 과대광고를 하고 있지만 정작 그것을 먹고 효능을 볼 수 있는 사람이 얼마나 될까하는 의문이 생긴다.

　그것을 먹고 효과를 볼 수 있는 사람은 적어도 그 음식과 체질이 맞는다는 조건과 그 음식이 잘 맞는 체질일지라도 몸에 중만, 대소변불리 등이 없어 그 약재를 소화해 낼 수 있는 내 몸의 비위 능력이 있다는 조건이 반드시 필요하다. 즉, 아무리 좋은 음식이나 보약일 지라도 그것을 소화해 낼 수 있는 비위기능이 약하다면 그것들은 오히려 몸에 악영향을 주어 건강을 해치게 된다.

이처럼 우리는 건강에 대한 상식을 길러 우리의 건강을 지켜야 한다. 때문에 우리는 지금까지 만들어 온 산야초 효소 발효액의 방법을 더욱 체계적으로 발전시켜, 건강을 지키고 질병을 치료할 수 있는 건강한 발효액을 만들어야 한다.

이 책에서는 한방의 장부별 효능이 있는 산야초들을 모아 간(肝)·심(心)·비(脾)·폐(肺)·신(腎)의 오장(五臟)별로 나누어 선별해 보았다. 또한 이들을 고전 한방의 방제식과 약대론에 따라 2~3가지씩 모아 효능별로 상수작용이 일어날 수 있도록 배합시켜 보았다. 간에 좋은 산야초는 산야초끼리, 심장과 비장에 이로운 약재들은 약재들끼리, 폐장과 신장을 튼튼히 하는 산야초는 산야초끼리 모아 서로 합방하여 약효가 상수작용을 일으켜 더 우수한 산야초 효소 발효액 만드는 방법을 제시해 보았다. 그리고 그러한 방법에 산야초의 효능과 배합응용, 발효액 만드는 법까지 제시하여 누구든지 재료만 구하면 발효액을 만들어 활용할 수 있도록 하였다.

약성을 잘 살린 이러한 산야초 효소 발효액을 누구든지 손쉽게 만들어 자신의 건강뿐 아니라 주변 사람들의 건강을 지킬 수 있었으면 하는 바람이다.

2013년, 저자

제 4 장 폐장에 좋은 한방 발효액

한방 발효액에 쓰이는 대표적 약재

건강을 지켜주는 산야초라도 각각의 효능과 약성 등을 제대로 알지 못하고 응용하면 내 몸에 약이 아니라 독이 될 수 있다. 때문에 이용하려는 산야초의 효능을 자세히 알고 나의 체질에 맞는 산야초를 고를 수 있어야 한다.

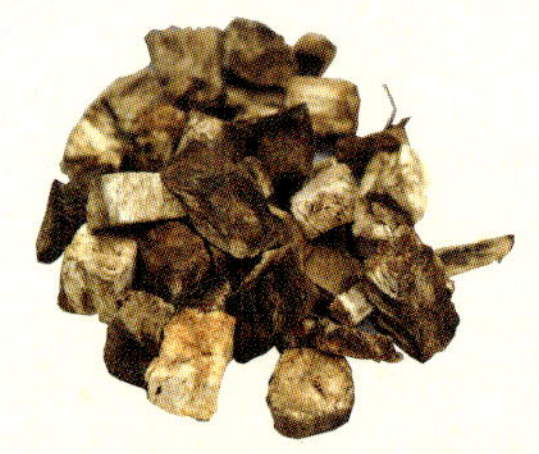

갈근

갈증을 없애고 번열을 내리며 혈관을 확장시키는 효능이 있어 고혈압을 낮춘다.

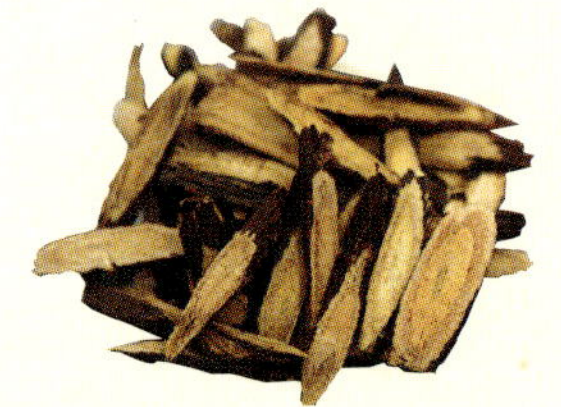

감초

해독과 소염작용이 있어 숙취를 해소하고 간 질환을 예방한다.

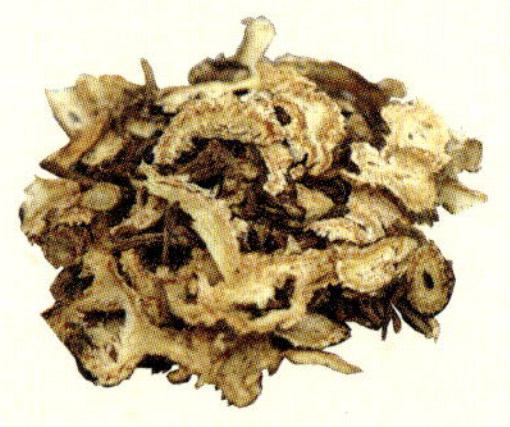

강활

땀이 나게 하고 열을 내리며 풍증을 없앤다.

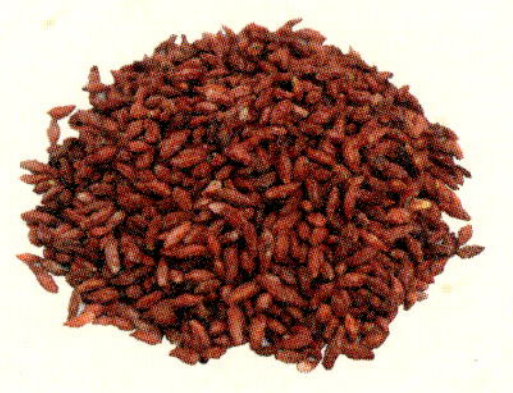

구기자

간과 신장을 윤택하게 하고 정기를 보한다.

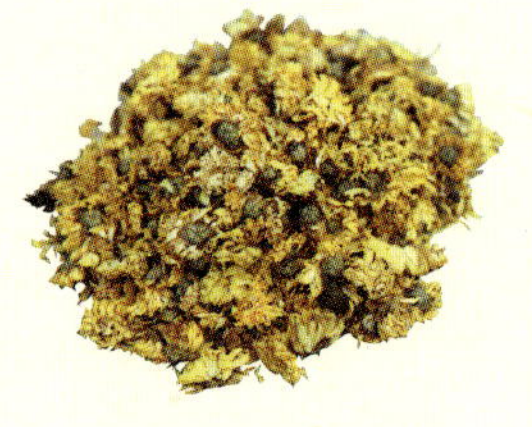

국화

해독과 소염작용이 있으며, 열을 내리고 통증을 완화한다.

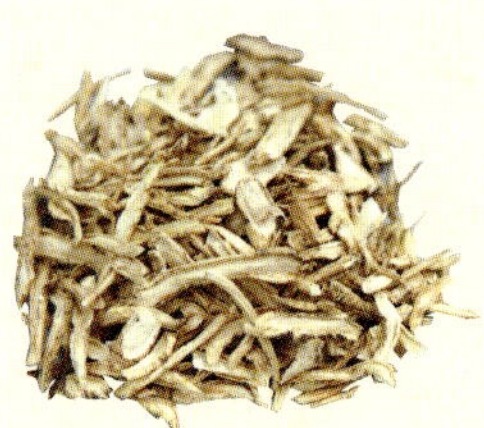

길경

'사포닌 성분'이 가래를 없애고 각종 염증을 삭인다.

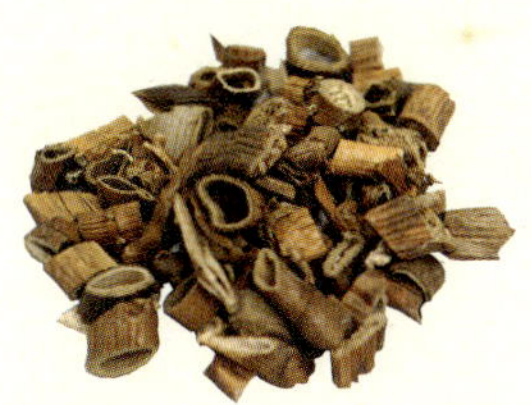

노근

해열작용이 뛰어나 탈수증상을
다스리며 비뇨기계의 염증 치료에도
효능이 있다.

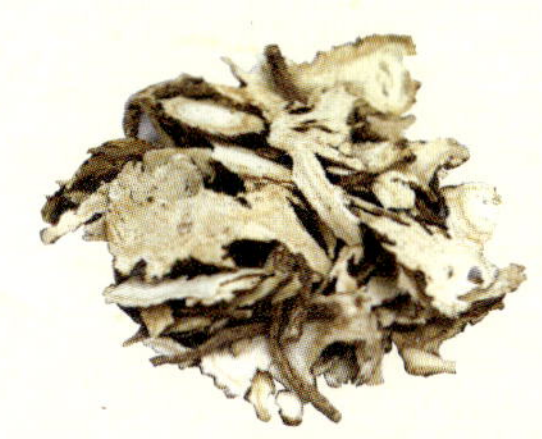

당귀

혈액을 보하여 부인과 질환의
성약이라고 부른다.

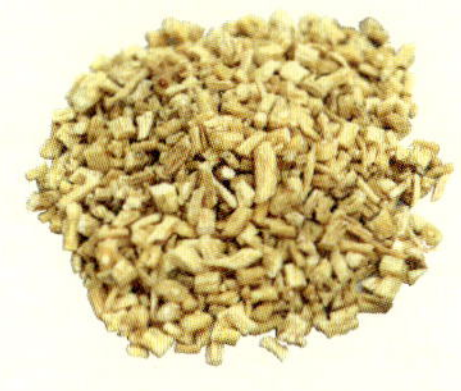

당삼

비위의 허약과 기혈의 부족을
해소하여 보혈제로 쓴다.

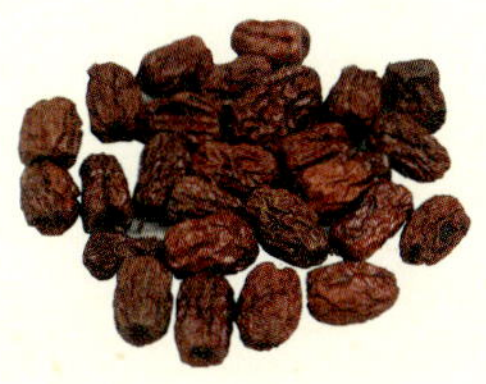

대조

중초를 보하고 기운을 만들며
정신을 안정시킨다.

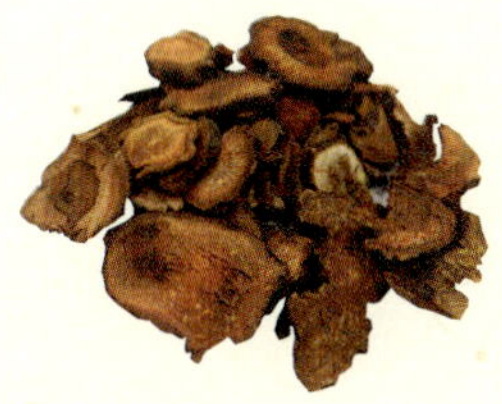

대황

해열·진통작용이 있으며,
각종 염증을 완화시킨다.

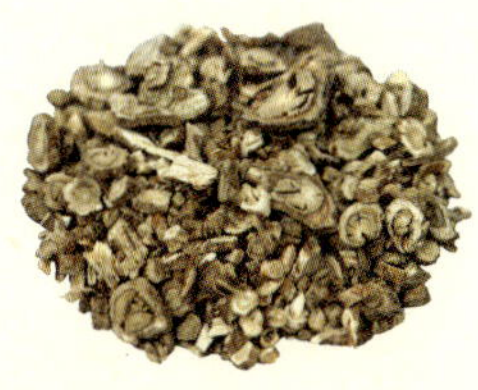

독활

중풍으로 감각 없는 몸과
힘줄과 뼈의 통증을 치료한다.

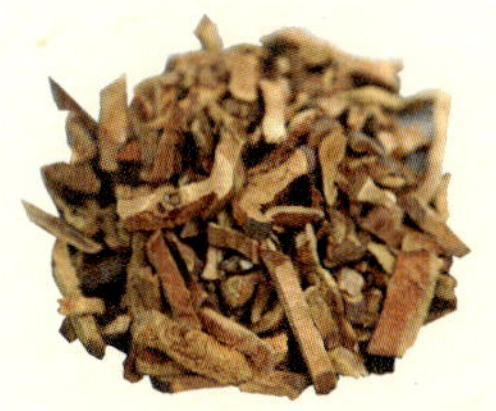

모과

근육을 부드럽게 하고 위를
편안하게 한다.

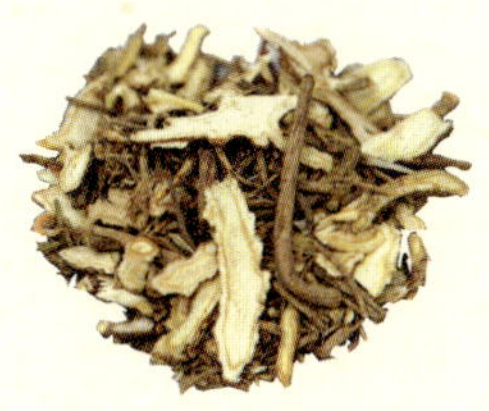

방풍

풍습을 제거하고 통증을 완화시키며
경련을 멈추게 한다.

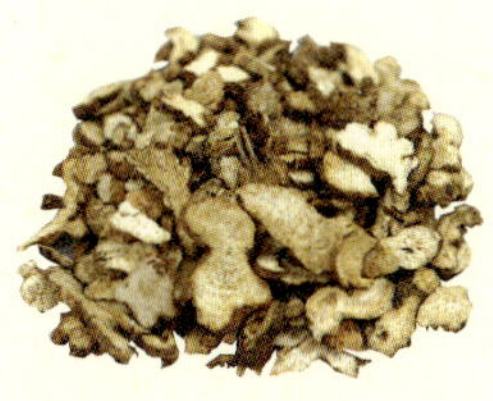

백출

비장을 튼튼하게 하고 이뇨작용이
있어 식은땀을 막는다.

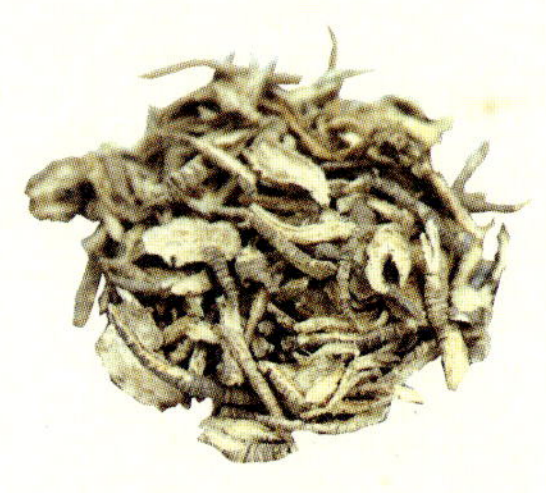

사삼

음을 보하여 폐열을 내리고
가래와 기침을 멈추게 한다.

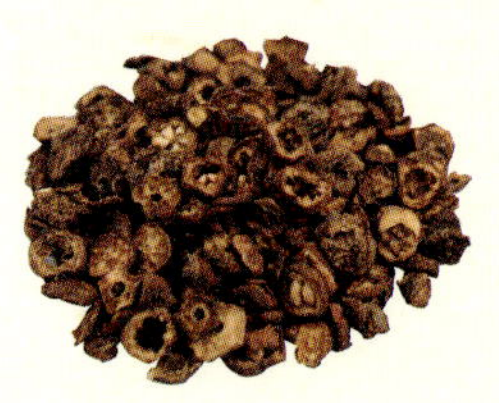

산사

활혈화어작용이 있어 어혈이 막혀
생기는 여러 증상에 쓴다.

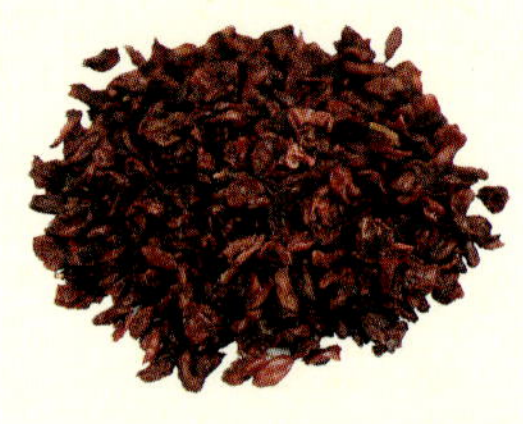

산수유

정기를 수렴시키며 허탈증상을
예방하는 효능이 있다.

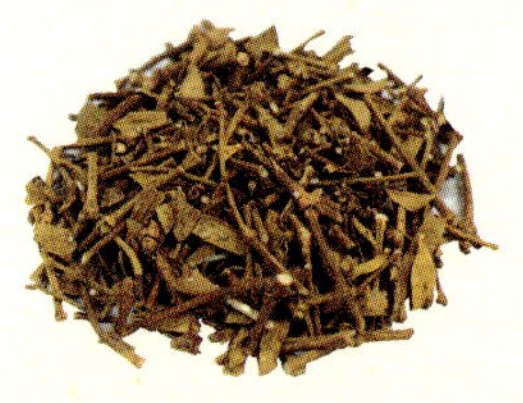

상기생

관상동맥경화에 의한 심 질환과
고혈압을 치료하고 콜레스테롤을
내리는 효능이 있다.

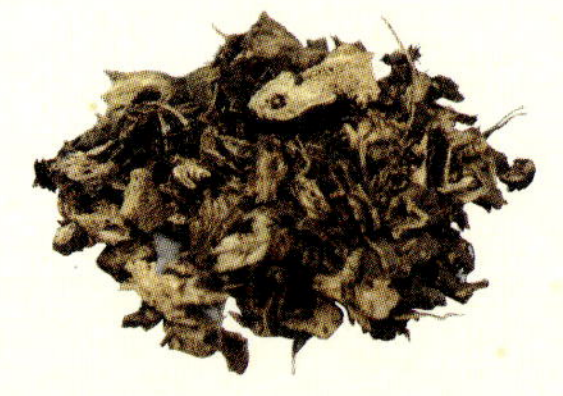

승마

땀을 내서 표에 있는 사기를 없애고
반진을 체표로 배출시킨다.

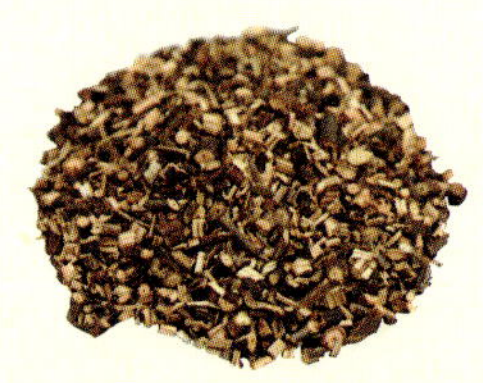

야교등

거풍 · 화습 · 경락소통의 효능이
있어 각종 관절염에 사용한다.

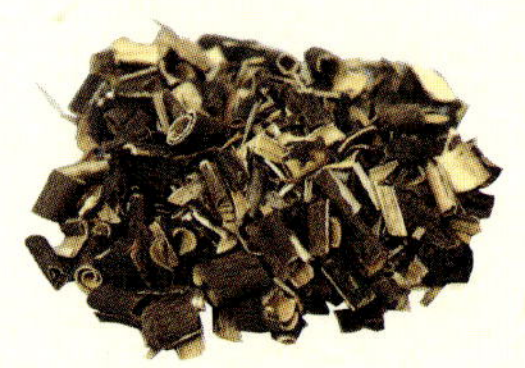

오가피

거습 · 지통작용이 있어 만성
류머티즘의 환자에게 쓰인다.

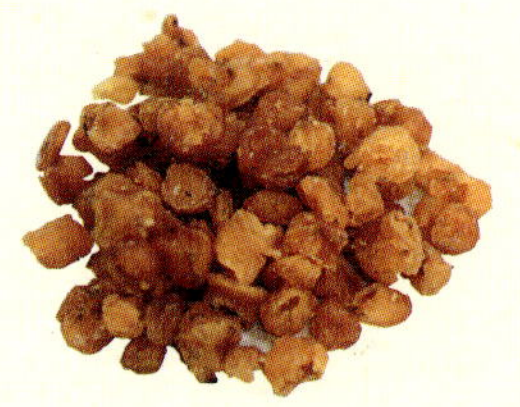

용안육

보혈작용이 있으며 정신을
안정시키고 지력을 증강시킨다.

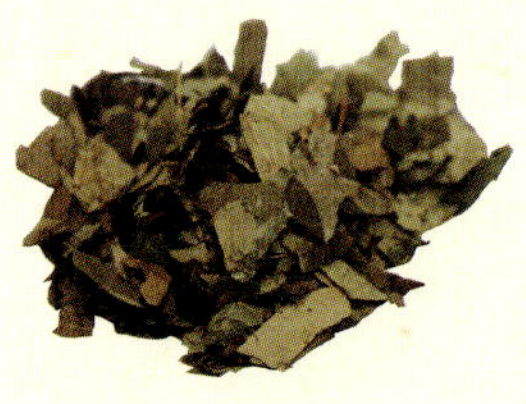

음양곽

신장을 보하고 양기를 강하게 하며
근골을 튼튼하게 한다.

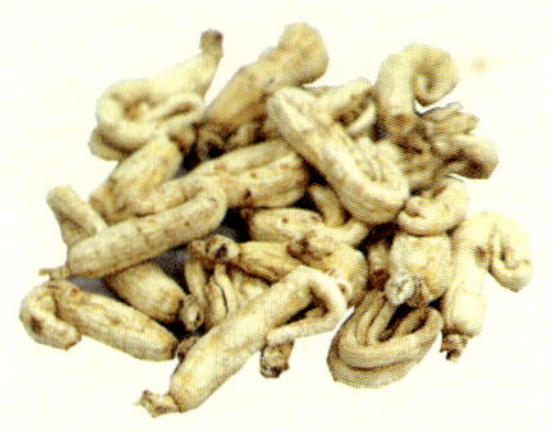

인삼

원기를 보하고 정신을 안정시키며
진액을 만들어 준다.

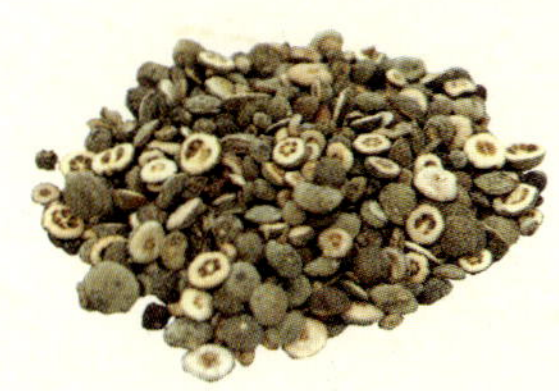

지실

뭉친 기운을 풀어주고
가래를 없앤다.

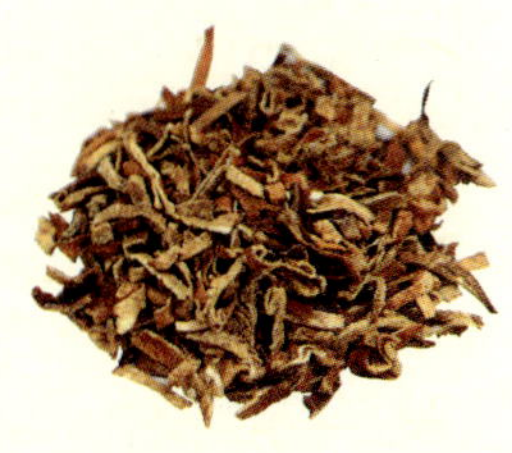

진피

기의 흐름을 조절하고 비장을
튼튼하게 하며 소화를 촉진한다.

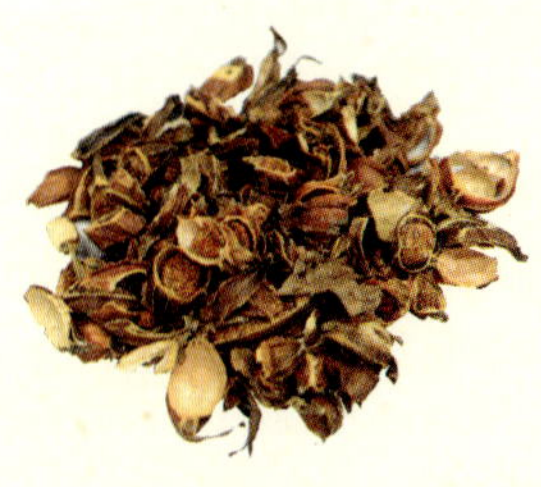

치자

대소장과 위에 있는 심한 열을
내리고 답답한 속을 낫게 한다.

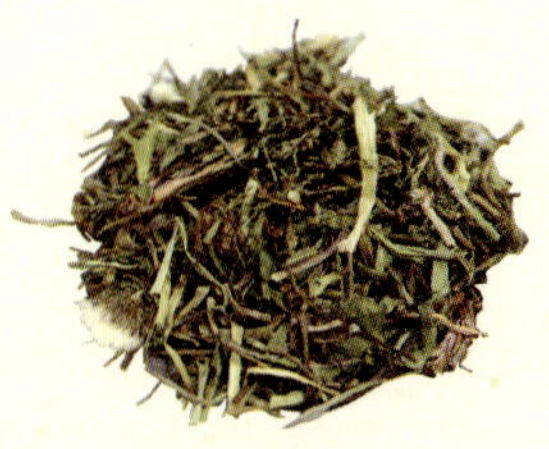

포공영

항균과 소염작용이 있어
기침과 폐결핵에 사용한다.

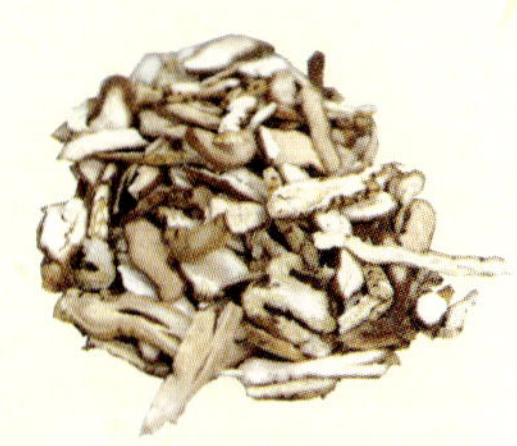

하수오

정혈을 돕고 정기가 새어 나가지
않게 잡아준다.

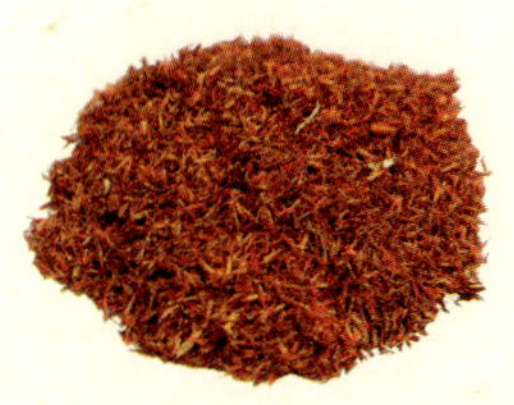

홍화

활혈작용이 있으며 생리를 잘
통하게 하고 어혈을 풀어주며
진통작용이 있다.

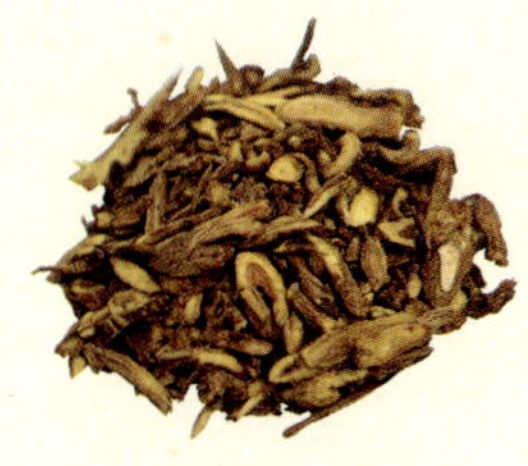

황금

항균과 소염작용이 있어 장내의
세균을 제거하며, 황달에도 좋은
효과가 있다.

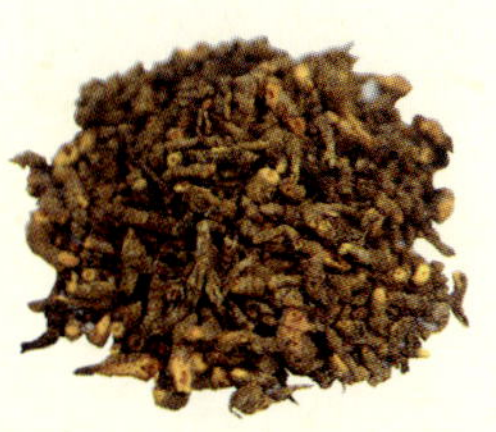

황련

눈을 밝게 하고 간기를 진정
시키고 열독을 없앤다.

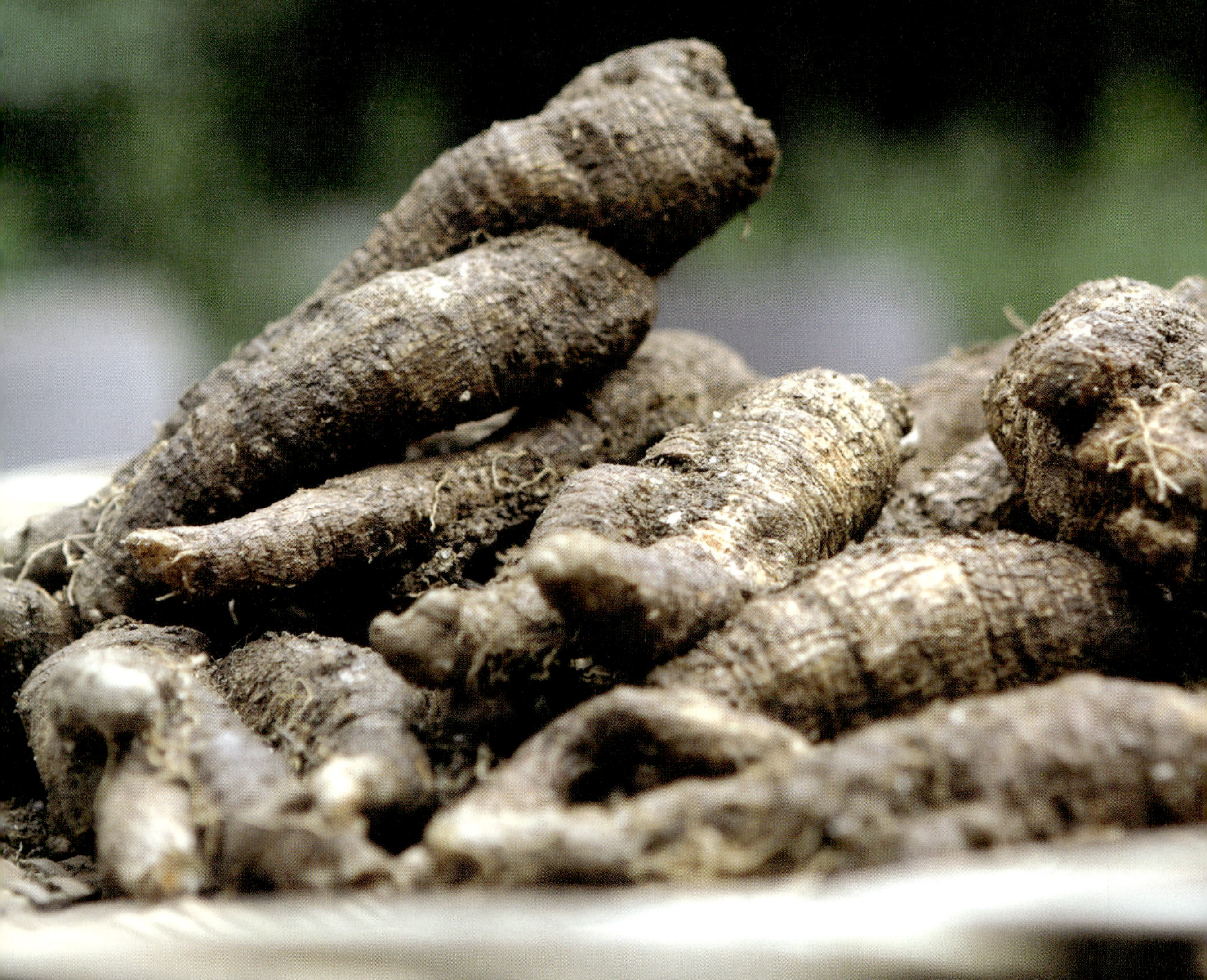
제1장
간장에 좋은 한방 발효액

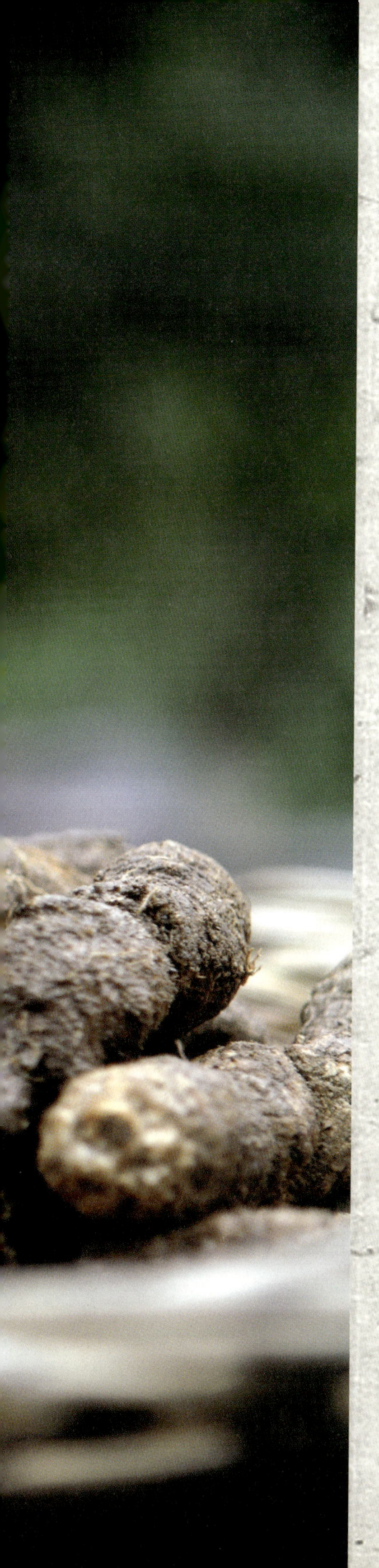

간장(肝臟)이란

간(肝)은 복부에 위치하고 격(膈)아래, 우협(右脇)안에 위치한다.

간(肝)은 혼(魂)이 머무르는 곳이며, 혈(血)이 저장되고, 근(筋)의 종가가 된다. 간(肝)은 오행에서 목(木)에 배속되어 동(動)과 승(升)을 주관한다.

때문에 〈소문·영란비전론〉에서는 '간(肝)은 장군의 기관이니 모려(謀慮)가 여기에서 나온다'라고 했다. 간의 주요생리기능은 주소설(主疏泄)과 주장혈(主藏血)이다. 간(肝)은 목(木)에 개규(開竅)하고 있고, 근(筋)을 주관하며, 그 화(華)는 조(爪)에 나타난다. 지(志)는 노(怒)가 되고, 액(液)은 누(淚)이다. 간(肝)과 담(膽)은 족궐음간경과 족소양담경으로 경락상 서로 연계되어 있을 뿐 아니라 실제로도 직접적으로 서로 연계되어 있다.

《약선식료학개론(장상학설편)》

구기자

- 간과 신장의 기능을 북돋아 준다(滋肝腎)
- 냉열 자극에 적응성을 높이고, 면역기능을 강화한다(益精血)
- 눈을 밝게 한다(明目)
- 진액을 생성하고 폐를 윤기 있게 한다 (生津潤肺)

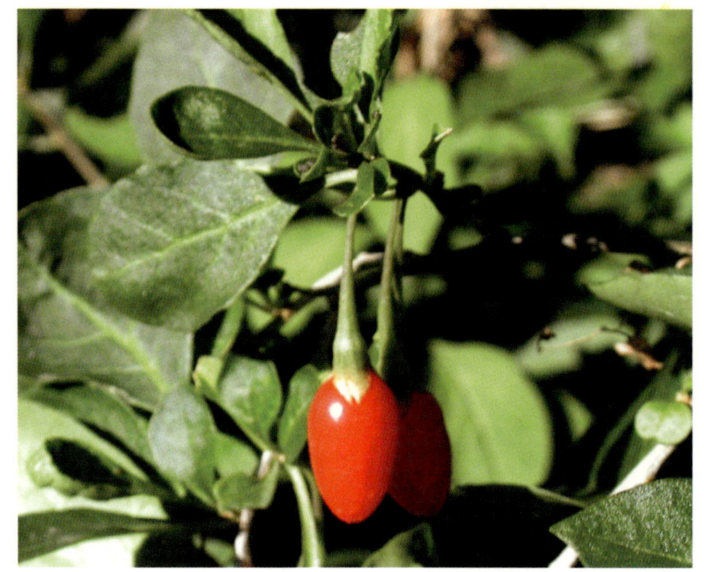

구기자의 열매

줄기는 '구기(枸杞)', 뿌리는 '지골(地骨)'이라 하는데, 구기라 하면 줄기의 껍질을 써야 하고 지골이라 하면 뿌리의 껍질을 써야 한다. 그리고 구기자라 하면 그의 벌건 열매를 써야 한다. 이것은 한 식물에서 쓰는 부분이 3가지라는 뜻이다.

구기자 성질과 효능　성질은 차고[寒, 평(平)하다고도 한다], 맛은 쓰며[苦, 달다(甘)고도 한다] 독이 없다고 한다. 줄기껍질은 성질이 차고[寒], 뿌리껍질은 몹시 차며[大寒], 구기자는 약간 차다[微寒]. 즉, 성질이 3가지이다.

간과 신장기능 강화　오래 먹으면 몸을 가볍게 하고 기운을 나게 한다. 간과 신장을 윤택하게 하고 정기를 보하며 눈을 밝게 하고 노화를 방지하는 효능이 있다.

근골기능 향상　근골을 튼튼하게 하며 소갈병에 효과가 있고 폐를 윤택하게 한다. 내상으로 몹시 피로하고 숨쉬기도 힘든 것을 보하며 힘줄과 뼈를 든든하게 하고 양기를 세게 하며 5로 7상을 낮게 한다.

노화 방지　정기를 보하며 얼굴빛을 젊어지게 하고 흰머리를 검게 하며 눈을 밝게 하고 정신을 안정시키며 오래 살 수 있게 한다.

간과 신장의 음허로 허리와 무릎이 시고 힘이 없으며, 머리가 어지럽고 눈앞이 아른거리며, 야맹증이 있거나 눈물이 마르고 백내장에 효과가 있으며 이명이농자에게 적합하다. 암으로 인해 내열이 있거나 방사선 치료 후에 적합하며 폐결핵·소갈병 등 음허화왕(陰虛火旺)인 환자에게 좋다. 그리고 고혈압·고지혈증·동맥경화증·만성간병·지방간에 효과가 있으며 중년인 사람이 오래 먹으면 노화를 예방한다.

1) 구기자와 돼지간을 배합하면 돼지간은 철분이 많이 들어 있는 천연보혈식품으로 구기자와 배합하면 그 작용이 더욱 강해진다.
2) 구기자와 대추를 배합하면 보혈작용이 강해진다.
3) 구기자와 레몬을 배합하면 인체의 신진대사를 강하게 한다.
4) 앵두와 구기자를 배합하면 혈액이 약하여 발생한 어지럼증·이명·요통 등에 효과가 있다.
5) 구기자와 딸기를 배합하면 보기보혈작용이 강해진다.
6) 신허유정에 파극·육종용을 배합하고, 명목에 국화·지황·산수유를 배합하여 사용한다.

:: 구기자와 지황 발효액

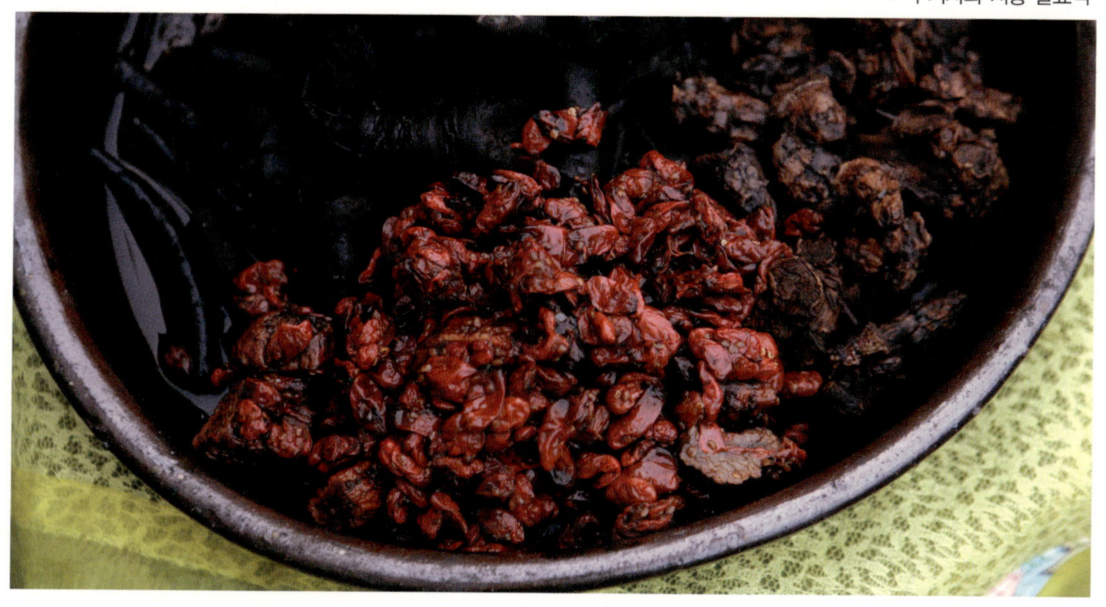

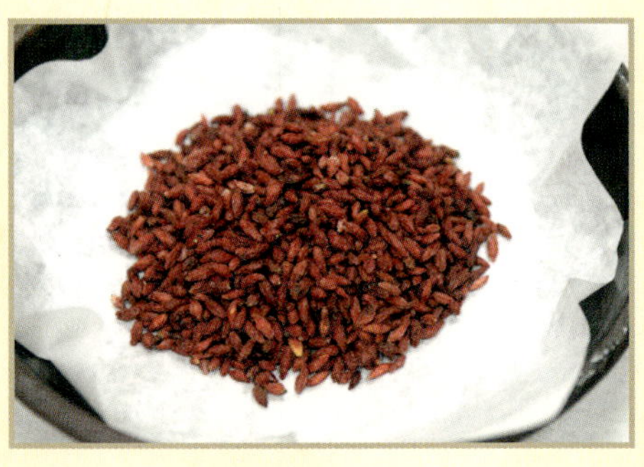

+

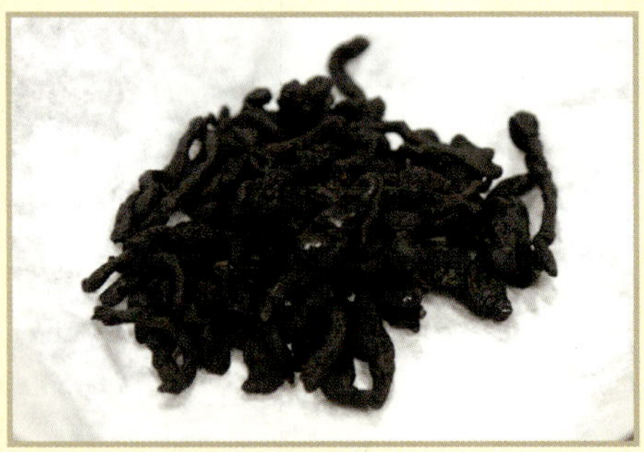

구기자와 지황 **발효액 담그기**

발효액으로 만들기 위해서는 10월경에 많이 나는 지황의 뿌리를 채취하여 잘 씻어 물기를 뺀 뒤, 설탕과 함께 잘 섞어 항아리에 넣어주면 된다. 이때 구기자와 지황을 함께 구하기 어려울 때는 따로따로 발효액을 만들어 그것을 합방해주면 된다.

특히, 생지황을 구하기 어려우면 숙지황이나 건지황으로 대체할 수도 있는데, 구기자 발효액에 숙지황이나 건지황을 넣어서 발효시키는 방법과 숙지황이나 건지황을 감초와 대추, 설탕을 넣고 끓여서 시럽으로 만들어 넣는 방법 두 가지를 모두 사용할 수 있다. 약 6개월 정도 발효시켜 생수에 희석해서 복용한다.

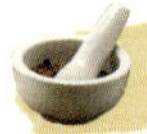

구기자 + 지황

구기자와 지황을 발효시켜 음료수로 마시면 구기자의 간장과 신장의 음을 보하고 눈을 밝게 하는 효능과 지황(地黃)의 보혈과 자음하는 효능이 상수된다.

양약(兩藥)을 합용하면 자음양혈(滋陰養血)·보익간신(補益肝腎)의 작용이 크게 증가되고, 간신부족(肝腎不足)과 정혈(精血) 부족으로 인한 두훈목현(頭暈目眩)·목암혼화(目暗昏花)·이명(耳鳴) 등의 증상을 치료한다.

구기자로 발효액을 만들 때는

구기자의 빨간 열매를 채취하여 꼭지를 따고 잘 씻어 물기를 뺀 뒤, 동량의 설탕을 넣고 잘 섞어서 항아리에 넣어 담근다. 초봄에 구기잎을 채취하여 넣고 그 뿌리(지골피)를 함께 넣어 발효액으로 담그면, 허열을 없애는 기능까지 더할 수 있다.

▼ 구기자 발효액

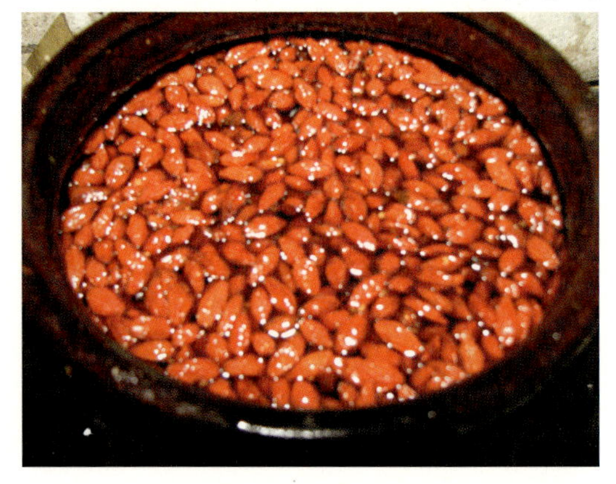

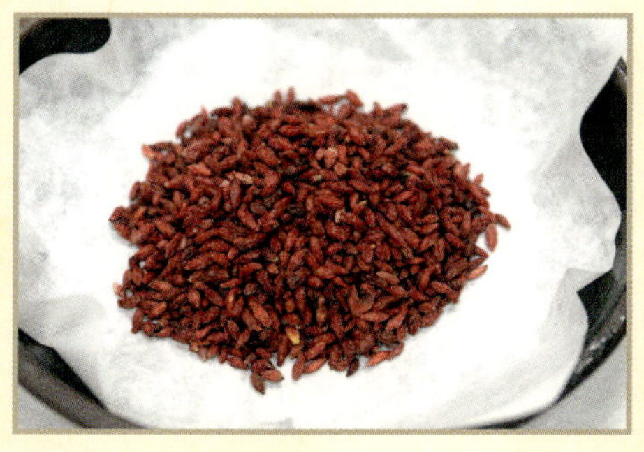

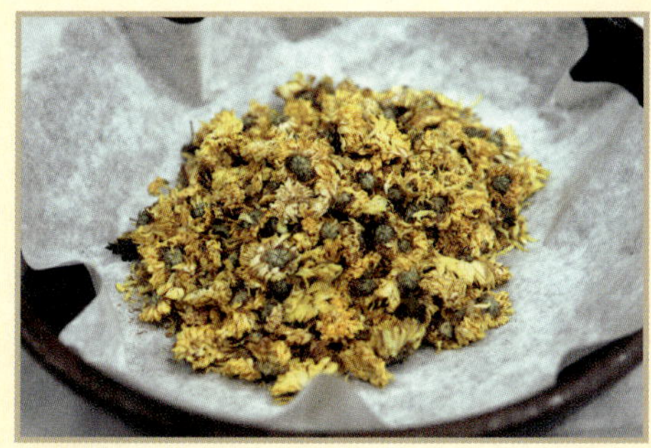

구기자와 국화 발효액 담그기

구기자에 국화를 합방하여 발효액으로 만들기 위해서는 구기자 발효액에 감국이나 산국 또는 식용 국화를 쓴다.

국화는 가을에 신선한 꽃이 필 무렵 채취하여 깨끗이 씻은 후, 동량의 설탕을 넣고 발효시켜 구기자 발효액과 합방하거나 함께 넣어 담근다.

두 가지 재료를 함께 구하기 어려울 때는 먼저 구한 구기자 발효액에 생국화를 발효시켜 합방하거나 건국화를 구하여 감초와 대추, 설탕을 넣고 끓여서 시럽을 만들어 발효를 시키면 간과 눈에 좋은 발효액이 만들어진다.

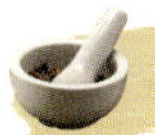

구기자 + 국화

구기자는 자보간신(滋補肝腎)·익정명목(益精明目)하고, 국화는 간경(肝經)의 사(邪)를 청소(淸疏)하여 명목(明目)하므로 양약(兩藥)을 합용하면 자간명목(滋肝明目)하는 효능이 있게 된다. 간신음허(肝腎陰虛)로 눈에 영양작용이 실조되어(目失所養) 오는 목음(目暗)·시물혼화(視物昏花) 및 야맹증(夜盲症)을 치료한다. 구기자와 국화를 약 6개월 정도 발효시켜 희석시킨 후 복용하면 간을 보호하고 눈을 밝게 하는 명약이 된다.

Tip

감국과 산국의 차이점

감국과 산국은 가을이 되면 노란 꽃을 피우는 국화과의 식물로 우리 주변에서 많이 볼 수 있다.

감국은 높이가 60~150cm 정도 자라고 위에서 가지가 갈라진다. 산국과 비슷하다.

산국은 꽃의 지름이 감국보다 좀 작고 대체로 들에서 피는데 비해, 감국은 산에서 피고 남쪽 지방에서 많이 볼 수 있다.

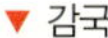

▼ 감국

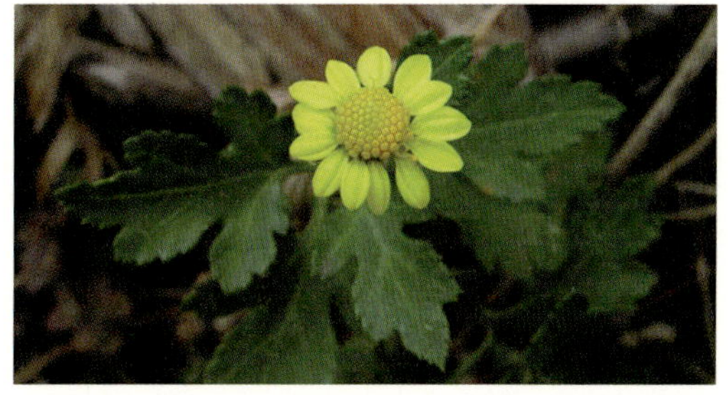

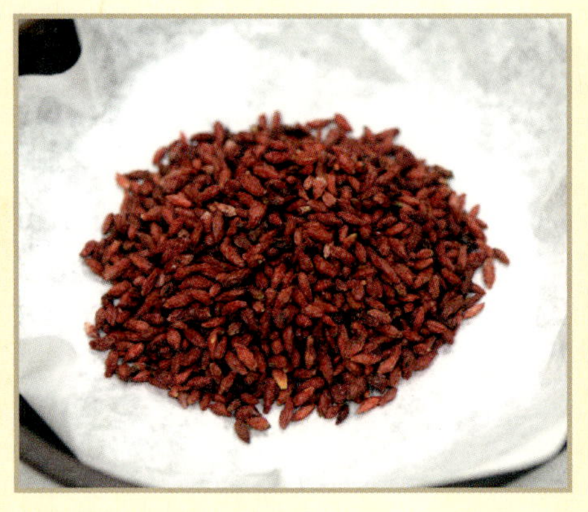

+

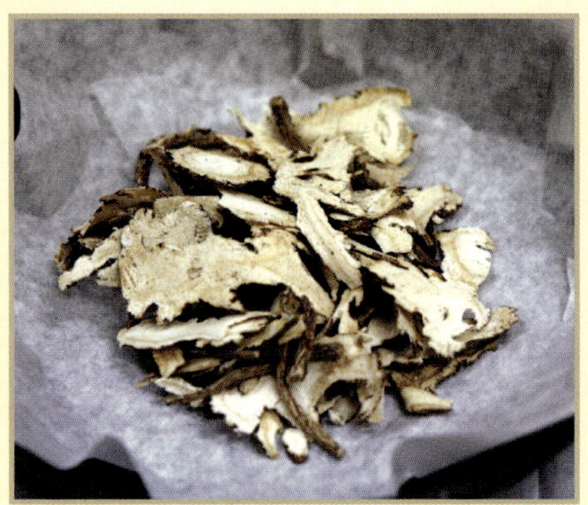

구기자와 당귀의 뿌리를 캐서 잘 씻어 물기를 빼고 여러 조각으로 잘라 동량의 흑설탕과 함께 항아리에 넣고 발효시킨다.

당귀 단독으로 발효액을 담글 때는 뿌리 뿐만 아니라 초봄에 나오는 그 잎과 뿌리 전초를 쓸 수도 있다.

두 재료는 모두 발효액이 잘 나오는 약재이므로 건재를 끓여 따로 시럽을 만드는 방법은 다른 것들과 같다.

구기자 + 당귀

당귀를 구기자와 합방하여 쓰면 간신을 보양하고 양혈하는 효능을 나타낸다. 그러므로 간신의 양기가 부족하여 발생하는 요슬산통이나 유정에 상용하고 백발을 검게 하는 데도 쓴다.

Tip.

❶ 구기자 고르기

구기자는 크고 홍적색으로 육질이 두꺼우며 부드럽고 손 안에 넣고 뭉쳤을 때 덩어리가 지지 않으며 단맛이 있는 것이 상품이다. 반면 검붉은 빛을 띠고 짙은 갈색으로 작고 단단하며 병충해가 있으면 하품이다. 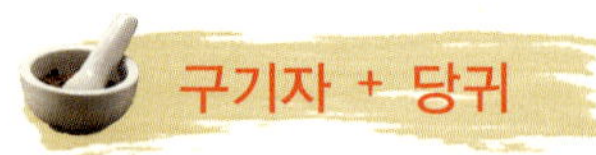

❷ 당귀 고르기

구기자와 당귀로 발효액을 담그기 위해서는 가을철에 채취한 싱싱한 당귀의 뿌리가 필요하다. 당귀는 일당귀와 토당귀가 있는데 발효액을 담글 때는 토당귀의 싱싱한 뿌리를 쓴다.

일당귀는 뿌리가 작고 잎이 무성해서 흔히 쌈채소로 많이 먹는다. 토당귀는 뿌리가 일당귀보다 훨씬 크고 알차서 발효액을 담기에 안성마춤이다.

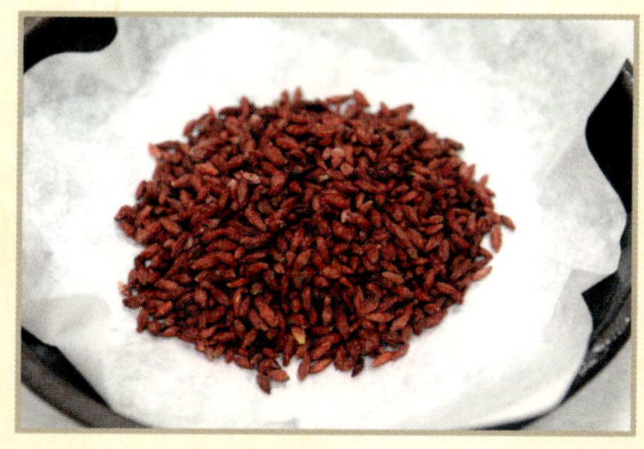

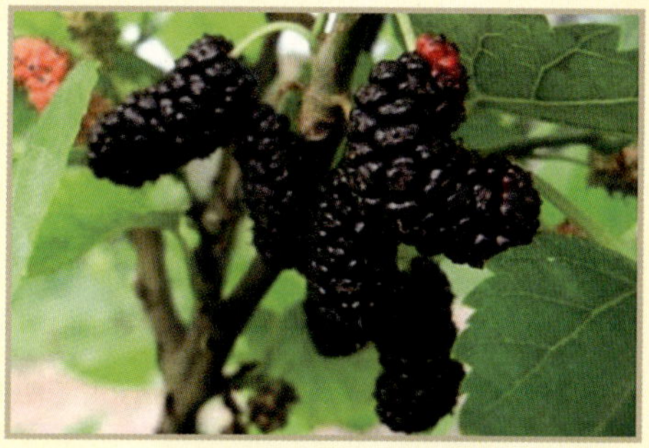

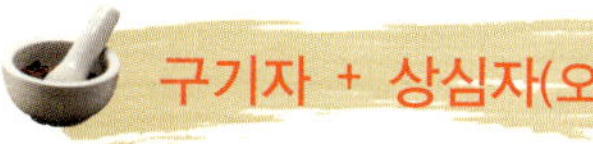
구기자 + 상심자(오디)

구기자는 자보간신(滋補肝腎)·익음생정명목(益陰生精明目)하고, 상심자(오디)는 자음양혈(滋陰養血)·오수발(烏鬚髮)하므로 양약(兩藥)을 합용(合用)하면 자음양혈(滋陰養血)하는 효능이 배로 증가해서 정혈부족(精血不足)·두훈이명(頭暈耳鳴)·목암혼화(目暗昏花)·수발조백(鬚髮早白) 등을 치료한다.

구기자와 상심자 발효액 담그기

구기자 발효액에 상심자(오디)을 합방하여 만드는 법은 다음과 같다.

오디는 6월경 잘 익은 열매를 따서 흐르는 물에 살짝 씻어 물기를 말린 후 동량의 설탕을 넣고 담근다(자연에서 깨끗하게 채취한 것은 씻지 않고 그대로 담가도 된다). 이때 중요한 것은 신선도를 유지하기 위해 채취한 즉시 빠른 시간 안에 발효액으로 담그는 것이다. 이렇게 만든 발효액에 가을에 잘 익은 구기자를 설탕과 함께 넣고 합방해서 발효액을 만들면 자음양혈하는 좋은 음료가 될 것이다. 건재를 활용할 경우에는 오디 발효액을 담글 때 마른 구기자를 깨끗하게 씻어서 함께 넣으면 된다.

Tip

구기자의 생태

구기자는 전국의 마을 근처에서 자라고 흔히 재배되는 가지과의 낙엽관목이다. 꽃은 6~9월에 길이 1cm 정도의 자주색 꽃이 핀다. 열매는 길이 2cm 정도 되며 8~10월에 붉은 색으로 익는다.

구기자는 10월에 열매를 채취하여 쓰는데, 약성이 온화하고 부드러워 위에 부담을 주지 않으므로 상시 복용해도 좋다. 병이 있으면 치료가 되고, 무병일 때는 체력이 보강된다. 또한 임신부의 체질을 강하게 하고 태아에게 영양보급도 된다.

▼ 구기자 열매

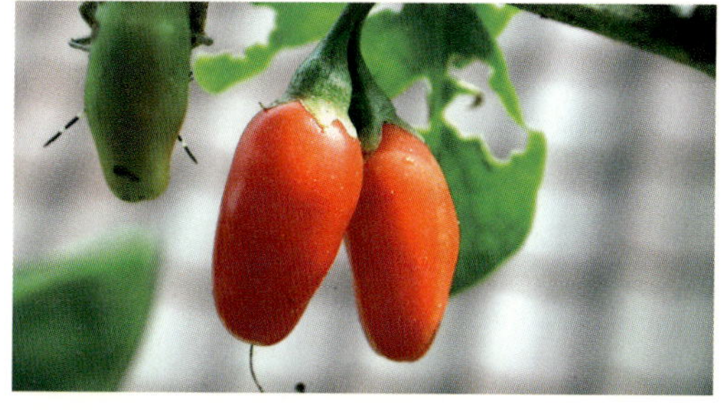

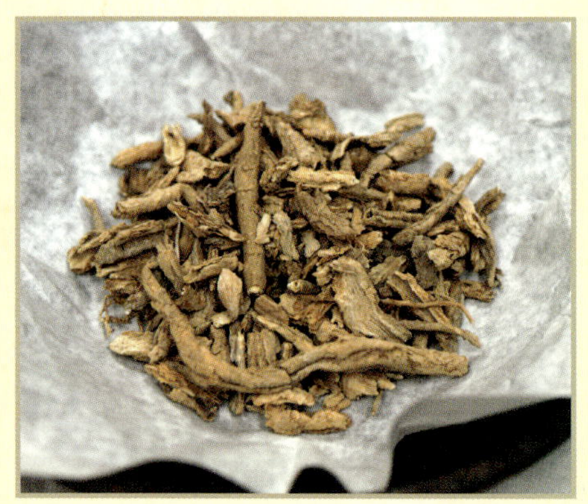

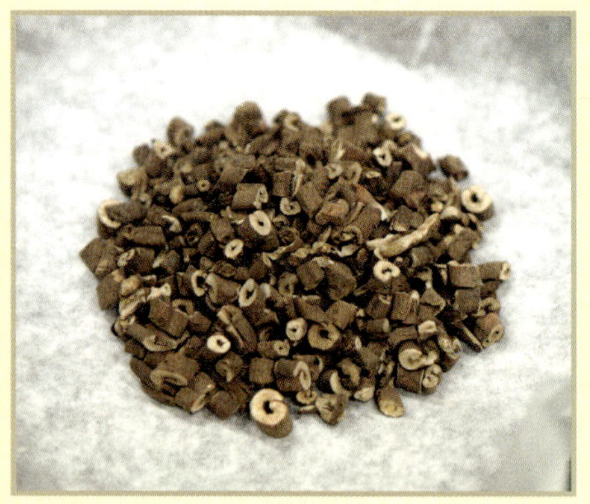

지골피와 목단피 발효액 담그기

구기자의 뿌리껍질인 지골피와 모란의 뿌리인 목단피를 채취하여 손질한다. 깨끗이 씻어 물기를 말리고 잘게 잘라 동량의 설탕을 넣고 발효시키면 좋은 발효액이 될 것이다.

그러나 지골피와 목단피로 발효액을 담그려면 발효액이 적게 나와 만들기가 쉽지 않다. 그러므로 기존에 담가 놓은 미나리나 돌나물 등의 발효액에 지골피와 목단피 건재를 시럽화하여 넣고 함께 발효액으로 담근다.

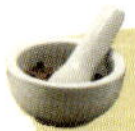

지골피 + 목단피

지골피와 목단피로 만든 발효액은 냉혈하여 골증을 제거하는 작용이 한층 더 증강되어 혈열망행(血熱妄行)으로 발생하는 토혈·육혈·반진이나 부녀의 월경부조로 인한 혈허골증에 상용한다.

Tip

❶ 구기자의 뿌리껍질 '지골피'

지골피는 구기자나무의 뿌리껍질이다. 모양이 개와 같아 보이고 잎이 버들잎 같아 '구기'라고도 한다.

지골피를 물에 씻어 짓찧어 심지를 버리고 끓인 감초 물에 하룻밤 담가 말려쓰기도 하는데 성질이 몹시 차서 골증염과 피부의 열을 잘 치료하는 약재이다. 약성이 매우 차서 허열을 식혀 주는 역할을 하는 약재이다.

❷ 모란의 뿌리 '목단피'

목단피는 모란의 뿌리를 거심한 한약재이다. 특이한 냄새가 있다. 맛은 조금 쓰고 매우며 성질은 약간 차다.

진통·진정·해열·항경련·항염증·항혈전·항알레르기·위액분비억제·자궁점막충혈·항균작용 등의 효능이 보고되었다. 열을 내려 주고 피를 식혀 주는 청열양혈약이다.

동의보감의 내경편에 보면 '간(肝)이 허할 때에는 사물탕·청간탕·보간환을 쓰고, 실(實)할 때는 사청환·세간산·당귀용회환을 쓴다'고 했다.

1) 청간탕

효능 : 간경이 혈허하고 노화가 있는 증상을 치료한다.

처방 : 백작약 1돈 반, 천궁과 당귀 각 1돈, 시호 8푼, 산치자와 목단피 각 4푼을 물에 달여서 먹는다.

2) 보간환

효능 : 간이 허한 증상을 치료한다.

처방 : 사물탕에 방풍과 강활을 가하여 꿀로 환을 지어서 먹는다. 〈이명양관환〉이다.

3) 사청환

효능 : 간이 실한 증상을 치료한다.

처방 : 당귀·초용담·천궁·치자·대황의·강활·방풍을 각 등분하여 가루로 하고 꿀에 가시연밥 크기의 환을 지어 매 1알을 죽엽탕이나 당온수로 녹여서 먹는다.

4) 세간산

효능 : 치료방법은 위에서와 같다.

처방 : 강활·당귀·박하·방풍·대황·천궁·치자초·감초구 각 1돈을 물에 달여 복용하되 초용담 1돈을 가하는 것이 더욱 좋다.

5) 당귀용회환

효능 : 간장의 실열로 협통이 있는 증상을 치료한다.

처방 : 당귀·초용담·산치자·황련·황백·황금 각 1냥, 대황·노회·청대 각 5돈, 목향 2돈 반, 사양 반 돈을 각각 가루로 하여 작은 콩알 크기의 환을 지어 20~30알을 먹는다.

맛은 맵고 쓰며 성질은 따뜻하다
(辛 · 苦, 溫)
간과 비장, 신장으로 들어간다
(入肝 · 脾 · 腎經)

애엽

* 경맥을 따뜻하게 하여 지혈하게 한다
  (溫經止血)
* 추운 기운을 없애고 통증을 멈춘다
  (散寒止痛)
* 월경 안정과 임신부를 편안하게 한다
  (調經安胎)
* 습기를 없애고 양증을 치료한다 (除濕止痒)

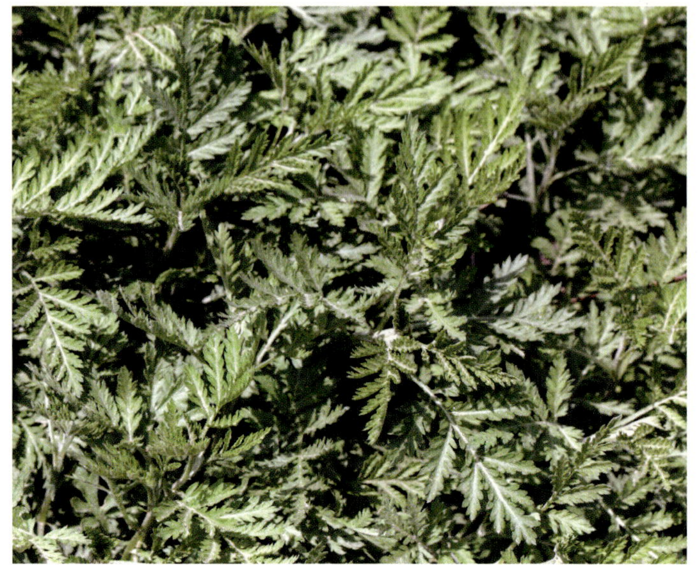

쑥의 잎

애엽은 쑥의 잎으로 쑥은 국화과에 속하는 여러해살이풀이다. 키는 60~120㎝에 달하며 전체가 거미줄 같은 섬유질의 털로 덮여 있다. 꽃은 노란색이며 7~9월에 핀다. 줄기는 곧게 서고 잎은 어긋나며 길쭉한 달걀꼴에 한두 번 깃털 모양으로 중간 정도까지 갈라진다. 갈라진 잎 조각은 타원꼴로서 겉은 녹색이고 뒷면엔 흰털이 빽빽이 나 있다.

뿌리에서 나온 잎과 밑부분의 잎은 나중에 쓰러지며 줄기에서 나온 잎은 타원형인데 깃 모양으로 깊게 갈라진다. 쑥은 번식력이 강하여 땅속줄기는 옆으로 뻗고 줄기는 많은 갈래로 나눠지고 그 끝에 7~9월에 담갈색의 작은 꽃이 송이 모양처럼 핀다.

성질은 따뜻하고[溫, 열(熱)하다고도 한다], 맛은 쓰며[苦] 독이 없다.

애엽 성질과 효능

부인병 치료 오래된 여러 가지 병과 부인의 붕루(崩漏)를 낫게 하여 안태(安胎)시킨다.

오장치루(五藏痔瘻)로 피를 쏟는 것과 하부의 익창을 낫게 하며 살을 살아나게 하고 풍한을 헤치며 임신하게 한다.

복통 해소 복통을 멎게 하며 적리(赤痢)와 백리(白痢)를 낫게 한다.

1) 붕루(崩漏)·임신하혈(姙娠下血)·뉵혈·각혈 등 허한성출혈(虛寒性出血)을 치료한다.

2) 하초허한(下焦虛寒)·월경부조(月經不調)·궁냉불임(宮冷不姙)·대하(帶下) 등 한습냉통(寒濕冷痛)을 치료한다.

3) 임신하혈(姙娠下血)·태동불안(胎動不安)·복중통증(腹中痛症)을 치료한다.

1) 《금궤요략》에 있는 〈궁귀교애탕(교애탕, 교애사물탕)〉을 들 수 있다. 이는 숙지황·백작약·당귀·아교·애엽·천궁·감초 등을 배합하여 만든 처방이다.

2) 애엽은 허한성 위통 및 복통의 치료에 쓰이며, 산한·건위·소식 등의 효과를 가져온다. 향부자·두구·오수유·곽향을 가미해 끓여 따뜻하게 복용한다.

3) 애엽은 온성의 지혈약이므로 한증 경향을 띠는 출혈에만 써야 한다. 열증의 환자에게는 선학초·지유 등을 배합하고 숙지황도 생지황으로 바꾼다.

:: 쑥 발효액

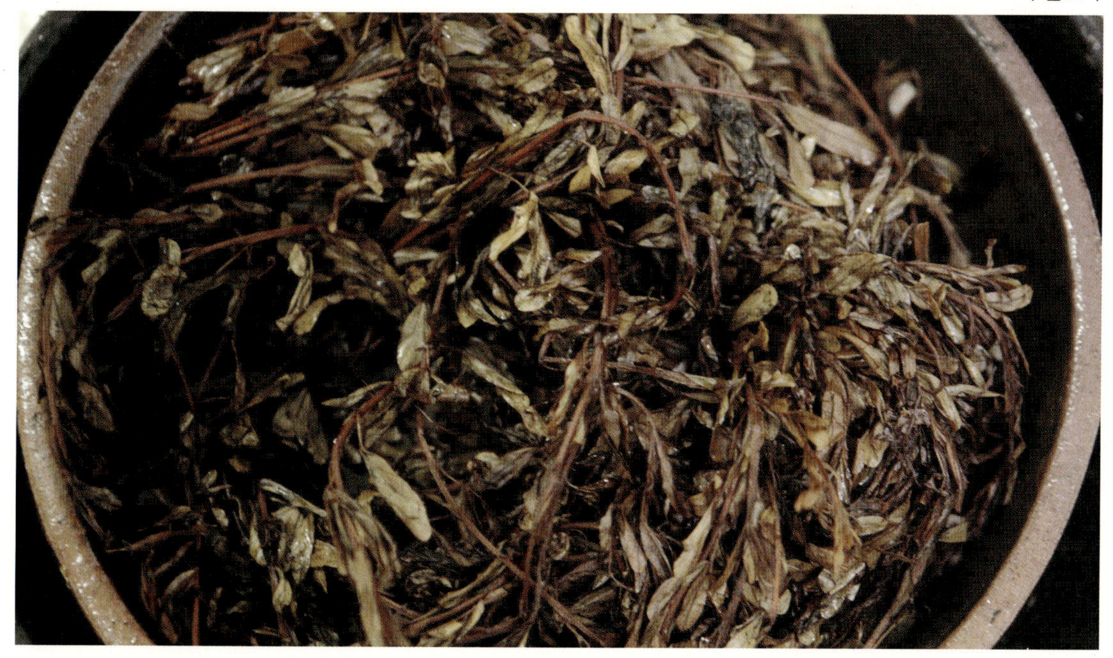

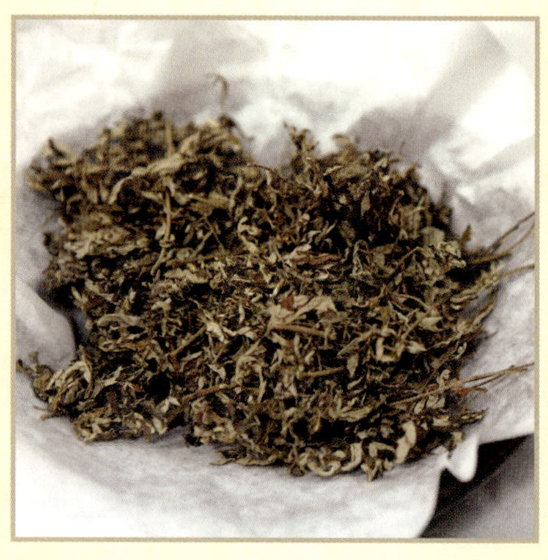

+

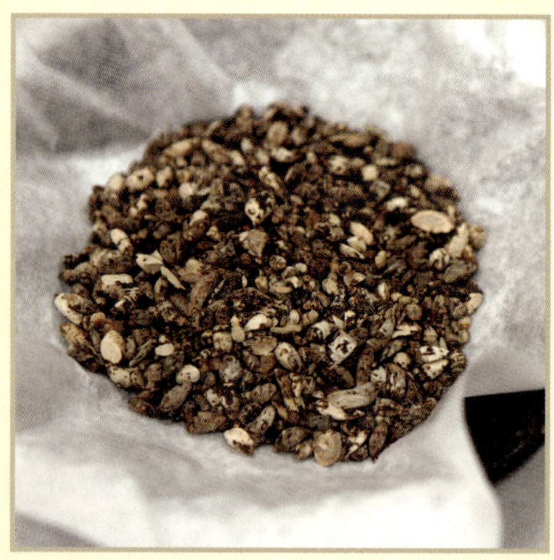

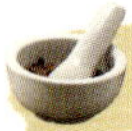

쑥 발효액에 향부자를 동량으로 섞고 잘 씻어 설탕을 넣고 발효시키면 애엽과 향부자 발효액이 된다.

향부자가 건재일 경우에는 애엽량의 3분의 1에 감초·대추·설탕을 넣고 끓인 다음 그것을 식혀서 애엽과 함께 발효액을 담는다. 5~6개월 후에 걸러서 음용한다.

애엽 + 향부자

애엽은 경락을 따뜻하게 하여 혈의 기능을 조절하고, 자궁을 따뜻하게 하여 찬 기운을 없앤다. 향부자는 울체를 해소하고 경혈을 조절하여 행기·지통하는 작용이 있다.

따라서 두 약을 배합하면 조경산한·이혈지통 효능을 나타낸다. 그러므로 허한으로 인하여 기가 울체되어 발생하는 월경불순·복통·월경과다증에 사용한다.

이 두 가지 약재에 오수유·황기·육계를 배합한 〈애부난궁환〉은 월경기의 복통에 뛰어난 치료 효과가 있다.

Tip

애엽 발효액 담글 때 주의점

애엽(쑥)으로 발효액을 만들 때에는 채취 시기가 가장 중요하다. 초봄의 어린 애엽을 뿌리와 함께 채취하여 전초를 설탕과 함께 담그면 향도 좋고 발효액이 부드럽다. 그러나 약효의 성분을 높이기 위해 단오에 좀 더 성숙한 애엽을 채취해서 발효액을 담그면 발효액도 적게 나오고 향도 더 적은 편이다.

옛글에 보면 단오에 개나 소 등 짐승 소리가 들리지 않는 곳에서 단오 쑥을 채취하여 약으로 쓴다고 했다. 그러나 단오를 넘으면 애엽이 독해진다고 한다. 그러니 초봄이나 단오 전의 애엽(쑥)을 채취하여 동량의 설탕을 넣고 잘 발효시키면 몸을 따뜻하게 해 주는 건강 음료가 될 것이다.

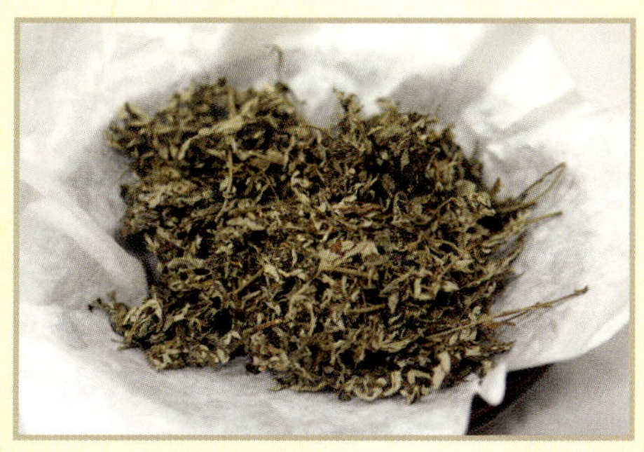

+

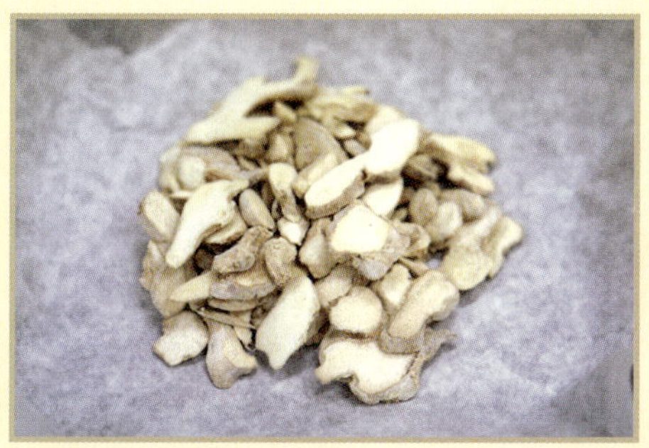

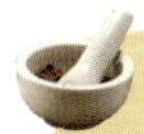

애엽과 생강(건강) 발효액 담그기

애엽(쑥)과 생강을 채취하여 잘 씻은 다음 물기를 없애고 썰어서 동량의 설탕과 함께 발효액을 담근다.

그러나 애엽(쑥)이 나오는 시기는 봄철이고 생강이 나오는 시기는 가을철이므로 두 약재를 한꺼번에 발효액으로 담그기는 쉽지가 않다. 따라서 쑥 발효액에 생강 대신에 건강(생강에 황토를 입혀 불에 구운 것 그러나 일반적으로 생강을 썰어 말려서 프라이팬에 구워서 쓴다)을 넣어 발효시키기도 한다.

이때 건강에 대추와 감초, 설탕을 넣고 끓인 후 시럽을 만들어 넣는 방법은 다른 것들과 동일하게 하면 된다.

생강과 애엽(쑥)을 발효시키면 구토를 멈추게 하고 손발을 따뜻하게 하며, 건강과 애엽(쑥)을 발효시키면 아랫배가 찬 사람을 따뜻하게 하여 월경통이나 복통을 줄일 수 있다.

두 약재는 모두 온경이혈·산한지통의 효능이 있다. 그러므로 이 둘을 배합하면 상수 작용이 있어 좋은 효과를 얻을 수 있으므로 하초의 허한으로 발생하는 월경불순·월경기에 발생하는 복통을 치료할 수 있다.

Tip

생강 고르기

생강은 가을과 겨울에 채취하여 수염뿌리와 잡흙을 제거하고 깨끗이 씻어 쓰는데, 덩어리가 크고 풍만하며 질이 연한 것이 좋다.

▼ 생강 발효액

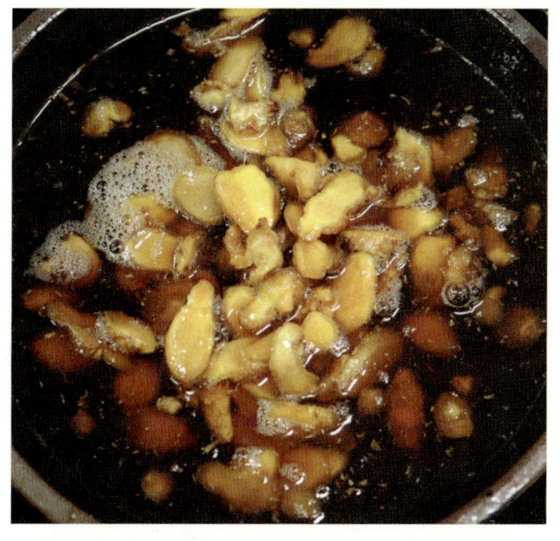

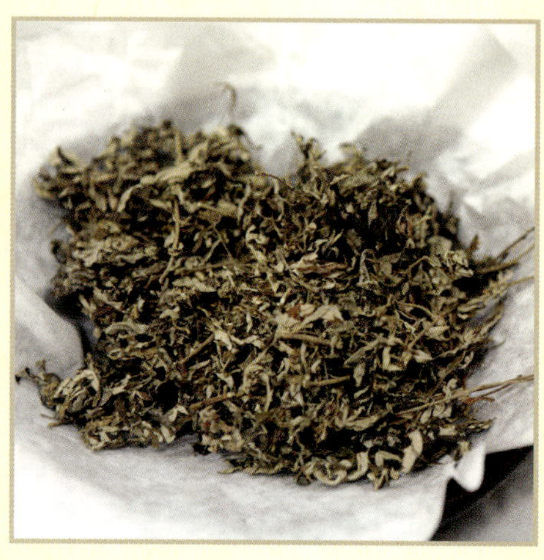

+

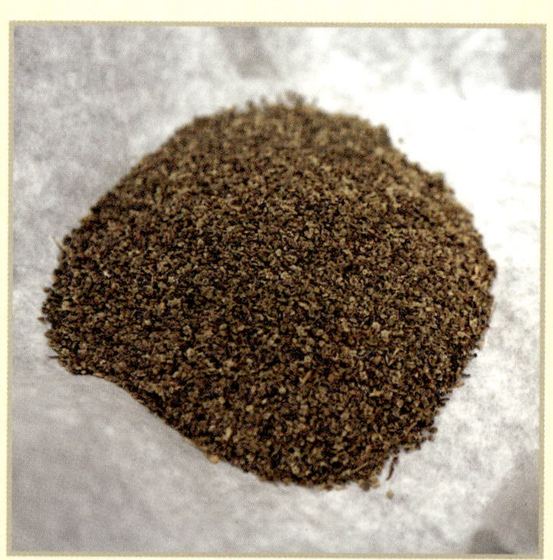

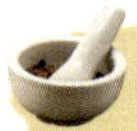
애엽 과 지부자 **발효액 담그기**

애엽 발효액에 지부자를 넣어서 발효시킨다.
지부자를 발효액으로 담그려면 가을철에 댑
싸리의 씨를 채취하여 말린 후 볶아서 가루를
내어 감초·대조·설탕을 넣고 끓여서 식히고
시럽으로 만들어 넣는다.

애엽 + 지부자

지부자는 이뇨작용이 탁월하여 방광경에 작
용하며, 몸의 독성을 풀어주고 오줌을 잘 나
가게 하며 열을 내린다.
신장기능이 좋지 못해 소변이 시원치 못한
방광염·요도염을 치료하며, 특히 임신부의
잦은 소변 증상에 효험이 있다. 애엽은 온경
산한하고 지부자는 제습지양한다. 이 두 약
을 배합하면 한습을 산하고 지통하는 효능을
나타낸다. 그러므로 습창·개선·고환습랭
을 치료한다. 내복은 물론 전탕으로 환부를
세척하면 치료 효과를 얻을 수 있다.

댑싸리의 씨앗, '지부자'

댑싸리는 중국이 원산인 명아주과 한해살
이풀로 각처에서 재배 혹은 야생한다. 지부
자는 댑싸리의 씨앗이다. '빗자루 모양' 이란
뜻을 가진 댑싸리는 우리나라의 경우 대부
분 빗자루를 만들기 위해 시골의 마당 주변
에 심는다. 햇빛이 잘 비치는 비옥한 땅을
좋아하며 뿌리가 잘 자라 내한성이 크다.

▼ 댑싸리

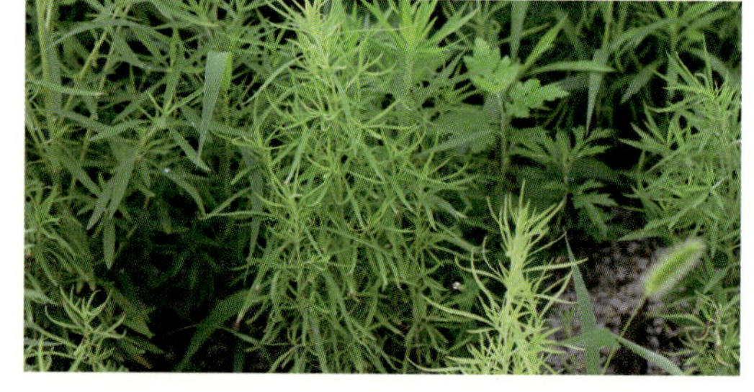

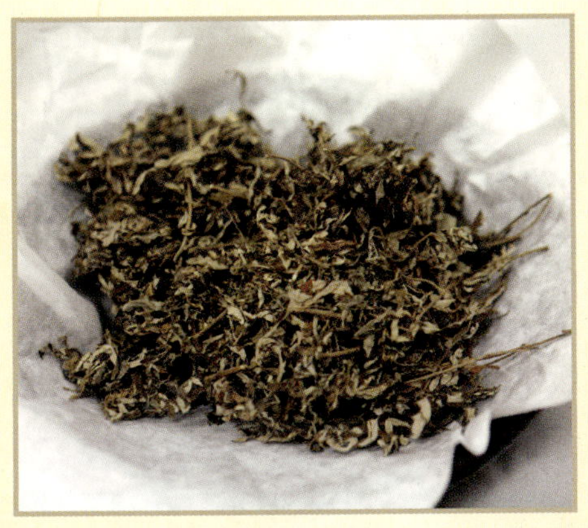

+

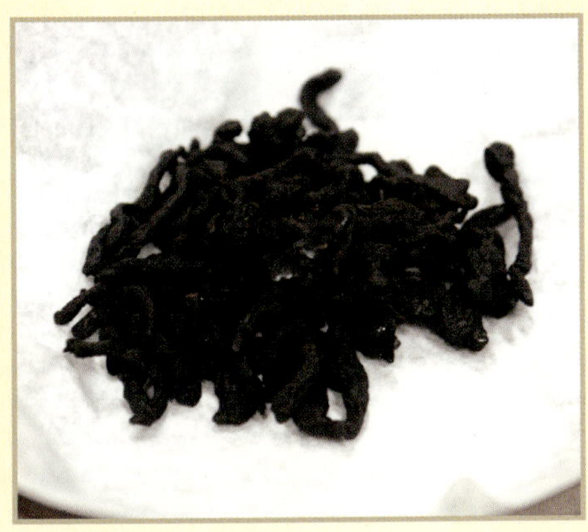

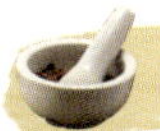

쑥은 식용과 약용의 대표적인 식물이다. 한방과 민방에 의하면 쑥 전체는 산후하혈·출혈·회충·곽란·하리·개선·안태·과식·누혈·복통 등에 쓰였다고 한다.

쑥의 잎을 봄에서 여름 전후에 채취하여 그늘에 말린 것을 '애엽'이라 하는데 이것을 달여서 장복하면 복통에 효과가 있다.

애엽은 혈관수축, 중추의 흥분과 응고시간의 단축·출혈시간의 단축에 의해 각기 출혈을 멈추게 한다. 이것을 지황과 함께 쓰면 보혈·지혈·조경작용이 더욱 강해진다.

애엽과 지황 발효액 담그기

갓 채취한 싱싱한 애엽과 생지황을 설탕에 재워서 발효시키면 발효도 잘 되고 양도 많이 나온다. 애엽과 생지황을 같은 양으로 잘 씻어서 동량의 설탕을 넣어 발효시키면 된다.

그런데 이 두 약재는 나오는 시기가 달라서 함께 발효시키기가 쉽지 않다. 만일 생지황이 없을 경우에는 숙지황이나 건지황을 넣어서 쑥과 함께 발효를 시킬 수도 있다.

Tip. 쑥으로 발효액을 만들 때는

어린 싹을 단오쯤에 채취하여 흙을 털어내고 살짝 씻어 물기를 뺀다. 유리병이나 항아리에 동량의 흑설탕과 함께 넣어서 밀봉하여 발효시킨다. 쑥에서 나온 발효액은 기타 다른 한방으로 만든 발효액에 섞어서 음용하면 또 다른 효능이 나타난다.

▼ 쑥 발효액

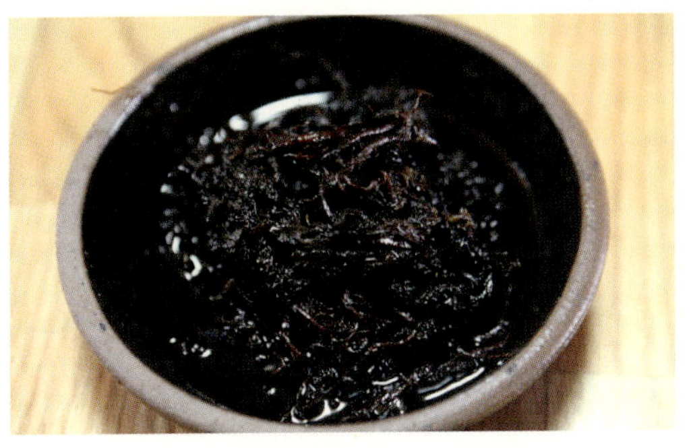

작약

- 혈을 기르고 음을 모아준다(養血斂陰)
- 혈을 길러 간을 부드럽게 하고 통증을
  멈추게 한다(柔肝(緩急)止痛)

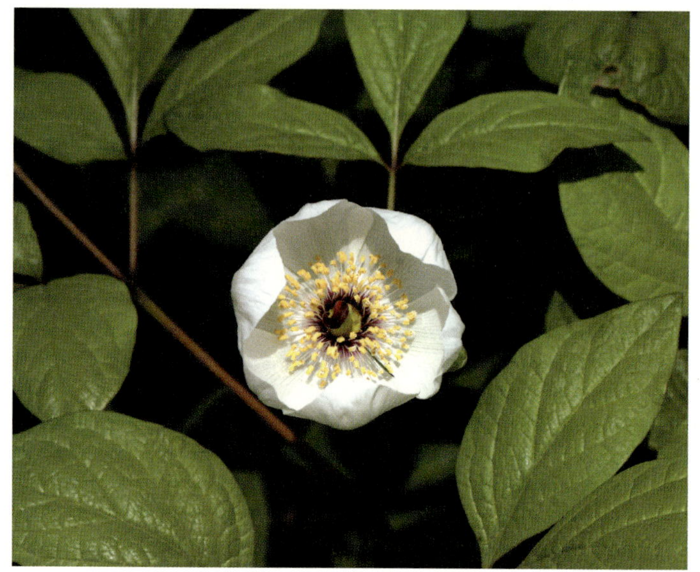

백작약의 꽃

작약은 미나리아재비과의 여러해살이풀로 모란과 비슷하다. 중국이 원산지로 밝고 '아름다운 약초'라는 뜻을 지닌다. 꽃이 흰 것을 '백작약', 붉은 것을 '적작약'이라 하였다. 중국에서는 외피를 제거한 것은 '백작약', 외피가 붙은 대로 건조시킨 것을 '적작약'이라고 한다. 시중에서는 껍질을 벗기고 말린 것을 '백작약', 그대로 말린 것을 '적작약'이라 하여 시판하고 있다.

작약 성질과 효능

성질은 평[平]하고 약간 차다[微寒]. 맛은 쓰고 시며[苦酸] 조금 독이 있다. 혈비(血痺)를 낫게 하고 혈맥을 잘 통하게 하며 속을 완화시키고 궂은 피를 헤치며 옹종(癰腫)을 삭게 한다. 복통(腹痛)을 멈추고 어혈을 삭게 하며 고름을 없어지게 한다.

부인병과 산전산후의 병에 쓰며 월경을 통하게 한다. 장풍(腸風)으로 피를 쏟는 것, 치루(痔瘻), 등창(發背), 짓물러 헌데 쓰며 눈을 밝게 한다. 혈액을 키우고 음을 수렴하며, 간을 부드럽게 하고 통증을 완화시키며 간양을 억제시키는 효능이 있다.

어혈소산 활혈조경하고 어혈을 소산하여 지통하는 상용약이다. 특히 혈열로 인한 토혈·뉵혈·경혈의 부조·간화상염으로 인한 급성결막염·안검염이나 어혈로 인한 폐경·생리통·타박손상 또는 어혈이 축적되어 발생한 통증증상을 치료할 수 있으며 또한 정창의 종독을 치료할 수 있다.

간혈이 허약하거나 생리불순에 효과가 있으며, 간과 비장의 불화로 인한 흉협완복동통에 좋고, 사지가 오그라들거나 급한 통증에 효과가 있다. 그리고 간양상항으로 인한 두통 · 현훈에 효과가 있으며, 음을 수렴하여 땀을 멈추게 하고 음허도한에도 효과가 있다.

응용

1) 함박꽃뿌리(작약)를 술에 담갔다가 볶아 흰삽주(백출)와 같이 쓰면 비(脾)를 보하고, 천궁과 같이 쓰면 간기(肝氣)를 사하고, 인삼 · 흰삽주와 같이 쓰면 기를 보한다. 배가 아프며 곱똥을 설사하는 것을 멎게 하는 데는 반드시 볶아서(炒) 쓰고, 뒤가 묵직한 데는 볶아 쓰지 말아야 한다. 또는 내려가는 것을 수렴하기 때문에 혈해(血海)에 가서 밑에까지 들어가 족궐음경에 갈 수 있다고도 한다《단심》.

2) 혈액이 부족한증상에는 숙지 · 당귀 · 천궁을 배합한다《화제국방, 사물탕》.

3) 간비불화에는 시호 · 백작 · 당귀를 배합한다《화제국방, 소요산》.

4) 간양상항으로 인한 두통현운에는 우슬 · 대자석 · 용골 · 모려를 배합한다《의학충중참서록, 건령탕》.

5) 영위불화에는 계지를 배합한다《상한론, 계지탕》.

:: 작약 발효액

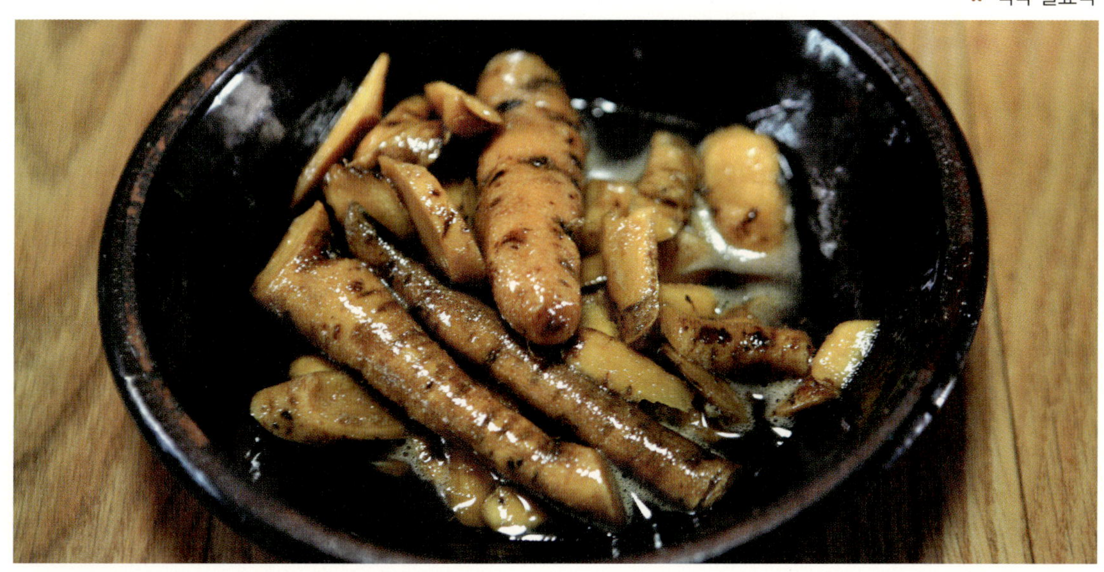

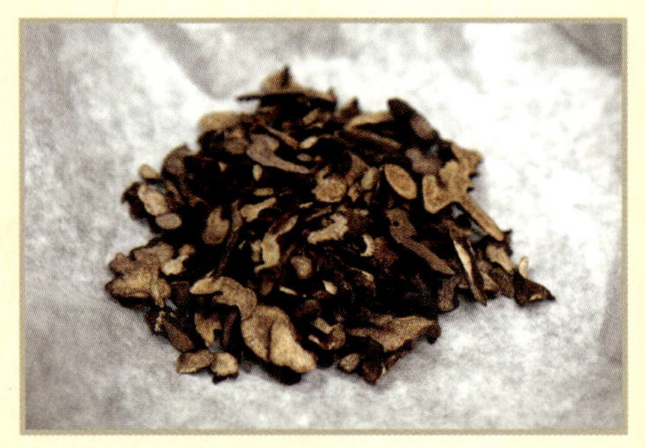

+

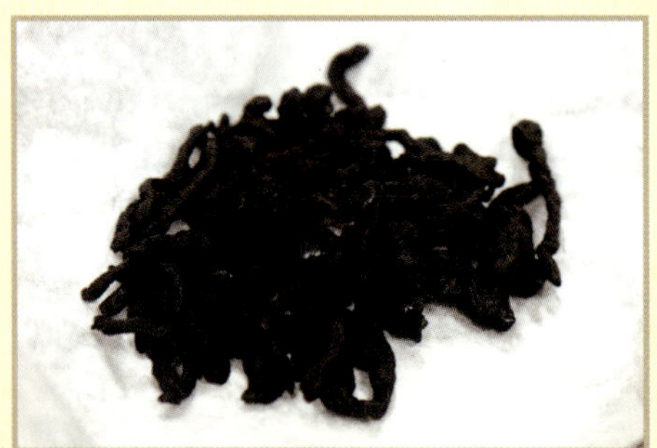

작약과 지황 발효액 담그기

작약 발효액을 만들 때에는 작약의 뿌리를 쓴다. 작약의 뿌리를 채취하여 잘 씻어 껍질을 그대로 둔 채 물기를 말리고 잘게 잘라서 동량의 설탕을 넣고 발효시킨다. 백작약은 혈을 보충하고 간을 사(瀉)하며, 땀을 막고 수렴작용을 한다. 주로 자한이나 도한에 사용한다.

이렇게 만든 작약 발효액에 숙지황을 합방하여 발효시키려면 작약 양의 약 3분의 1무게의 숙지황에 감초 · 대추 · 생강을 설탕과 함께 넣고 끓여서 시럽을 만들어 넣어 주는 것이 가장 일반적인 방법이다.

그렇지 않으면 생지황을 작약과 함께 넣어 효소 발효액을 만들면 보혈자음하는 좋은 발효액이 만들어진다.

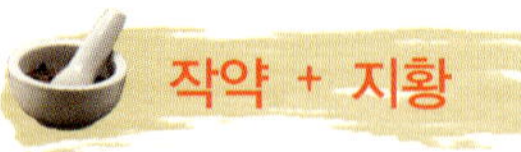

작약과 지황으로 발효액을 담그면, 작약은 양혈렴음(養血斂陰)하고 숙지황은 자음보혈(滋陰補血)한다.

두 약재를 합방하면 보혈양음(補血養陰)하는 작용(作用)이 증강(增强)되어 정혈휴허(精血虧虛)로 오는 두훈목현(頭暈目眩), 부녀월경삽소(婦女月經澁少) 및 각종 혈허음소(血虧陰少)의 증상을 치료할 수 있게 된다.

> **Tip**
>
> ### 작약이란?
>
> 작약은 '해창(解倉)'이라고도 하는데 두 가지 종류가 있다.
>
> 적작약은 오줌을 잘 나가게 하고 기를 내리며, 백작약은 아픈 것을 멈추고 어혈을 헤친다. 또한 백작약은 보(補)하고 적작약은 사(瀉)한다고도 한다《본초》. 수족태음경에 들어간다. 또한 간기(肝氣)를 사하고 비위(脾胃)를 보한다. 술에 담갔다가 쓰면 경맥으로 간다. 술에 축여 볶아서도(炒) 쓰고 잿불에 묻어 구워서도 쓴다《입문》.
>
> ▼ 작약의 건뿌리
>
> 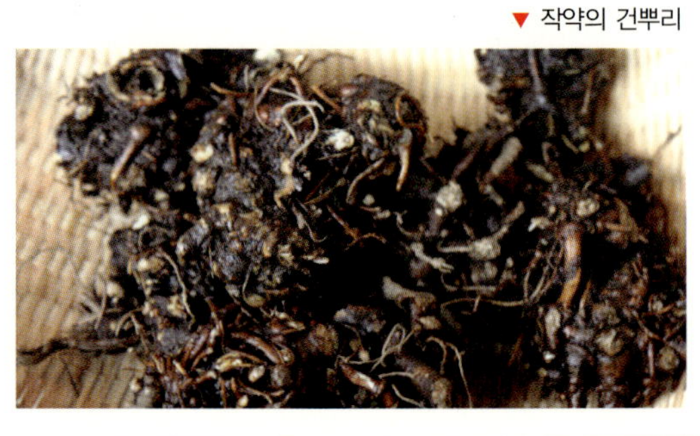

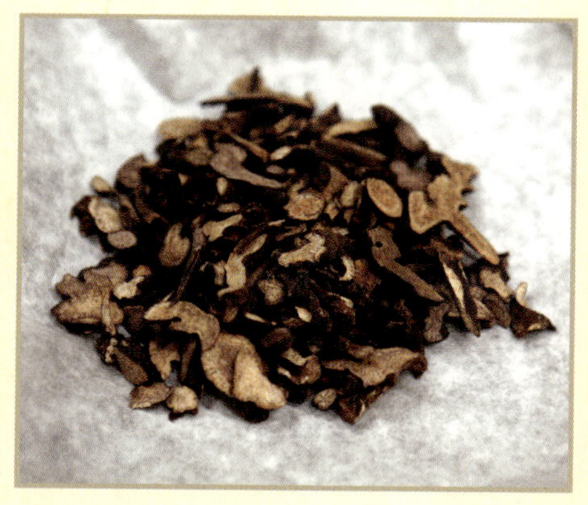

+

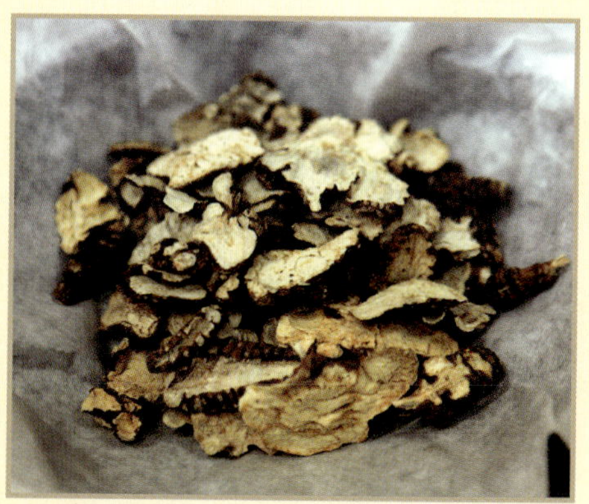

작약과 천궁 발효액 담그기

두 약재를 합방하여 발효액으로 만들 때는 채취한 두 약재를 잘 씻어 물기를 뺀 다음 잘게 잘라서 동량의 설탕과 섞어 용기에 넣어주면 된다. 약 5~6개월 후에 걸러서 복용한다.

이렇게 만든 발효액은 작약의 활혈조경작용으로 어혈을 소산하여 지통하는 효능과 천궁의 활혈지통 및 소간해울작용이 어우러져 활혈지통 효과가 잘 나타나 부인병을 치료할 수 있게 된다.

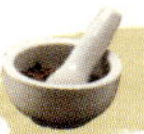

작약 + 천궁

작약은 활혈조경작용으로 어혈을 소산하여 지통하는 효능을 가지고 있다.
반면 천궁은 혈관을 확장하고 혈액의 유통을 정상화하며, 혈액순환을 좋게 하고 혈소판의 응집을 방지한다.

Tip

백작약과 적작약

작약은 중국이 원산지로서 밝고 '아름다운 약초'라는 뜻을 지닌다. 원래 백작약과 적작약 구별없이 사용하였으며 명나라 이후 구별하여 쓰기 시작했다.

▼ 백작약(위)와 적작약(아래)

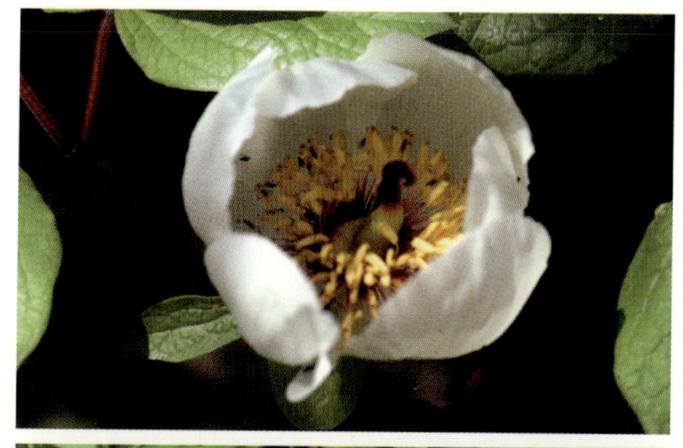

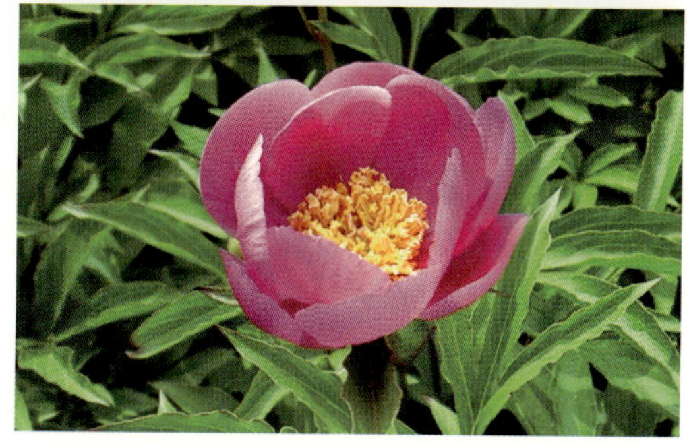

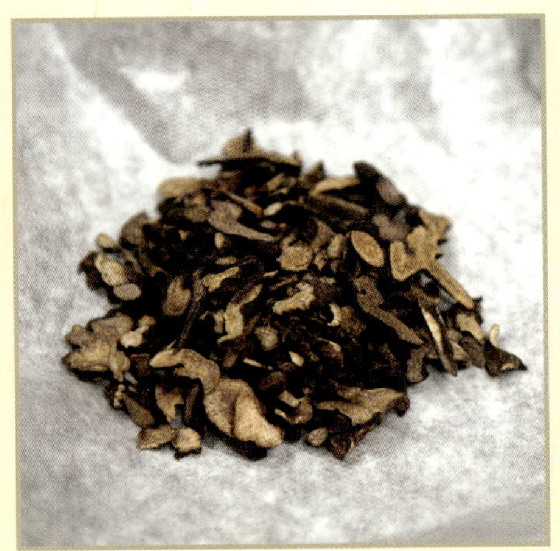

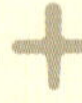

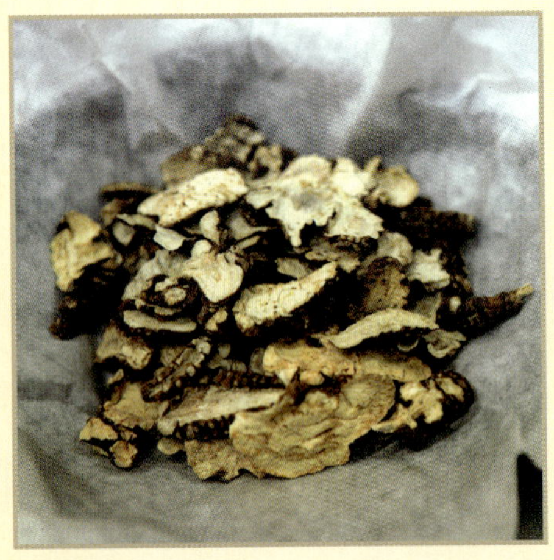

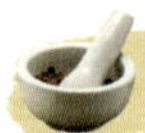

작약과 감초 발효액은 팔다리가 아픈 근육통에 쓴다. 작약은 근육이완작용이 있는 진경 진통제로서 두통·신경통 등은 물론이고 부인약으로서도 효과가 높다.

작약이 보혈·사간열(瀉肝熱)·수검 등의 작용이 있어서 간 기능을 원활하게 해 주고, 감초는 완화·해독·진통·진정·건위·약효 강화 등의 작용을 해 주어 비·위장의 주약으로서 복통·복중불쾌·소화불량·간성결련 등의 증상에 광범위하게 쓰이는 좋은 발효액이 될 것이다.

작약과 감초 발효액 담그기

작약과 감초 발효액을 만드는 방법은 다음과 같다. 작약의 뿌리와 생감초를 구하여 작약 2 : 생감초 1의 비율로 잘 씻은 다음 잘게 잘라 동량의 설탕을 넣어 용기에 담는다.

또는 작약 발효액에 마른 감초를 설탕과 함께 끓여서 넣는 방법이 있다.

백작약 감초차

여름에 더위를 타고 입맛이 없거나 소화가 잘 되지 않을 때 좋은 건강 약차이다. 식욕을 촉진시켜 원기를 되찾게 한다. 감초의 성분이 몸속에서 해독작용을 한다.

재료 백작약 50g, 감초 25g, 물 600㎖, 꿀(설탕) 약간

❶ 백작약과 감초를 씻어 물기를 뺀다.
❷ 차관에 재료를 넣고 물을 부어 끓인다. 끓으면 불을 줄인 후 오랫동안 달인다.
❸ 건더기는 체로 걸러 내고 국물만 찻잔에 따라 낸 다음 꿀이나 설탕을 타서 마신다.

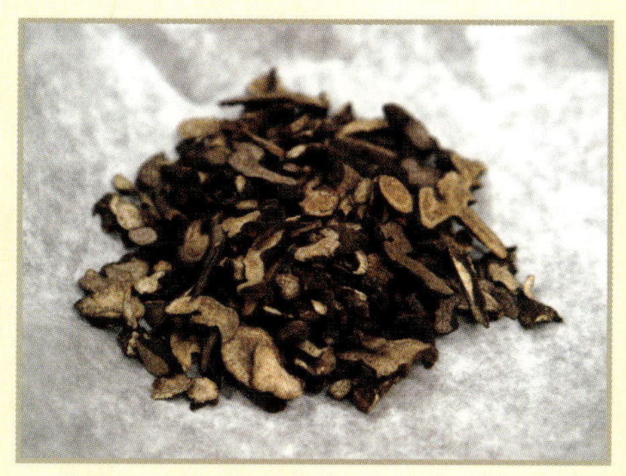

+

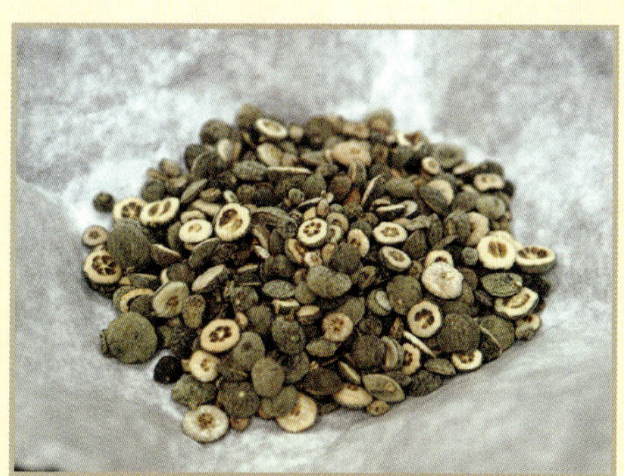

작약과 지실 **발효액 담그기**

작약과 지실을 합방하여 발효액으로 만들기 위해서는 작약의 뿌리를 채취하여 잘 씻어 잘게 자르고 지실(탱자)은 잘 익은 열매를 골라 씻어서 물기를 빼고 잘게 자른다.

동량의 설탕을 넣고 잘 버무려서 항아리에 담는다. 5~6개월쯤 발효 후에 걸러서 복용하면 근육통을 풀어주는 발효액이 된다.

건재로 발효할 때는 잘 익은 탱자 발효액에 마른 작약을 시럽화시켜 넣거나, 생작약 발효액에 생강·감초·대추를 넣고 설탕과 함께 끓여 시럽화한 마른 지실을 넣어 만드는 방법이 있다.

작약 + 지실

작약과 지실 발효액은 지실과 작약이 주약인 지실작약산의 효능과 같이 산후의 복통번만·화농증동통 등으로 복통(腹痛)·대변경(大便硬) 등을 치료하는 역할을 할 것이다.

작약과 지실

작약은 미나리아재비과의 여러해살이풀로 모란과 비슷하다. 시중에서는 껍질을 벗기고 말린 것을 '백작약', 그대로 말린 것을 '적작약'이라 하여 시판하고 있다.

지실은 탱자나무의 익지 않은 푸른 열매를 가리키는데, '지(枳)'라는 의미는 '가시가 많아 피해를 준다'는 뜻이다.

지실과 지각이 같은 것인지 다른 것인지에 관해서 옛날부터 많은 논란이 있었다. 현재는 '어린 과실을 썰어 말린 것'을 지실이라 하고 '성숙한 과실의 껍질을 말린 것'을 지각이라 한다.

▼ 덜 익은 탱자의 열매

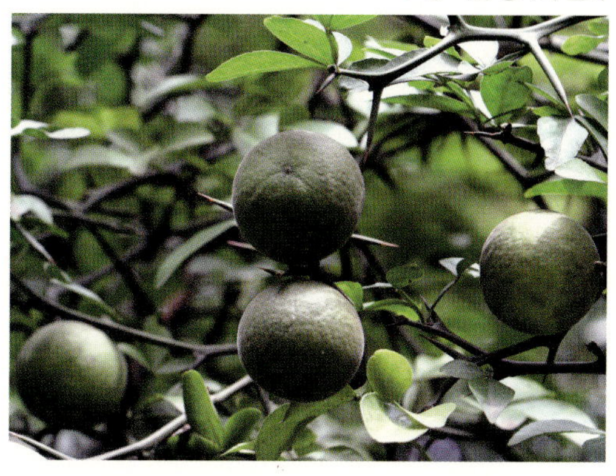

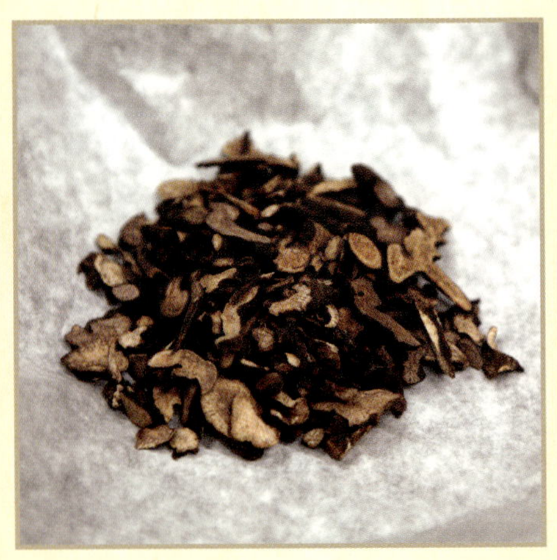

+

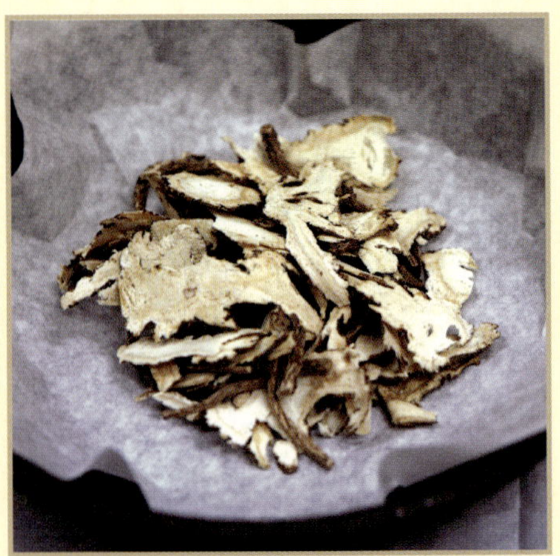

작약과 당귀의 신선한 뿌리를 채취하여 잘 씻고 물기를 빼고 잘게 자른다. 동량의 설탕을 넣고 잘 버무려서 항아리에 담는다. 5~6개월쯤 발효 후에 걸러서 복용한다.

또는 당귀 발효액에 마른 작약을 시럽화해서 넣어 만드는 방법도 있다.

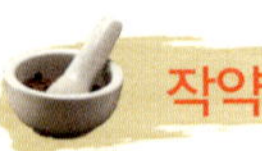

작약 + 당귀

작약과 당귀가 주약인 〈당귀작약산〉은 여성을 위한 대표적인 한방약으로서 체력이 떨어지고, 발과 허리가 차고 근육이 모두 연약해서 피로하기 쉬우며, 살색이 희고 물렁거리는 여성들에게 많이 쓰이는 처방이다.

작약과 당귀 발효액은 빈혈이 있고 소변이 자주 마려운 증상과 월경통·월경불순·현기증·이명·어깨결림·어지러움·복통 등을 치료하는 좋은 발효액이 될 것이다.

Tip

참당귀 발효액

새싹이 막 나오기 시작하는 무렵 전초를 캐서 잘 씻어 물기를 뺀 후, 흑설탕과 함께 용기에 넣어 밀봉한다.

바람이 잘 통하는 그늘에서 5~6개월 동안 발효시켜 거른 후 음용하면 좋다.

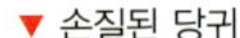
▼ 손질된 당귀

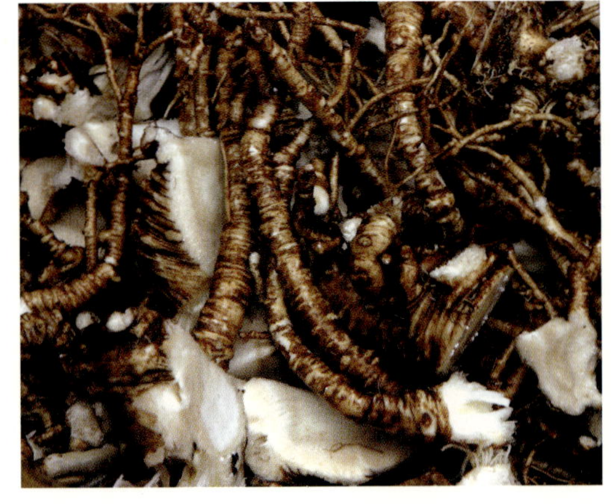

간장의 병을 치료하는 단방(單方) 동의보감 처방

1) **초용담** : 간담의 기를 보익한다. 달여서 복용하면 간장의 습열이 치료된다.

2) **황련** : 간을 진압하고 열독을 없애니 가루로 복용하거나 달여서 복용해도 모두 좋다.

3) **세신** : 간담을 보익하니 달여서 복용하거나, 가루로 복용해도 모두 좋다.

4) **결명자** : 간열을 없애고 간기를 도우며, 간의 독열을 치료하니, 가루로 먹거나 눈경을 가지고 나물을 만들어 먹기도 한다.

5) **차전자** : 간을 치료하니 가루로 먹거나 볶아서 달여 먹기도 하고 눈엽으로 국을 끓여 먹어도 좋다.

6) **제자** : 석명자이다. 간옹을 주로 치료하니 가루로 먹고, 눈근을 쌀과 섞어서 죽을 끓여 먹으면 혈을 끌어서 간으로 보낸다.

7) **복분자** : 보간ㆍ명목하니 가루로 먹거나 생으로 먹거나 모두 좋다.

8) **청상자** : 진간하고 간장의 열을 주로 치료하니 가루로 먹는다.

9) **산조인** : 간기를 보익하니 가루로 먹거나 달여서 복용해도 모두 좋다.

10) **창이자** : 간열을 주로 치료하고 눈을 밝게 하니 달여서 먹거나 가루로 먹으면 좋다.

11) **작약** : 보간ㆍ완중한다. 간을 손상한 사람의 속을 부드럽게 하는 것이 완중이다. 가루로 먹거나 달여서 먹어도 모두 좋다.

12) **고삼** : 간담기를 치료하니 달여서 먹는다.

13) **청피** : 간기가 통달하지 못할 때 이 약으로써 소통하니 가루로 먹거나 달여서 먹어도 모두 좋다.

14) **모과** : 간에 들어가면 근과 혈을 보익하니 달여서 먹는다.

15) **총백** : 간의 사기를 없애 주니 달여서 먹거나 또는 즙을 내서 먹기도 한다.

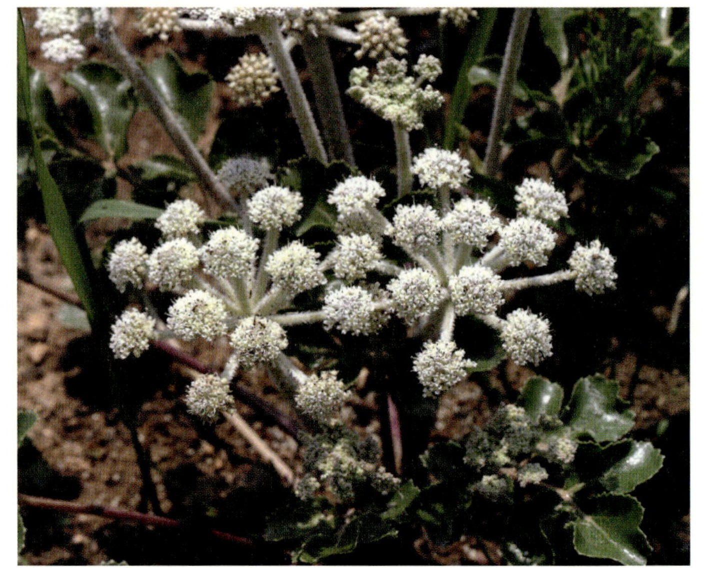

갯방풍의 꽃

일반적으로 한방이나 민간에서 방풍의 뿌리를 '방풍'이라 하여 많이 사용하여 왔다. 뿌리는 원주상을 이루고 길이가 15~20cm, 지름이 7~15mm이고 아래쪽은 약간 가늘다. 바깥면은 엷은 갈색을 띠며 뿌리줄기의 윗부분에는 돌림마디 모양의 세로 주름이 촘촘히 있다. 뿌리에도 가는 뿌리 자국과 세로 주름이 많이 있으며 특이한 냄새가 있다.

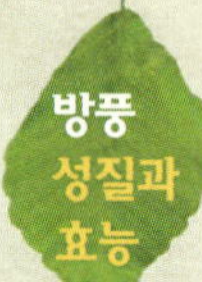

방풍 성질과 효능

성질은 따뜻하며[溫] 맛이 달고[甘] 매우며[辛] 독이 없다. 36가지 풍증을 치료하며 오장을 좋게 하고 맥풍(脈風)을 몰아내며 어지럼증과 통풍(痛風), 눈에 피지고 눈물이 나는 것, 온몸의 뼈마디가 아프고 저린 것 등을 치료한다. 식은땀을 멈추고 정신을 안정시킨다.

풍습 제거 풍을 제거하고 해표작용이 있으며 습을 없애며 통증을 완화시키고 경련을 멈추게 한다. 또한 습을 말려 맑은 기운을 위로 올려주는 작용도 있다. 발한과 해열작용이 우수하여 주로 감기나 유행성 감기로 인한 두통, 사지가 저리고 아픈 것, 뼈마디가 쑤시는 것, 목 뒷덜미가 뻣뻣한 것, 사지가 오그라드는 것 등에 사용한다.

관절염 치료 방풍은 관절염에 효과가 좋다. 예부터 중풍을 막아 준다는데서 얻어진 이름으로 중풍의 묘약이라 한다. 볶아서 사용하면 지사의 효능이 있어 설사병을 다스릴 수 있고 까맣게 될 때까지 볶으면 지혈작용이 생기므로 붕루·변혈 등의 병증을 다스린다.

1) 방풍은 신산(辛散)하여 거풍(祛風)하나 미온부조(微溫不燥)·감완불준(甘緩不峻)하여 제풍(諸風)을 통치(通治)하므로 이름을 방풍(防風)이라 하고, 외풍(外風)·내풍(內風)에 모두 응용(應用) 가능하여 치풍(治風)의 통용약이다.

2) 풍한습비(風寒濕痹)로 인한 근맥구급(筋脈拘急)·지절동통(肢節疼痛)에 주치하고 보통 독활·진교와 배합하여 거풍습(祛風濕)·지통(止痛)의 효능을 증강시킨다.

3) 방풍은 풍약중(風藥中)의 윤제(潤劑)로서 밖으로 기표(肌表)의 풍사(風邪)를 제거하고, 안으로 경락(經絡)의 풍사(風邪)도 제거한다. 또한 미감(味甘)하여 완급해경(緩急解痙)하므로 파상풍(破傷風)을 다스리는 상용약(常用藥)이다.

4) 풍진(風疹)·피부소양(皮膚瘙痒) 등에도 효과가 있다.

5) 외감풍한(外感風寒)으로 인한 풍한표증(風寒表證), 외감풍열(外感風熱)로 인한 풍열표증(風熱表證)에 두루 사용하며, 풍한·풍열·풍습으로 인한 감기를 치료한다.

1) 풍한감기에는 생강과 배합하고 심하면 형개·독활·강활 등과 배합한다.

2) 풍습감기에는 강활·고본·천궁 등과 배합한다.

3) 전호는 강기거담하는 기능이 있고, 패모는 담을 삭이고 심과 폐를 눅여주며, 관동화는 만성 기관지염에 쓰이므로 이 세 약재를 배합하면 담이 많아 뱉어도 시원하지 않을 때 쓴다.

4) 풍열감기에는 박하·선퇴·연교 등과 배합한다.

5) 풍한가려움증에는 마황·백지·창이자와 배합한다.

6) 풍열가려움증에는 박하·선퇴·강잠 등과 배합한다.

7) 풍한습관절염에는 강활·독활·계지·강황 등과 배합한다.

8) 관절염이 열로 변했을 땐 지렁이·율무·뱀 등과 배합한다.

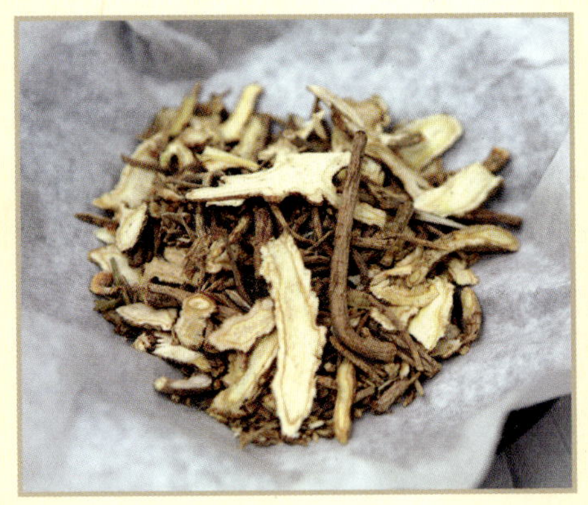

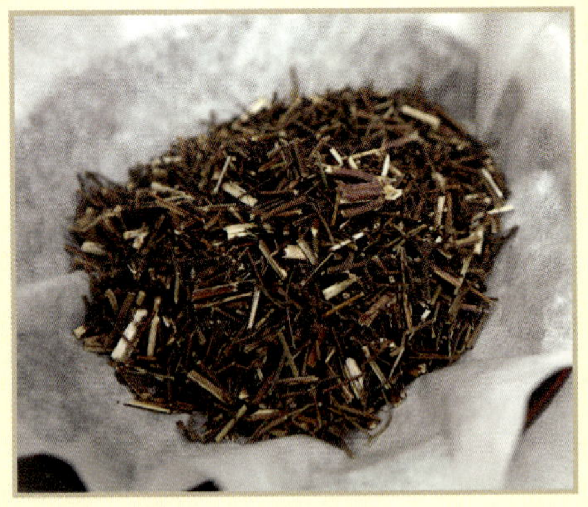

방풍과 형개 발효액 담그기

방풍으로 발효액을 담글 때는 초봄에 새싹이 돋아 방풍나물로 먹는 갯기름나물 전초와 바닷가 모래사장에서 자라는 갯방풍을 쓴다.

방풍나물 전초를 잘 씻어서 잘게 자른 뒤에 물기를 제거하고 동량의 설탕을 넣어서 항아리에 담근다.

형개도 잎과 줄기, 꽃 등의 전초를 발효액으로 담는다. 이때 형개의 건재를 시럽화하여 넣고 발효를 시키기도 한다.

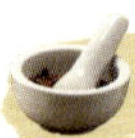

방풍 + 형개

이 두 약은 모두 신온해표약으로 둘을 합방하면 상수작용이 일어나 풍을 제거하고 습을 없애고 통증을 완화시키는 효능이 더욱 강해진다.

방풍과 형개 발효액은 서로 상수작용이 일어나 거풍해표작용이 강해지며, 외감표증 치료에 상용될 수 있다. 풍약 중의 윤제로 거풍력이 강하고 기표와 경락중풍사를 함께 제거하는 역할도 한다.

> **Tip**
>
> ### 방풍의 성분
>
> 뿌리에는 정유 · 마니톨 · 고미배당체 · 다당류 및 유기산 등이 함유되어 있으며, 예로부터 여러 가지 풍과 두통을 치료하여 왔기에 '방풍' 이라 불렸다.

▼ 건조된 방풍

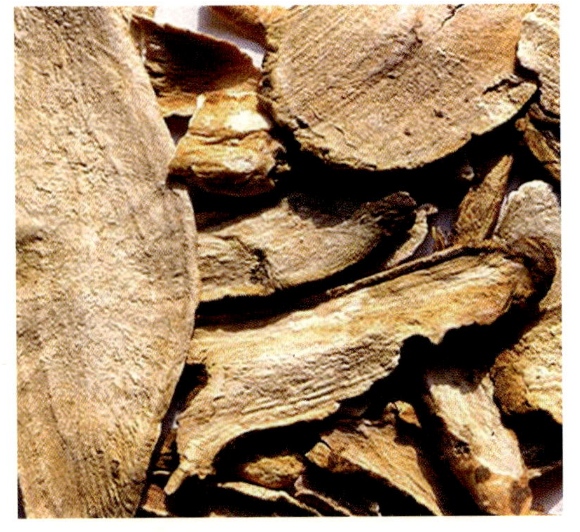

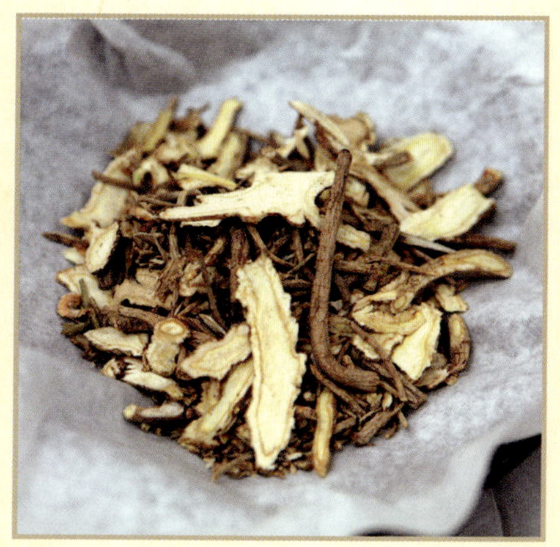

+

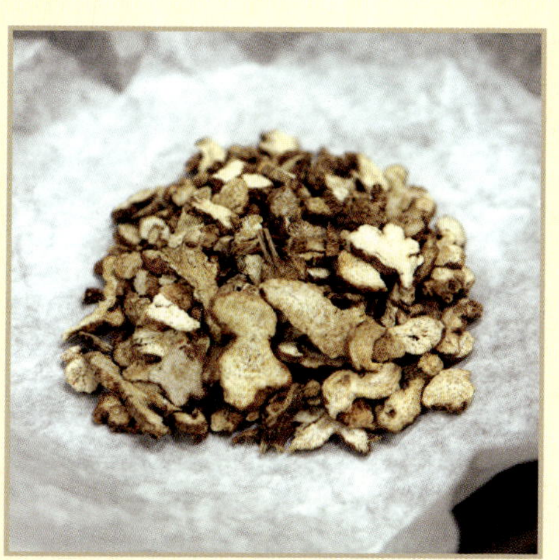

방풍과 창출(삽주)을 함께 발효시키기 위해서는 방풍 전초와 창출의 뿌리를 씻어서 잘게 썰어 물기를 제거한 다음 설탕을 넣고 담근다.

또는 신선한 방풍나물 전초를 채취하여 방풍 발효액을 먼저 만든 후 가을에 삽주 뿌리를 구해서 합방하여 발효액으로 만들기도 한다.

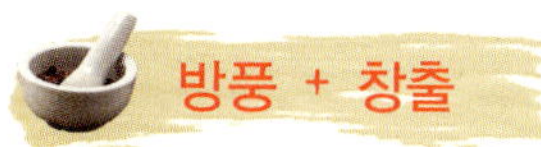

방풍 + 창출

이 두 약재는 모두 풍습을 표에서 발산하는 작용이 있다. 다만 방풍은 풍사를 산하는데 우수하고 제습작용은 창출보다 떨어진다. 또한 창출은 조습작용이 뛰어나지만 풍사를 산하는 힘은 방풍만 못하다.

그러나 이 두 약재를 배합하여 발효액으로 만들면 풍습으로 인한 비통 및 풍한이 비습과 결합하여 발생하는 '수사성 하리(水瀉性 下痢 : 물이 쏟아지듯 나오는 설사)'에 우수한 치료 효과를 나타낸다.

Tip.

약재로 쓰이는 방풍

사실 고혈압과 중풍을 예방해 준다고 하여 우리가 쓰고 있는 방풍나물은 원래 한약재로 쓰는 중국의 방풍과는 좀 다르며 대용품으로 쓰고 있다.

▼ 갯기름나물의 꽃

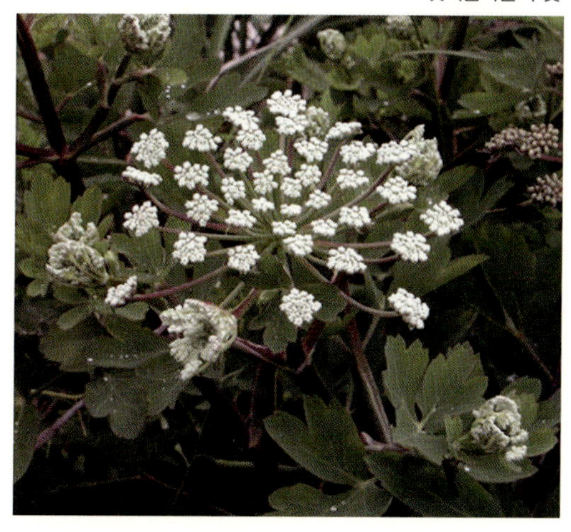

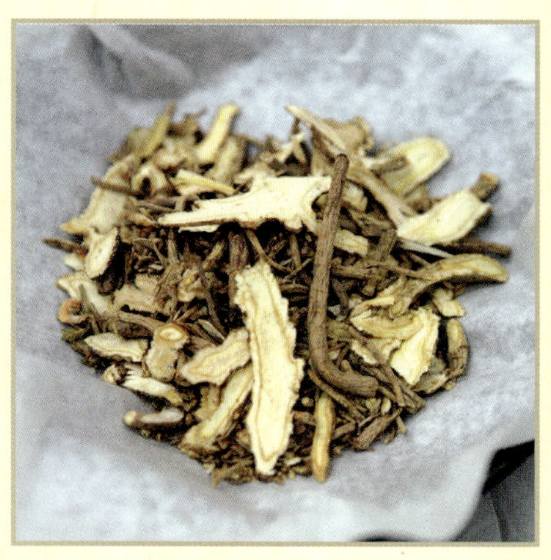

+

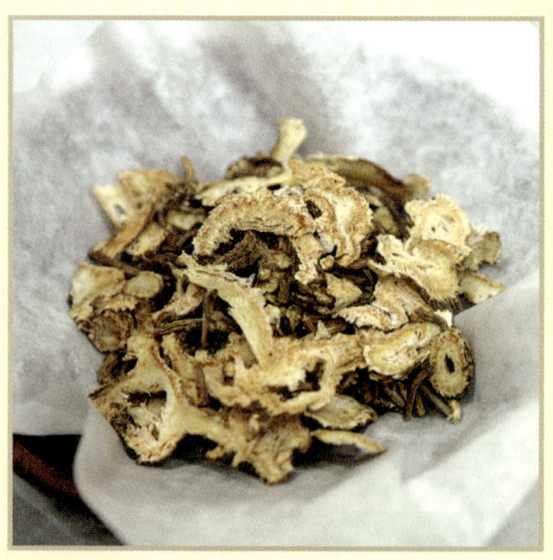

방풍과 강활을 발효액으로 만들기 위해서는 방풍의 전초와 강활의 뿌리를 활용하는데, 두 약재를 잘 씻어서 잘게 썰어 물기를 제거하고 항아리에 설탕을 함께 넣어 담근다. 약 5~6개월 후에 걸러서 음용하면 된다.

건재를 시럽화하여 발효액을 만드는 방법은 다른 것들과 동일하다.

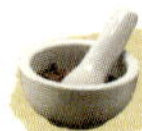

방풍 + 강활

방풍과 강활은 모두 신온해표약으로 산한해표작용이 강화되는데, 독활과 계지를 더하면 풍한습의 관절염을 치료하는 약이 된다.

방풍은 풍습을 제거하는 작용이 있고, 강활은 신온해표약으로 산한해표·거풍습·산풍지통을 치료하는 효능이 있으므로 이 두 약재를 배합하여 발효액으로 만들면 풍습감기를 치료할 수 있다.

방풍과 강활 발효액에 고본·천궁 등을 합하면 〈형방패독산〉의 재료가 되어 효능이 더욱 강해진다.

Tip

강활 고르기

강활은 봄과 가을에 뿌리와 뿌리줄기를 파내어 줄기와 잎, 잔뿌리 및 흙을 깨끗이 제거한 후 햇볕에 말리거나 불에 말린 다음 쓴다. 뿌리는 굵고 크고 도드라졌으며 구부러진 고리 무늬가 있고 단면이 치밀하며 향기가 진한 것이 좋다.

▼ 강활의 잎

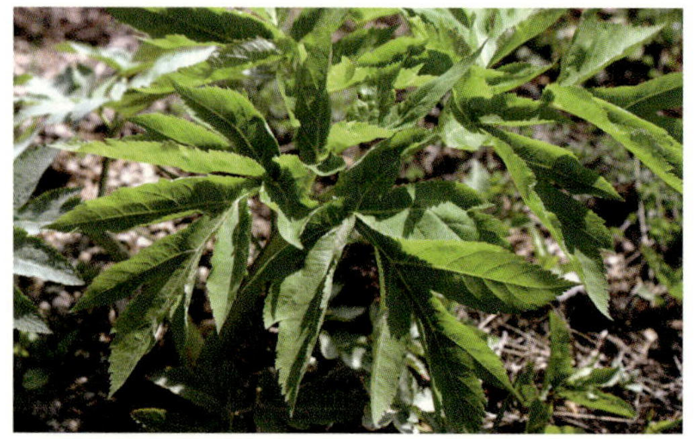

설탕(雪糖)은 눈처럼 하얀 결정을 지녔다고 해서 붙여진 이름으로 천연 그대로의 '당즙'을 불순물을 걸러 내고 사람들이 편리하도록 상품화한 순수한 자연식품을 말한다. 이러한 설탕은 인류가 발견해 낸 천연감미식품으로 대부분 열대지방에서 자라나는 사탕수수(cane)나 온대지방에서 자라나는 사탕무우(beet)에서 만들어 내는데, 이것을 '자당(sucrose)'이라고 부른다.

이러한 설탕은 이당류로 포도당 한 분자와 과당 한 분자로 이루어진다. 설탕이 분해되어서 만들어진 포도당은 '덱스트로스'라고도 하며 살아 있는 세포들이 직접 화학에너지를 추출하는 가장 흔한 당이다. 또한 설탕에서 분리되는 과당은 과일과 야채에 들어 있는 당분으로 당류 중에서 감미가 강하고, 인체에서 가장 빨리 흡수·소화되며 가열하면 감미가 3분의 1로 준다.

이러한 설탕의 원료는 대개 3가지로 분류된다. 먼저 **사탕수수**는 외떡잎식물 벼목 화본과의 여러해살풀이다. 원산지는 뉴기니 섬을 비롯한 태평양 남서북이며, 현재는 세계 열대 각지에 퍼져 있다.

설탕의 원료로 두 번째로 많이 쓰이는 식물인 **사탕무우**는 쌍떡잎식물 명아주과에 속하는 두해살이풀이다. '감채' 또는 '첨채'라고도 한다. 설탕을 만드는 데는 뿌리를 이용한다. 사탕무우의 뿌리 모양은 우리가 시장에서 흔히 볼 수 있는 무와 거의 비슷하다. 뿌리의 자당 함량은 15~20%로 사탕수수보다 조금 높은 편이다. 사탕수수가 열대 지방에서 잘 자라는 것과 달리 사탕무우는 더운 곳에서는 병충해를 입기 쉬워서 온대나 냉대 지방같은 서늘한 지역에서 잘 자란다.

세 번째로는 **사탕단풍**으로 쌍떡잎식물 단풍나무과의 낙엽교목이다. 키는 약 40m, 지름은 1m에 이른다. 가을에 노란빛을 띤 붉은 단풍이 든다. 원산지는 북아메리카로 현재 분포 지역도 주로 북아메리카에서 캐나다 퀘백 주와 미국의 텍사스, 오대호 등지에 널리 퍼져 있다.

천궁

- 간기가 정체된 것을 고르게 하고 막혀 있는 기를 풀어준다(疏肝解鬱)
- 풍사를 소산시키고 습기를 없앤다 (祛風除濕)
- 혈의 운행을 활발히 하여 통증을 없애준다 (活血止痛)
- 종기나 상처를 치료하고 고름을 빼낸다 (消腫排膿)

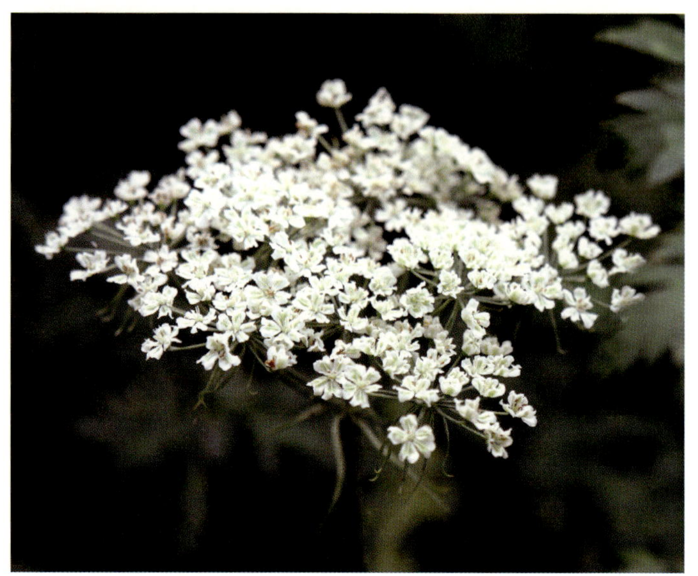

천궁의 꽃

중국이 원산지인 산형과의 여러해살이풀로서 한국 및 일본에서 흔히 재배하고 있으며 키가 30~60cm이고 곧추 자라며 가지가 갈라진다. 잎은 서로 어긋나고 2회 우상복엽이며 근생엽은 엽병이 길고 경생엽은 위로 올라갈수록 점차 작아진다. 밑부분이 엽초로 되어 원줄기를 감싸고 소엽은 난형 또는 피침형으로서 결각상의 톱니와 더불어 예리한 톱니가 있다.

천궁 성질과 효능 활혈행기(活血行氣)와 거풍지통(祛風止痛)시키는 천궁의 성미는 신온[辛溫]하고 방향성이 있는 약재로서 승강이향성작용이 있으므로 행산·개울·통행혈맥의 효능이 뛰어나다. 기는 순환이 용이하고 상부에 작용하여 두목에 도달하고, 또한 하방에 작용하므로 혈해·자궁에 들어가게 된다.

두통과 통증 치료 활혈작용과 동시에 행기작용도 있으므로 '혈중의 기약' 이라고도 하며 또한 거풍지통의 효능이 있으므로 두통을 치료하는 요약이다. 풍한·풍열·기허나 혈허로 인한 두통, 부인의 한응기체·혈행불창으로 인한 월경불순이나 월경으로 인한 복통, 복강중의 결과로 일으키는 통증 또는 난산·태반불하증에 사용하며, 이 밖에도 종종 간기울결로 인한 흉협창통 및 기혈어체로 인한 창양창통·풍습비통 등에 응용한다.

월경부조(月經不調)·경폐(經閉)·통경(通經)·복통(腹痛)·흉협자통(胸脇刺痛)·질타종통(跌打腫痛)·두통(頭痛)·풍습비통(風濕痺痛)에 사용된다.

1) 신향행산(辛香行散)·행기지통(行氣止痛)하여 흉협작통·질타손상 등의 증상을 치료한다.

2) 두통(頭痛)·풍습비통(風濕痺痛) 등을 치료한다.

3) 산후현훈(産後眩暈)·산후복통(産後腹痛)·혈어경폐(血瘀經閉)를 치료한다.

처방명 : 〈천궁다조산〉, 〈불수산〉, 〈궁귀탕〉

1) 월경통에는 어혈이 막힌 월경통에는 왕불유행·도인·생강·설탕을 가미해 끓여 온복한다.

2) 두통에는 백지·만형자·백강잠 등을 섞어 두통을 치료한다.

3) 악성종양에는 당귀·지치·인동덩굴·대황·함박꽃을 배합해 끓여 쓴다.

:: 천궁 발효액

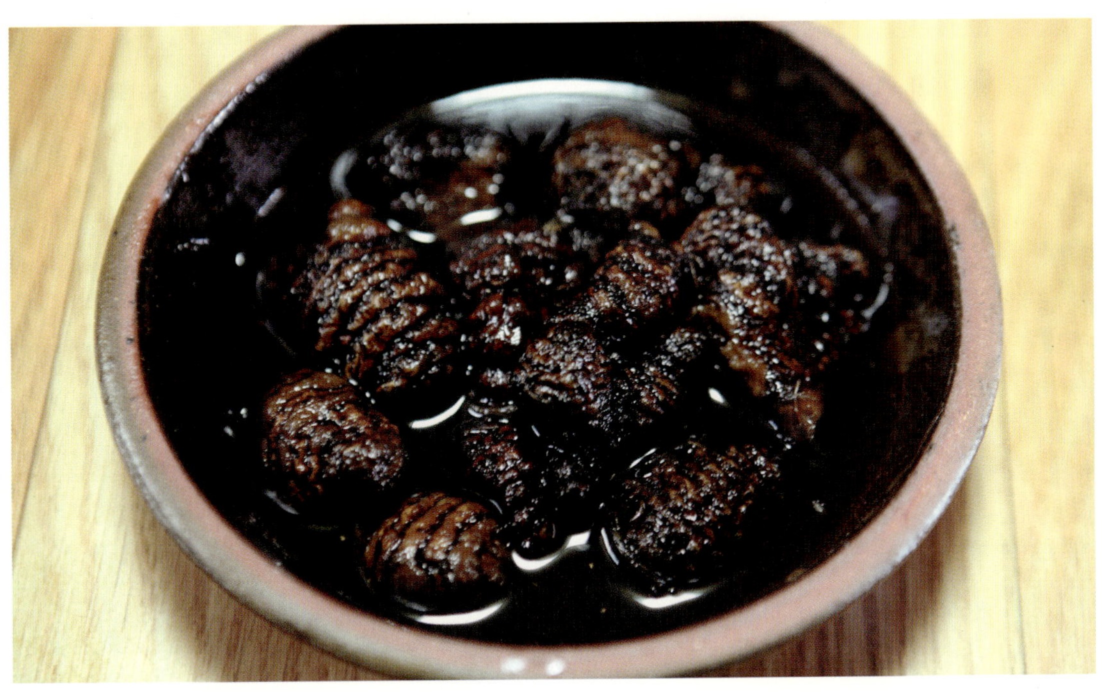

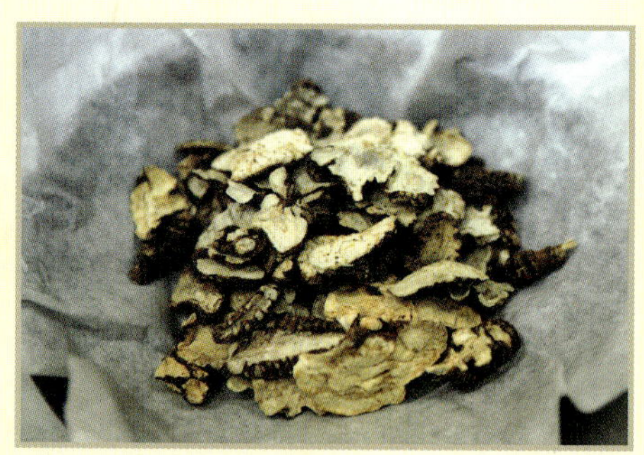

+

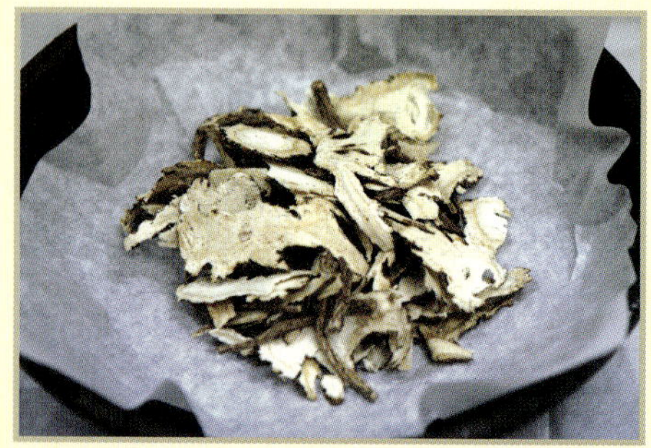

천궁과 당귀 발효액 담그기

천궁을 발효시키려면 신선한 천궁의 뿌리를 구해야 한다. 가을에 채취한 천궁의 뿌리를 잘 씻어 잔뿌리를 제거하고 잘게 잘라서 설탕을 넣고 항아리에 담그면 향기로운 천궁 발효액이 된다. 여기에 여성의 명약으로 알려진 불수산과 궁귀탕의 재료인 당귀와 합방을 하면 천궁과 당귀 발효액이 된다.

가을에 잘 여문 천궁의 뿌리와 당귀의 신선한 뿌리를 잘 씻어서 잘게 썰어 물기를 제거한 다음 설탕을 넣어 담그면 여성들의 명약인 천궁과 당귀발효액이 되는 것이다. 이때 당귀와 천궁의 양을 1 : 1로 하면 궁귀탕의 효능이, 3 : 2로 하면 불수산의 효능이 나온다.

천궁 + 당귀

천궁은 활혈행기시키고 거풍지통하는 효능을 가지고 있다. 또한 궁귀 발효액은 혈을 보양하고 기를 순환시켜서 어혈을 제거하고 지통하는 효능을 나타낸다.

그러므로 월경불순이나 산후의 어혈로 인하여 발생하는 복통·옹창종통 및 풍습으로 인한 비통에 상용할 수 있다.

〈사물탕〉과 〈궁귀탕〉

천궁에 당귀·숙지황·백작약을 배합한 것이 '사물탕'으로 보혈과 양혈에 사용되는 방제이다. 단미로 사용하면 미약하지만 함께 쓰면 높은 효과를 올릴 수 있다. 천궁은 당귀와 잘 맞는다. 천궁이 당귀의 조혈작용을 도와주는데 이 처방이 '궁귀탕'이다. 궁귀탕은 임신부의 생체 기능을 좋게 해줄 뿐 아니라 출산시 골반이나 자궁을 확장시켜 통증을 덜어준다. 그리고 월경을 조절하고 원활한 혈액순환을 도와 혈허를 보충한다.

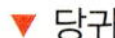
▼ 당귀

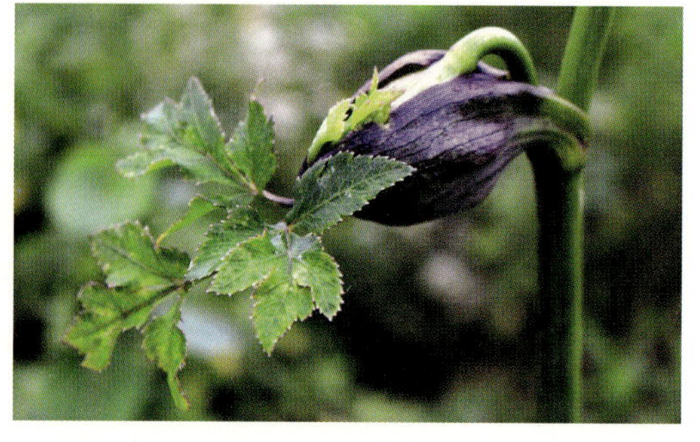

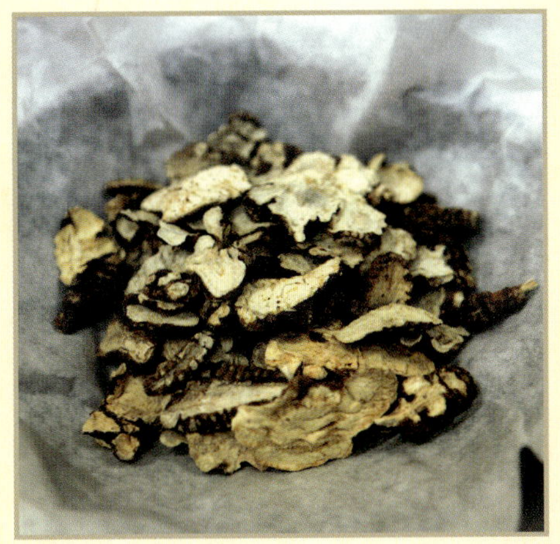

+

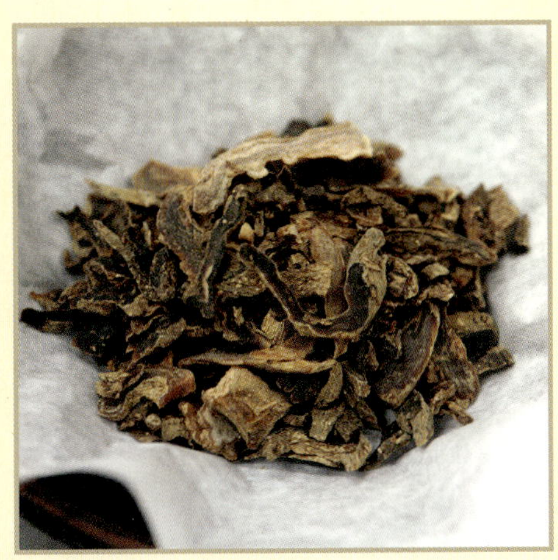

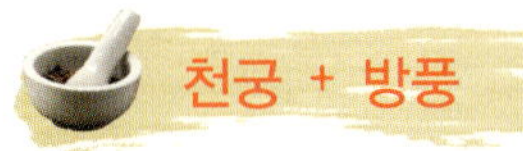

천궁과 방풍 발효액은 풍한을 소산하는 작용 뿐만 아니라 행기활혈하고 지통하는 작용도 더욱 양호하게 한다. 또한 여기에 거풍산한 하고 지통하는 효능을 가진 형개를 배합하면 그 효과는 더욱 강력하게 된다.

Tip.

발효액에 사용되는 천궁과 방풍

천궁의 원산지는 중국이며, 한국 및 일본에서 흔히 재배하는 약재로 혈관을 확장하고 혈액의 유통을 정상화하며, 혈액순환을 좋게 하고 혈소판의 응집을 방지한다.

또한 방풍은 초봄에 새싹이 돋아 방풍나물로 먹는 갯기름나물 전초와 바닷가 모래사장에서 자라는 갯방풍을 쓴다.

▼ 천궁의 꽃

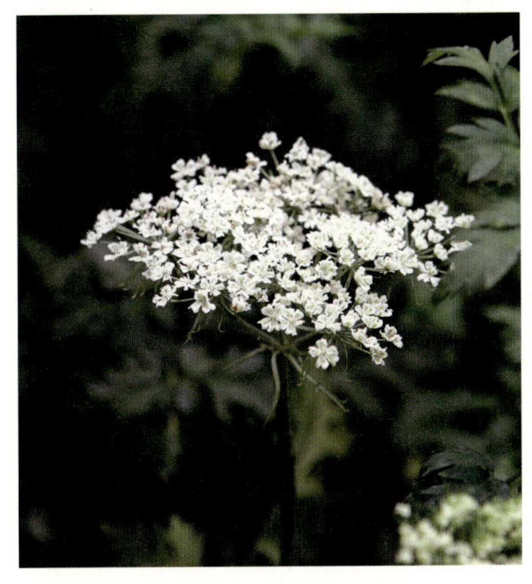

천궁과 방풍 **발효액 담그기**

두 약재를 합하여 발효액으로 담그기 위해서는 신선한 천궁의 뿌리와 방풍나물의 전초를 잘 씻어서 잘게 자른 뒤에 물기를 제거하고 동량의 설탕을 넣어서 항아리에 담근다.

약 5~6개월 후에 건더기를 걸러서 희석하여 마시면 된다.

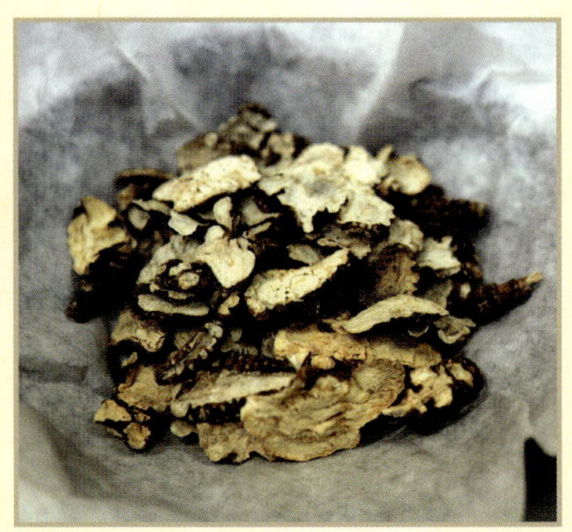

+

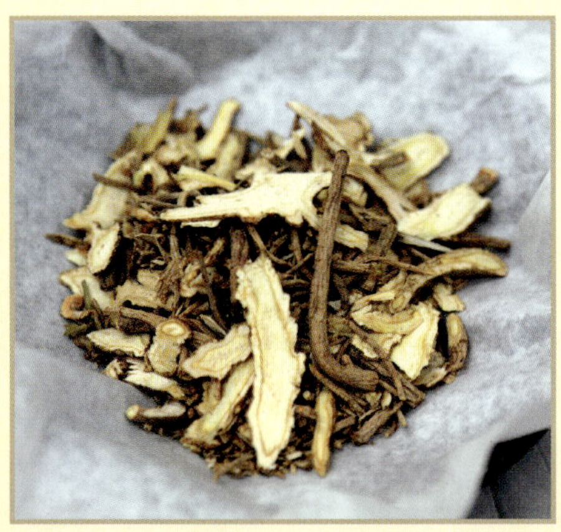

천궁과 천마를 배합하여 발효액으로 만들면 천궁은 위로는 두목(頭目)에 운행(運行)하고 아래로는 혈행(血海)에 하행(下行)하는 혈어(血瘀)를 치료하는 좋은 약이며, 천마는 거풍지통하여 두통·두현을 치료하는 요약이 된다.

이러한 두 약재를 발효시키기 위해서는 천궁과 천마의 뿌리를 잘 씻어 잘게 썰어서 설탕을 넣고 발효액으로 담근다.

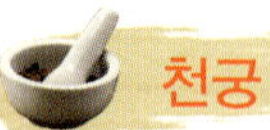

천궁은 혈관을 확장하고 혈액의 유통을 정상화하며, 혈액순환을 좋게 하고 혈소판의 응집을 방지한다.

천마는 두통을 멈추게 하며 완고한 신경통 및 관절통 치료에 사용된다. 뇌를 건강하게 하는데 신경쇠약으로 잠이 안 오고 꿈이 많고 머리가 맑지 않고 눈이 흐려지면서 기억력은 감소되고 주의력은 흩어지고 주위의 사물에 대해 무관심해지는 등의 증상이 있을 경우에도 천마를 복용한다.

Tip

발효액에 사용되는 천마

천마는 난초과에 딸린 여러해살이풀로 보통 자연산 천마는 5월 중순에서 6월 초순에 꽃대가 올라오기 시작할 때 채취한다.

그때 외에는 꽃대가 사라지고 땅 속으로 들어가기 때문에 채취할 수가 없다. 그러나 요즘은 재배 기술이 발달하여 농가에서 재배를 하기 때문에 천마의 뿌리를 늦가을에서 이듬해 봄 사이에 채취한다.

▼ 갓 채취한 천마

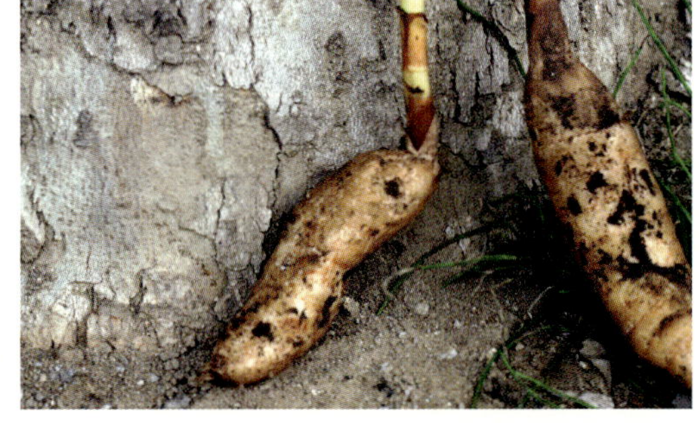

　설탕의 원당 제조과정을 살펴보면 사탕수수와 사탕무우가 다르다.

　먼저 사탕수수당의 제조과정을 살펴보면 크게 분쇄·불순물 걸러내기·결정화·분리의 네 단계로 나눌 수 있다. 먼저, 분쇄의 단계에서는 사탕수수를 밭에서 벤 다음 줄기를 잘게 썰어 즙을 짠다. 둘째는 불순물을 걸러내주는 청징의 단계이다. 이 즙액은 산성이므로 석회를 첨가하여 불순물을 걸러내는 동시에 PH를 높여준다. 석회는 단백질과 지방, 그 외 부유물질을 침전시키는 역할을 한다. 용기 속에 가라앉은 불순물을 밑에서부터 제거한다. 셋째는 결정화 불순물을 제거한 수액을 끓이는 결정화 단계이다. 수액은 여러 개의 증발통을 통과하면서 점점 농축되어 결정이 생긴다. 마지막으로 분리 원심분리기로 결정과 당밀을 분리하는 단계이다. 이렇게 해서 얻은 결정, 즉 분말당을 '원료당'이라고 한다.

　다음으로 사탕무우당의 제조과정을 살펴보면 사탕무우는 온수침출법을 쓴다. 온수침출법을 사용하면 사탕무우 속의 설탕을 97%까지 추출할 수 있다. 먼저 당액추출 단계로 사탕무우를 얇게 썰어 더운 물로 당분을 추출한다. 그 다음 이렇게 만든 당액에 많은 양의 석회를 넣어서 불순물을 침전시키면 빛깔이 아주 투명하게 된다. 그리고 나서 결정 농축을 하여 결정을 만든다. 이때 사탕무우에는 당밀이 없기 때문에 당밀을 분리하는 과정이 빠진다.

　이렇게 만들어진 원당을 가지고 설탕을 정제하는데 그 과정은 다음과 같다.

　제당공장에서 설탕을 정제하는 목적은 원당에 섞여 있는 우리 몸에 해로운 불순물을 걸러 내어 사람이 먹을 수 있는 좋은 식품을 만들기 위한 것이다. 설탕의 색깔이 하얀 것은 정제할 때 사용하는 숯이 불순물을 걸러내면서 색소도 함께 뽑아버리기 때문이다. 제당공장에서는 설탕을 만들 때는 어떠한 화학약품도 첨가하지 않고 우리 조상들이 간장을 정제할 때 숯을 사용한 것과 같은 원리로 좋은 품질의 숯(활성탄)을 사용하여 불순물을 제거하고 있다.

독활

- 풍습을 제거한다 (祛風濕)
- 한사를 없애고 풍한을 발산시킨다
  (散寒解表)

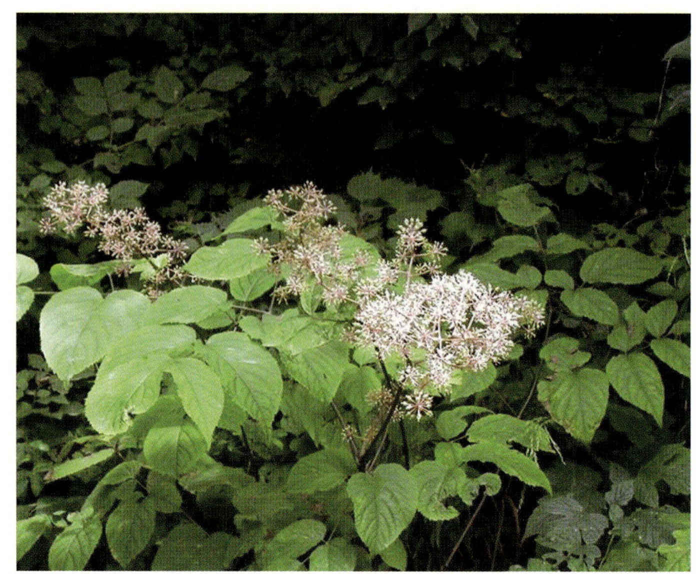

땅두릅의 전초

땅두릅은 '토당귀', '뫼두릅', '독활'로도 불리며 우리나라 전역에 야생하는 오갈피나무과에 속하는 대형 여러해살이풀이다. 줄기는 곧게 서고 원줄기는 갈라지지 않으며 긴 가시가 밀생한다. 키가 1.5m가량 되는 큰 풀이지만 속은 비어 있어 단단하지 못하다.

독활 성질과 효능　성질은 평[平]하고(약간 따뜻하다고도(微溫) 한다) 맛이 달고[甘] 쓰며[苦](맵다(辛)고도 한다), 독이 없다. 온갖 적풍(賊風)과 모든 뼈마디가 아픈 풍증(風證)이 금방 생겼거나 오래되었거나 할 것 없이 모두 치료한다. 중풍으로 목이 쉬고 입과 눈이 비뚤어지고 팔다리를 쓰지 못하며 온몸에 전혀 감각이 없고 힘줄과 뼈가 저리면서 아픈 것을 치료한다.

《본초》　이 풀은 바람 불 때 흔들리지 않으며 바람이 없을 때는 저절로 움직이므로 '독요초(獨搖草)'라고도 한다.

《탕액》　땅두릅은 기운이 약하고 빛이 희면서 족소음경에 잠복된 풍을 치료하므로 두 다리가 한습으로 생긴 비증(痺證)에 의하여 움직이지 못하는 것은 이것이 아니면 치료할 수 없다.

1) 신산고강(辛散苦降), 기향성온(氣香性溫)하여 거풍제습(祛風除濕)한다.

2) 외감풍한내습(外感風寒挾濕)하는 풍한표실증(風寒表實症)을 치료한다.

3) 성선하행(性善下行)하여 하반신비증(下半身痺證)을 치료한다.

응용

1) 땅두릅은 봄이나 가을에 뿌리를 캐서 씻어 말린 후 사용한다. 주로 어린순을 나물로 먹으며, 어린 줄기 껍질은 벗겨서 날것으로 된장이나 고추장에 찍어 먹는다.

2) 급성 관절염에는 통증이 매우 심한 경우에 강활과 함께 사용한다. 진교와 방풍을 가미하면 거습지통(祛濕止通) 효과가 한층 강화된다. 또한 관절염에는 독활로 약술을 만들어 마시면 다발성 관절염증으로 인한 통증이나 환부가 부은 경우에 매우 좋다.

3) 주로 감기 초기에 퇴열을 위해 사용한다. 열이 별로 높지는 않은데 잘 내려가지 않으며 근육통이나 관절통을 수반하는 경우 방풍 · 강활 · 생강을 배합하여 땀을 발산시키고 풍습을 제거한다.

:: 독활 발효액

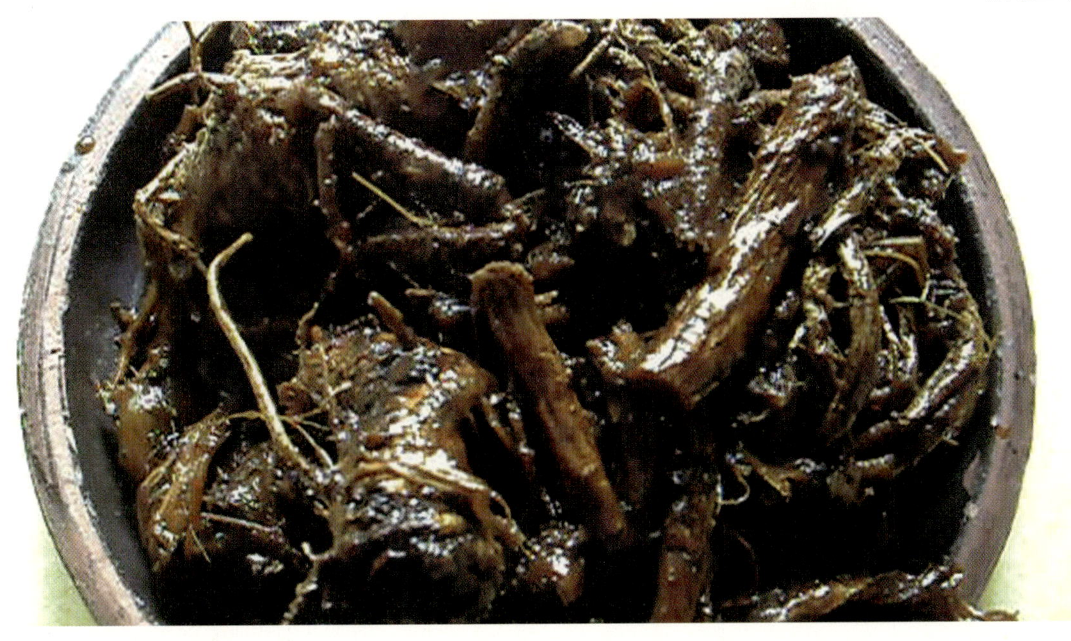

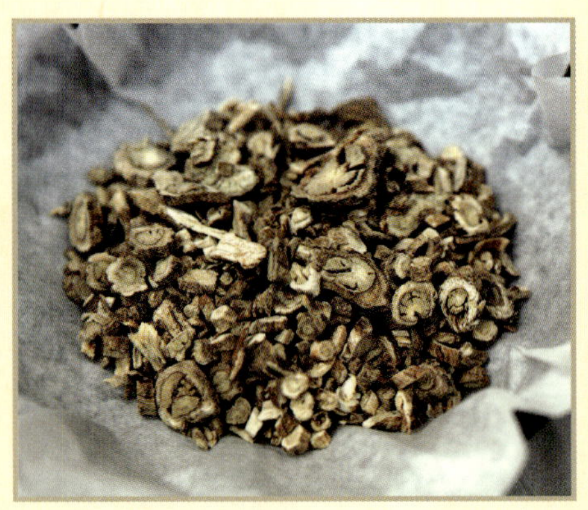

+

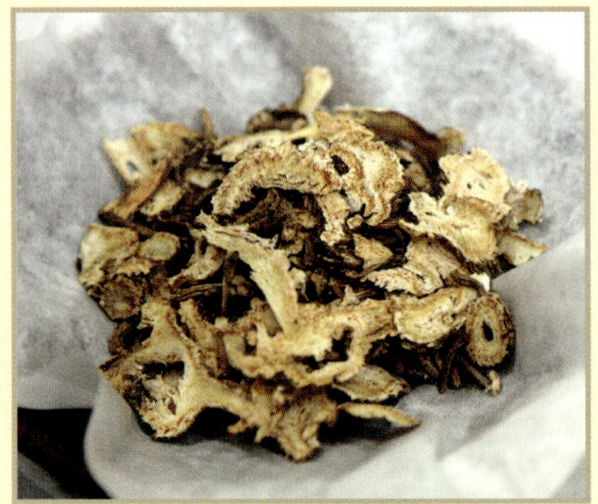

이 두 약재를 배합하여 발효액으로 만들기 위해서는 신선한 독활과 강활의 뿌리를 잘 씻어 물기를 제거하고 잘게 썰어 설탕과 함께 항아리에 넣으면 된다.

독활과 강활은 모두 발효가 잘 되므로 그 중 한 가지를 건재를 사용해서 발효시켜도 된다. 독활 발효액을 담글 때 강활의 건재를 시럽화하여 넣거나 그 반대로 강활 발효액을 담글 때 독활의 건재를 넣어 만들 수도 있다.

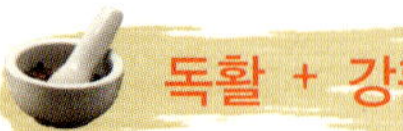

독활은 땅두릅의 뿌리를 쓰는데 그 맛은 쓰고 달며 성질은 평하다. 해열·진통·진경·소염·피응고 촉진작용·강심·혈압낮춤작용 등을 한다.

강활은 맛이 달고 성질은 차며 진경·진통작용을 한다. 강활은 봄과 가을에 뿌리와 뿌리줄기를 파내어 줄기와 잎, 잔뿌리 및 흙을 깨끗이 제거하고 약재로 쓴다. 풍을 치료하는 데는 땅두릅(독활)을 써야 하는데 부종을 겸하였을 때에는 강호리(강활)를 써야 한다는 말이 있듯이 독활과 강활을 합방하여 발효시키면 거풍지통과 해표기능이 뛰어난 발효액이 된다.

Tip

발효액에 사용되는 독활

독(獨)이란 땅에서 줄기가 홀로 곧게 자라 올라간다는 뜻이고, 활(活)은 바람이 불어도 요동하지 않고 생동하면서 자란다는 뜻이다. 독활의 어린 싹은 잘라서 나물로 먹고 약재로는 노두를 버리고 뿌리를 쓴다.

▼ 갓 채집한 독활

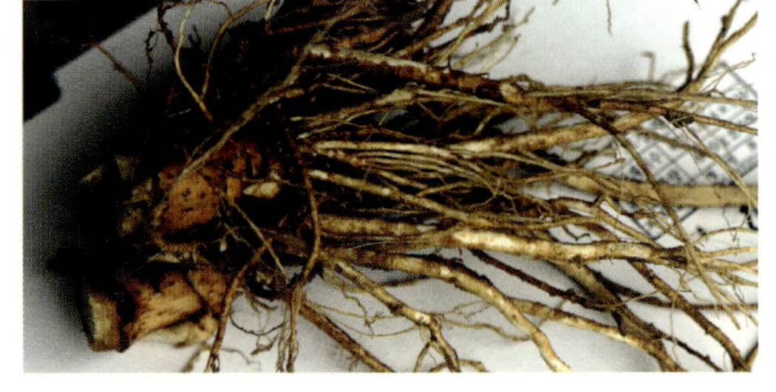

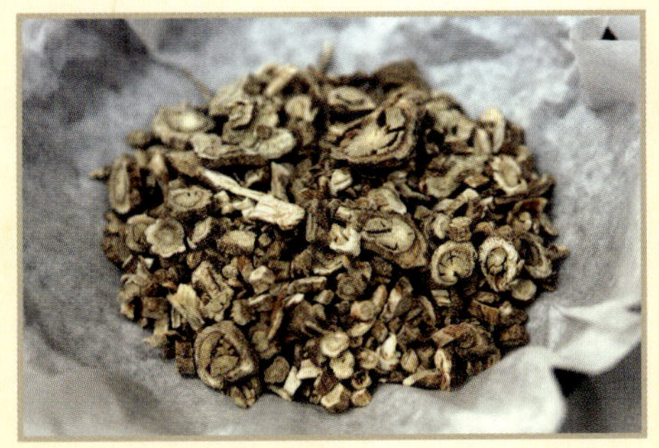

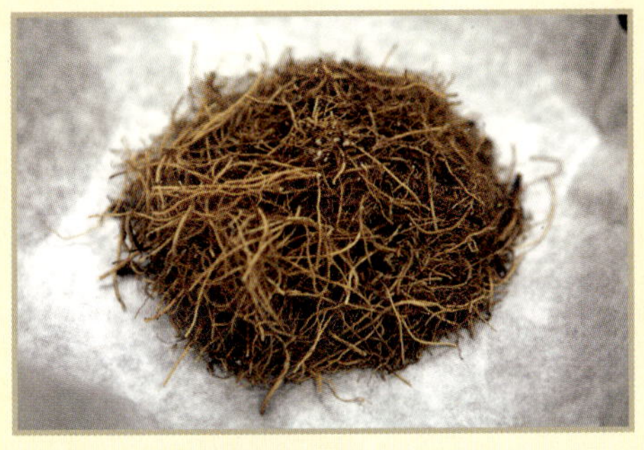

독활과 세신 **발효액 담그기**

독활과 세신의 뿌리를 채취하여 같은 양의 설탕과 함께 발효액을 담는다. 독활과 세신 발효액을 담그려면 먼저 싱싱한 독활의 뿌리를 구해야 한다. 독활은 땅두릅이라고 하는 오가피과의 약재이다. 나무두릅과는 달리 초봄에 땅을 뚫고 올라오는 초본류로 어린순과 뿌리를 채취해서 담근다. 잘 씻어 설탕을 넣어 담그면 된다.

이렇게 담근 독활 발효액에 세신의 뿌리를 채취하여 넣고 설탕을 첨가하여 독활과 세신 발효액을 담근다. 만약 세신의 생재가 없다면 마른 세신에 감초·대추·설탕을 넣고 진하게 달여서 독활과 함께 발효액을 담는다.

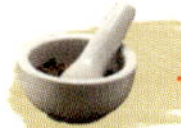

독활 + 세신

독활은 신경에 잠복해 있는 풍사를 산하여 습사를 제거하고, 세신은 신경에 있는 풍한의 사기를 산하여 밖으로 추방하는 작용이 있다.

이 두 약재를 배합하여 발효액을 담그면 풍한을 산(散)하고, 습사를 제거하여 비(痺)를 통하게 하며 지통하는 효능이 있으므로 하반신의 비통에 많이 사용하게 될 것이다.

Tip.

독활과 세신 발효액 담글 때 주의점

족도리풀(세신)은 뿌리가 가늘기 때문에 발효액으로 담그기가 쉽지 않다. 그래서 독활 발효액을 먼저 담가서 그 발효액에 세신을 넣는 방법이 더 유리하다. 이때 세신은 뿌리가 가늘기 때문에 잘 씻어서 이물질을 제거해야 한다.

▼ 독활의 꽃과 잎

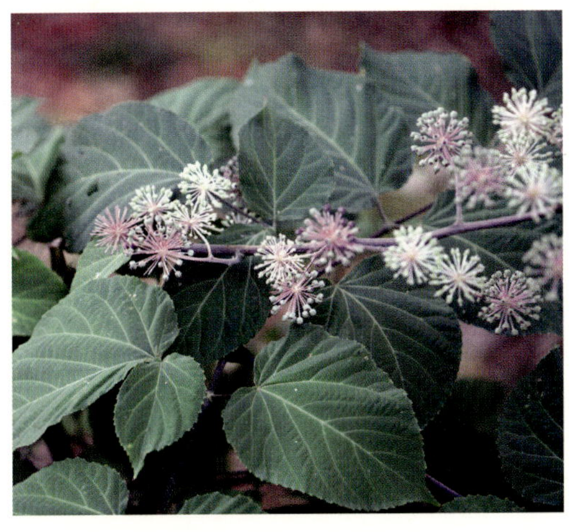

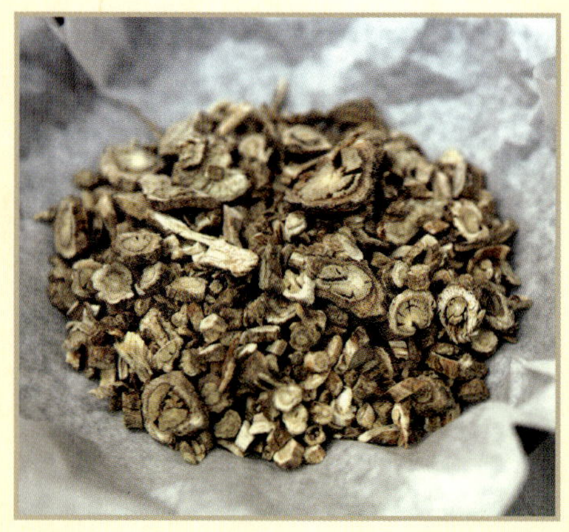

+

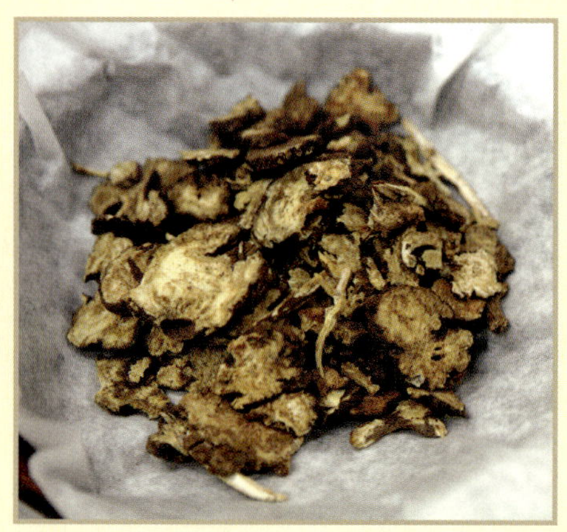

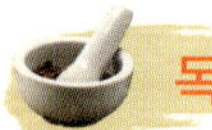

독활과 고본 **발효액 담그기**

독활과 고본의 뿌리를 잘 씻어 물기를 뺀 후 잘게 자르고 동량의 설탕과 함께 항아리에 넣어 발효액을 담근다.

두 약재도 뿌리를 쓰기 때문에 발효가 잘 되는 편이다. 건재를 활용하여 발효액으로 만들려면 독활 발효액에 고본 건재를 시럽화해서 넣는 방법과 고본 발효액에 독활 건재를 시럽화해서 넣는 방법이 모두 이용된다.

고본의 뿌리는 천궁보다도 더 한약 냄새가 진하게 난다. 두 약은 모두 풍한사를 산하고 습사를 제거하여 통증을 멈추게 하는 효능이 있다.

다만 독활은 성이 온하여 복풍을 산(散)하는 작용이 뛰어나고, 고본의 성은 상승하여 두정부의 사기를 발산하는 작용이 우수하다.

이 두 약재를 배합하여 독활과 고본 발효액을 만들면 약효는 두정부(頭頂部)에 도달하여 풍한을 산(散)하고 습을 제거하며 지통하는 효력이 강화되므로, 풍한습에 의한 두통·두정통에 사용할 수 있을 것이다.

일반적으로 효과를 강화시키기 위해 이 효소 발효액에 천궁·만형자·백지 등의 지통약을 배합하여 사용한다.

고전에 기록된 고본 이용법

《약초의 성분과 이용》에서는 '북부와 중부의 산허리, 양지쪽의 마른 곳, 바위 사이에서 자라므로 '돌반향'이라고 한다. 옛 동의 문헌에는 고본의 식물 모양과 냄새가 궁궁이와 같거나 또는 궁궁이의 잔뿌리라고 기록되어 있다. 중국에선 산천궁의 뿌리를 고본으로 쓴다. 이처럼 고본의 가원식물은 예로부터 혼동되어 있으므로 아직 밝혀져 있지 않다.'고 하였다.

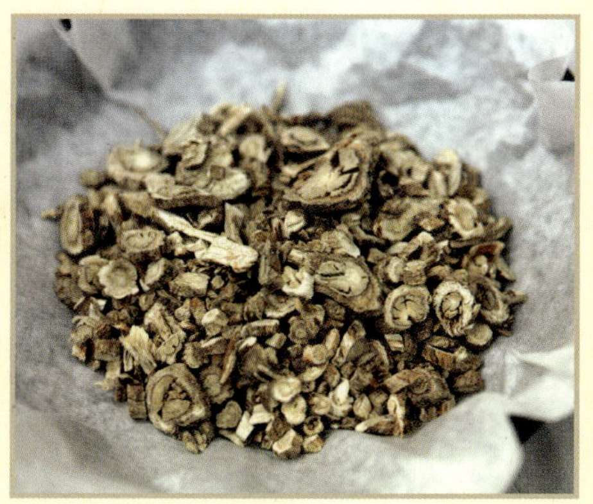

+

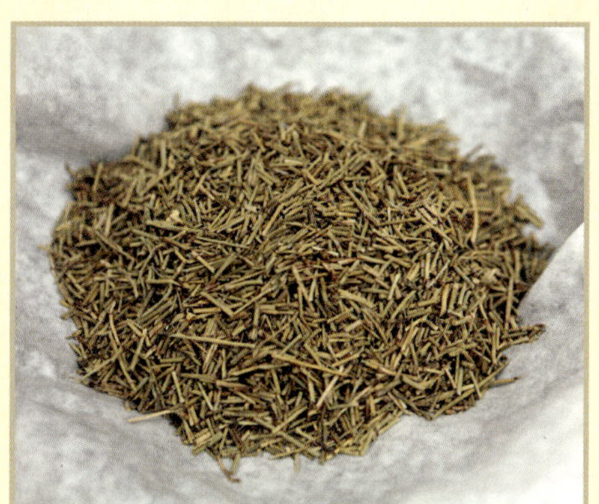

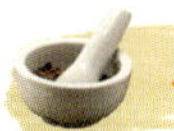 **독활 + 마황**

마황은 우리나라에서는 나지 않는 약재이며, 에페드린 성분 때문에 일반인들은 구하기 힘든 한약재이다.

이 두 약재로 발효액을 담그면 풍습사를 제거하고 지통하는 독활의 작용과 해표발한하는 마황의 작용이 배합된다. 즉, 해표하고 풍을 발산하여 습을 제거하고 지통효능을 나타내므로, 풍한으로 인한 표실증과 무한신통(無汗身痛)을 치료할 수 있다.

또한 경락을 통리하고 비(痺)를 제거하는 독활의 작용과 비(痺)를 통하게 하여 산한·지통하는 마황의 작용이 배합되어 비(痺)증의 동통을 치료할 수 있다.

독활과 마황 발효액 담그기

독활과 마황을 발효액으로 담그기 위해서는 먼저 독활의 생뿌리를 채취하여 발효액을 만들고, 마황의 마른 약재를 구하여 감초·대추·설탕 등을 넣고 끓인 다음 시럽을 만들어 거품은 버리고 식혀서 준비한 독활 발효액에 넣어 주어야 한다.

마황을 끓일 때 나오는 거품에는 '에페드린(ephedrine)' 성분이 들어 있기 때문에 반드시 걷어내고 사용해야 한다.

독활 발효액

줄기나 잎을 가지고도 발효액을 만들 수 있지만 뿌리의 효능이 단연 으뜸이다.

뿌리를 잘 씻어 잘게 잘라 물기를 빼고 용기에 담는다. 가능하다면 줄기나 잎도 잘게 잘라 넣어도 좋다.

재료와 같은 양의 흑설탕을 잠기도록 넣어 발효시킨다. 만일 뿌리가 건조된 것이라면 감초·생강·대추를 달인 물이나 엿기름을 달인 물을 추가하면 발효가 손쉽게 된다.

맛은 쓰고 성질은 약간 차다 (쑴, 微寒)
간과 쓸개로 들어간다 (入肝 · 膽經)

시호

- 발산이나 공하의 방법을 쓰지 않고 열사를 잘 풀어서 없앤다 (和解退熱)
- 간기가 울결된 것을 흩어지게 한다 (疏肝解鬱)
- 양기 (陽氣)를 끌어올린다 (升擧陽氣)

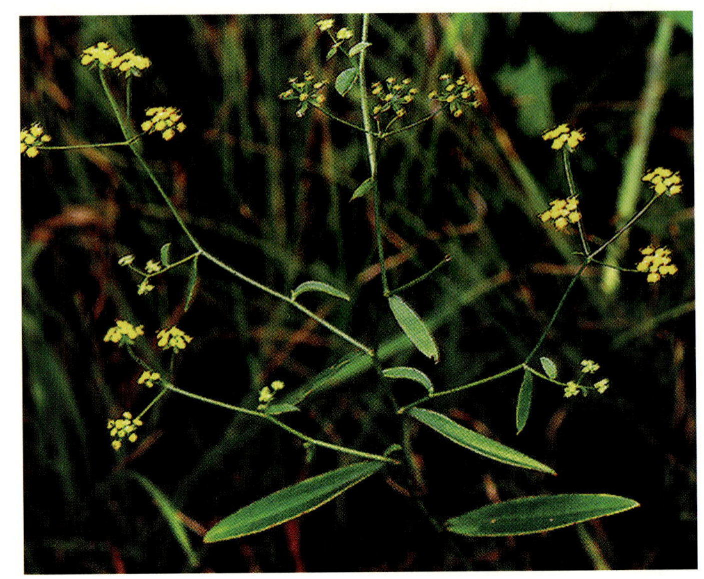

시호의 꽃

시호는 전국 산야의 풀밭에서 드물게 자라는 산형과의 여러해살이풀이다. 야생종은 거의 없고 주로 약용으로 재배를 한다. 참시호는 잎이 길고 선형이며 끝부분이 꼬리 모양인데 비해 개시호는 시호보다 크므로 '큰시호' 라고도 부른다.

시호 성질과 효능

성질은 약간 차고[微寒](평(平)하다고도 한다) 맛은 약간 쓰며[微苦](달다(甘)고도 하다) 독이 없다. 주로 상한에 추웠다 열이 났다 하는 것, 유행성 열병 때 안팎의 열이 풀리지 않을 때에 쓰며 열과 관련된 허로(虛勞)로 뼈마디가 달며(熱) 아픈 것과 허로로 추웠다 열이 났다 하는 것을 치료한다. 살에 열이 있는 것과 이른 새벽에 나는 조열(潮熱)을 없앤다. 간화(肝火)를 잘 내리고 추웠다 열이 났다 하는 학질과 가슴과 옆구리가 그득하면서 아픈 것을 낫게 한다.

《탕액》 족소양과 족궐음경으로 들어가는 약(行經藥)이다. 청기(淸氣)를 이끌고 양도(陽道)로 가며 또 위기(胃氣)를 이끌어 위로 올라가 봄과 같은 작용을 한다.

《입문》 구리와 쇠붙이에 대는 것을 꺼려야 하며 외감(外感)에는 생(生)으로 쓰고 내상(內傷)에 기를 끌어올려야(升氣) 할 때에는 술로 축여 볶아(炒)쓴다. 또 기침이 나고 땀이 날 때에는 꿀물로 축여 볶아 쓰며 간담의 화를 내리려고 할 때에는 노두를 버리고 저담즙(猪膽汁)에 버무려 볶아 쓴다.

시호(柴胡)는 신산고설(辛散苦泄)하고 방향승산(芳香升散)하여 반표반리(半表半裏)의 사(邪)를 잘 소통(疏散)시키고, 소간승양(疏肝升陽)의 효능이 있어서 무릇 소양간울불서(少陽肝鬱不舒) 및 중기하함(中氣下陷)의 증(證)에 사용한다.

1) 한열왕래(寒熱往來) · 흉협고만(胸脇苦滿) · 구고인건(口苦咽乾) · 목현(目眩)과 외감발열(外感發熱)을 치료하고 반표반리증(半表半裏證)에 사용하며 화해퇴열(和解退熱)한다.
   예〉 소시호탕(小柴胡湯)

2) 조달간기(條達肝氣) · 해울(解鬱)을 잘 하여 간울기체(肝鬱氣滯)로 인한 흉협유방창통(胸脇乳房脹痛) · 월경부조(月經不調) · 통경(痛經) 등을 치료한다. **예〉** 시호소간산(柴胡疏肝散)

3) 승청양기(升淸陽氣) · 거함(擧陷)하는 효능이 있어 기허하함(氣虛下陷)으로 인한 탈항 · 위하수 · 자궁탈수(脫肛 · 胃下垂 · 子宮脫垂) 등을 치료한다. **예〉** 보중익기탕(補中益氣湯)

1) 해열작용을 한다. 특히 열의 높고 낮음이 일정치 않고 아침 · 저녁으로 변동할 때와 발열이 수반되지 않는 오한과 오한을 수반하지 않는 발열이 교대로 나타날 때 사용한다.

2) 기침을 멎게 하여 황달 · 늑막염 · 신장염 · 암을 예방한다.

3) 전염성 간염에 쓴다. 두 눈과 피부가 황색이 되고 경미한 오한과 발열이 있으며 옆구리에 누르는 듯한 통증이 있고 전신에 무력감이 들 때 사용하면 좋다. 만성간염일 때는 간이 커지고 붓는데 사용하면 염증과 간의 종대를 모두 없앨 수 있다. 보통 울금 · 백작약 · 사인 등을 배합해서 쓴다.

4) 해울작용을 한다. 흔히 히스테리 및 심인성 정신병에 쓰는 시호는 꿀에 구어서 사용하면 보익승제(補益升提)의 효능이 생기며 체질이 허약하여 일어나는 하수증 치료에 유효하다.

5) 산후조리에 쓴다. 산후 몸이 허약하고 자궁이 이완되어 수축되지 않고 월경이 멈추지 않을 경우에 시호를 배합한 '보중익기탕(補中益氣湯)'을 쓰면 자궁을 수축시켜 월경을 정상화하는 데 좋다.

6) 가을에서 이듬해 봄 사이에 채취하여 줄기를 제거하고 햇볕에 말리는데 썰어서 쓰거나 식초에 볶아서 사용한다. 사포닌 · 지방유가 들어 있어 종기나 염증을 없애고 알레르기를 개선하는 작용을 한다.

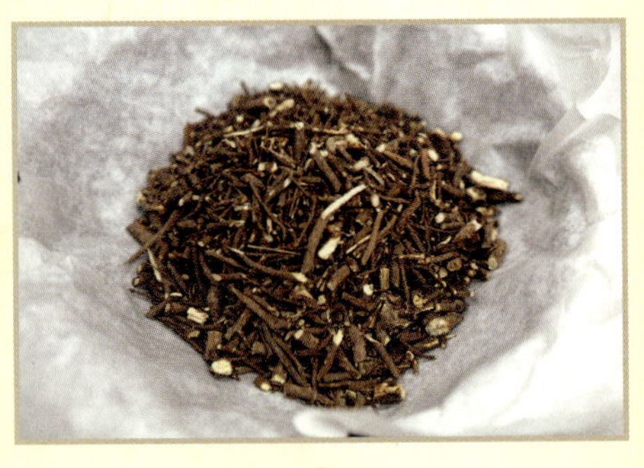

+

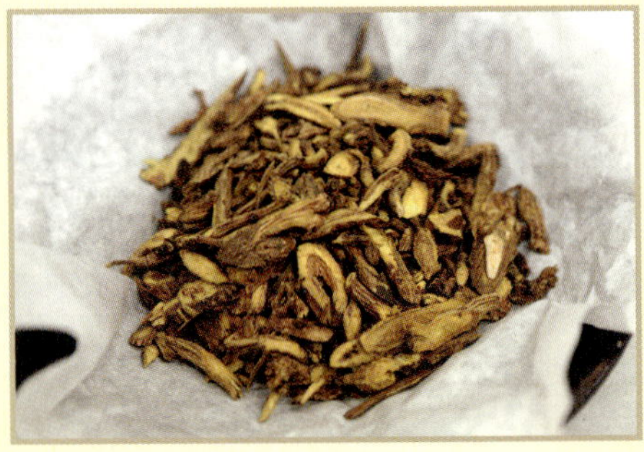

시호와 황금 발효액 담그기

시호 발효액을 담그기 위해서는 줄기나 잎이 돋아 나오기 전인 봄이나 가을에 뿌리를 채취하여 흙을 물에 가볍게 씻어 버리고 잘게 잘라서 설탕을 넣고 담근다. 이때 물에 오래 씻으면 유효성분이 추출되므로 세척과 건조에 주의해야 한다.

두 약재를 합방하여 발효액으로 만들기 위해서는 시호와 황금의 신선한 뿌리를 채취하여 깨끗하게 씻어 물기를 말리고 동량의 설탕을 넣어 잘 섞어서 담근다. 두 약재 중에 하나를 건재로 담글 때에는 감초 · 대추 · 생강을 넣고 설탕과 함께 끓여서 시럽으로 만들어 담그는데 다른 것을 담글 때와 동일하다.

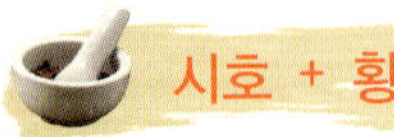

황금의 성질은 차고 맛은 쓰며 해열 · 사화 · 이담 · 이뇨 · 소종작용을 한다.

시호와 황금으로 만든 시호와 황금 발효액은 황금의 외투내청(外透內淸)하고 한열왕래(寒熱往來) 등을 치료하는 효능과 시호의 소간해울 · 화해퇴열하는 효능이 합하여 청열하는 효능이 더욱 강해진다.

> **Tip.**
>
> ## 황금으로 발효액을 만들 때는
>
> 황금은 뿌리의 비대한 부분을 채취하여 발효액으로 만든다. 오래된 뿌리의 일부는 썩어서 비어 있으므로 '속 썩은 풀'이란 별명이 있다. 속이 빈 것을 '고금', '편금(片芩)'이라고 하고 속이 꽉차고 충실한 것을 '조금', '자금(子芩)'이라고 한다.

▼ 황금의 잎

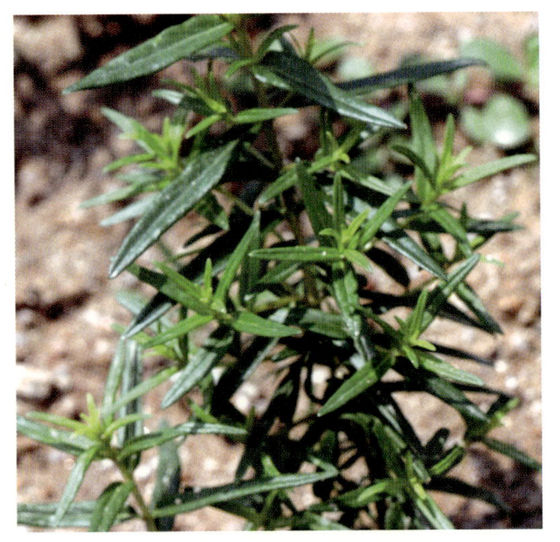

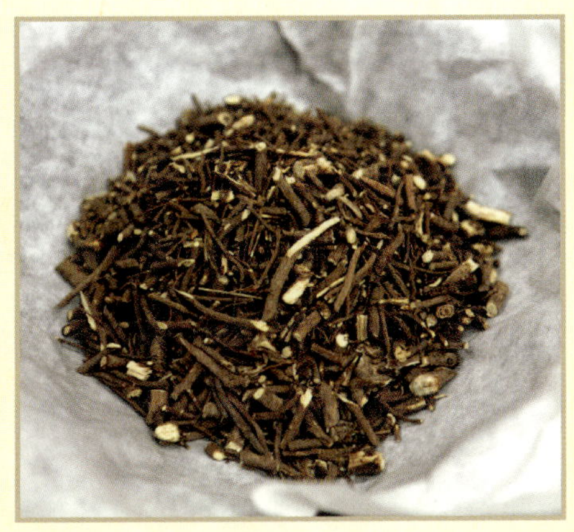

+

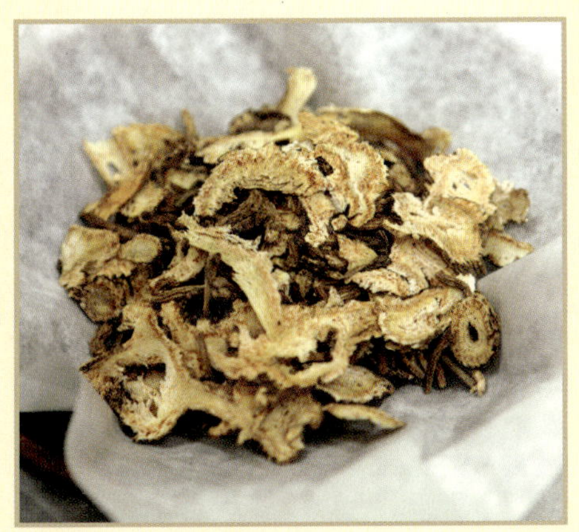

시호와 강활을 합방하여 발효액으로 만들려면 시호와 강활의 신선한 뿌리를 채취하여 깨끗하게 씻어 물기를 말리고 설탕을 넣어 잘 섞어서 담근다.

두 약재 중 하나를 마른 약재로 담글 때에는 감초·대추·생강을 넣고 설탕과 함께 끓여서 시럽으로 만들어 담그는데 다른 것을 담글 때와 동일하다.

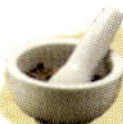

강활의 뿌리는 감기·두통·신경통·류머티즘 관절염·중풍 등에 쓴다. 습기가 찬 데서 오래 기거하다 보면 뼈마디가 아프고 팔다리가 저려오는데 강활은 이러한 풍습 증상을 없앤다.

시호와 강활 발효액은 시호의 한열왕래, 외감반열을 치료하는 작용과 강활의 거한습, 거풍습하는 능력이 합해져서 해표의 효능이 더욱 커진다. 〈시갈해기탕〉이나 〈형방패독산〉에 적용되는 방이라 할 수 있다.

Tip

발효액에 사용되는 강활

강활은 전국 각처의 산골짜기 계곡에서 자라는 미나리과의 여러해살이풀로 봄과 가을에 뿌리와 뿌리줄기를 파내어 줄기와 잎, 잔뿌리 및 흙을 깨끗이 제거하고 햇볕에 말리거나 불에 말린 다음 쓴다.

▼ 강활의 꽃

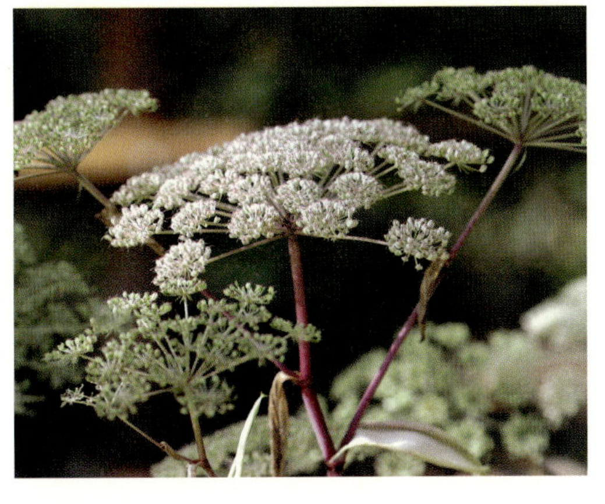

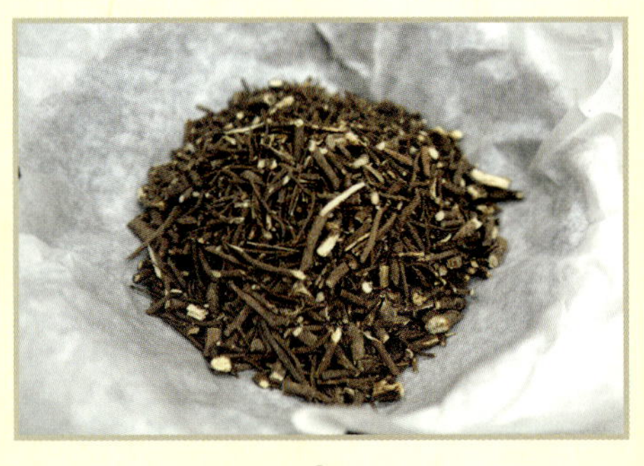

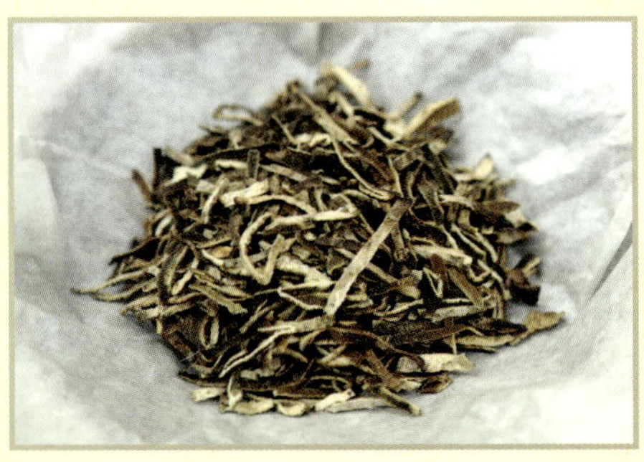

시호와 청피 발효액 담그기

　시호 발효액을 담그기 위해서는 줄기나 잎이 돋아 나오기 전인 봄이나 가을에 뿌리를 채취하여 흙을 물에 가볍게 씻어 버리고 잘게 잘라서 설탕을 넣고 담근다. 이때 물에 오래 씻으면 유효성분이 추출되므로 세척과 건조에 주의해야 한다.

　시호와 청피를 합방하여 발효액을 담그려면 시호의 신선한 뿌리를 채취하여 깨끗하게 씻어 물기를 말리고, 역시 깨끗이 씻은 덜 익은 귤피를 넣고 설탕을 넣어 잘 섞어서 담근다.

　두 약재 중 하나를 마른 약재로 담글 때에는 감초·대추·생강을 넣고 설탕과 함께 끓여서 시럽으로 만들어 담근다.

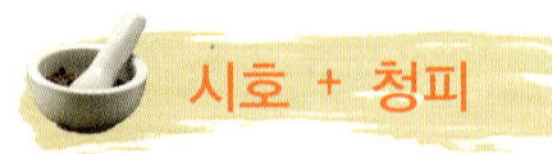

　시호의 성질은 차고 맛은 쓰다. 해열·진통·소염·청간·승양작용이 있다.

　청피는 진피에 비해 이기지통이 강하므로 기울(氣鬱)로 일어나는 통증이나 복부가 팽만할 때 쓴다. 그리고 위에 격렬한 통증이 있고 양쪽 옆구리까지 아플 경우에도 쓴다. 청피는 식욕을 증진하며 간경변을 방지하는데 도움이 된다.

　시호와 청피 발효액은 한열왕래를 치료하는 시호에 소적화체의 효능이 있는 청피를 결합한 방으로 소간이기하는 효능이 더욱 강해진다.

Tip

발효액에 사용되는 시호

　시호는 이른 봄에 줄기나 잎을 나물로 무쳐 먹는다. 향기가 나고 맛이 좋아 뿌리도 식용으로 쓴다.

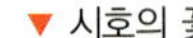
▼ 시호의 꽃

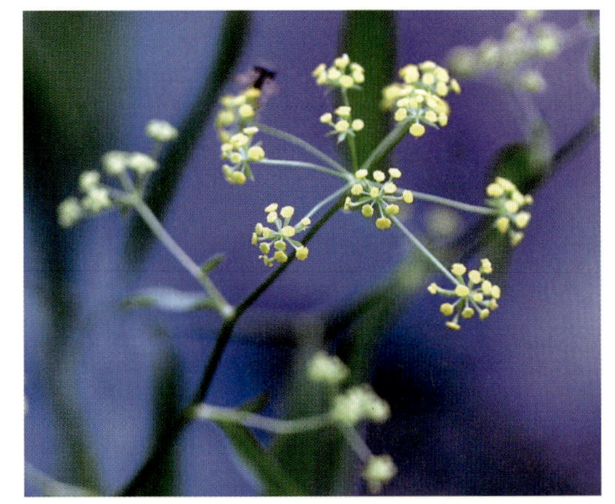

설탕에 대한 오해는 사람들의 편견에서 온 것이다. 설탕을 지나치게 많이 먹는 것은 좋지 않지만 적당량을 먹으면 피로회복도 되고 몸에 이로울 수 있다. 우리가 발효액을 만들기 위해서 설탕을 쓰지 않을 수 없다면 설탕에 대한 올바른 이해가 필요하리라 생각된다. 설탕에 대한 의문점을 풀어보기 위해 《설탕》(엄우흠 외2인, 김영사, 2005)의 내용을 발췌하여 올려 보고자 한다.

먼저, 백설탕이 흑설탕보다 몸에 안 좋다는 견해에 대한 것이다.

'백설탕은 몸에 좋지 않으니 흑설탕을 먹여야 한다는 말이 있으나 이는 잘못된 지식이다. 백설탕은 천연원료인 원당에서 찌꺼기나 이물질을 가장 순수하고 깨끗하게 정제하여 순수한 자당(sucrose) 성분만 남긴 것으로 이 자당은 우리 몸이 이용하는 가장 기초 영양소인 포도당과 과당으로 분해된다. 갈색설탕·흑설탕은 상대적으로 정제가 덜 되어 원당의 미네랄이나 기타 미량 성분이 남아 있어 백설탕보다 몸에 이로울 수도 있을 뿐이지 설탕 자체가 우리 몸에 안 좋은 것은 아니다.'

둘째로, 설탕은 비만·당뇨 등 질병을 만든다는 견해이다.

'설탕과 연결되는 질병으로 비만·당뇨·충치 등을 꼽는다. 비만이란 에너지 소모보다 더 많은 칼로리를 섭취했을 때 지방이 쌓이는 것이다. 물론 설탕을 지나치게 많이 먹으면 비만의 원인이 될 수 있다. 그러나 여분의 칼로리는 단백질·지방·알코올·탄수화물 등 어느 영양분으로부터도 생길 수 있는 것이다. 때문에 비만의 주범으로 설탕만을 탓할 것이 아니다. 또한 당뇨는 아직 근본 원인은 밝혀지지 않았지만 유전과 비만, 식생활 습관이 관계되는 것으로 알려져 있다.'

셋째로, 꿀이 설탕보다 건강에 더 좋다는 견해이다.

'외형상 설탕은 고체이고 순백색이며 꿀은 액체이고 투명한 황금색이다. 설탕과 꿀의 차이는 사소한데도 사람들은 꿀이 훨씬 더 영양이 풍부하고 건강에 좋은 것이라고 여기고 있다. 꿀은 꿀벌에 의해 채집되는 것이고 설탕은 공장에서 생산된다는 선입견 때문에 꿀이 설탕보다 좋다고 인식된 것이라 할 수 있다.'

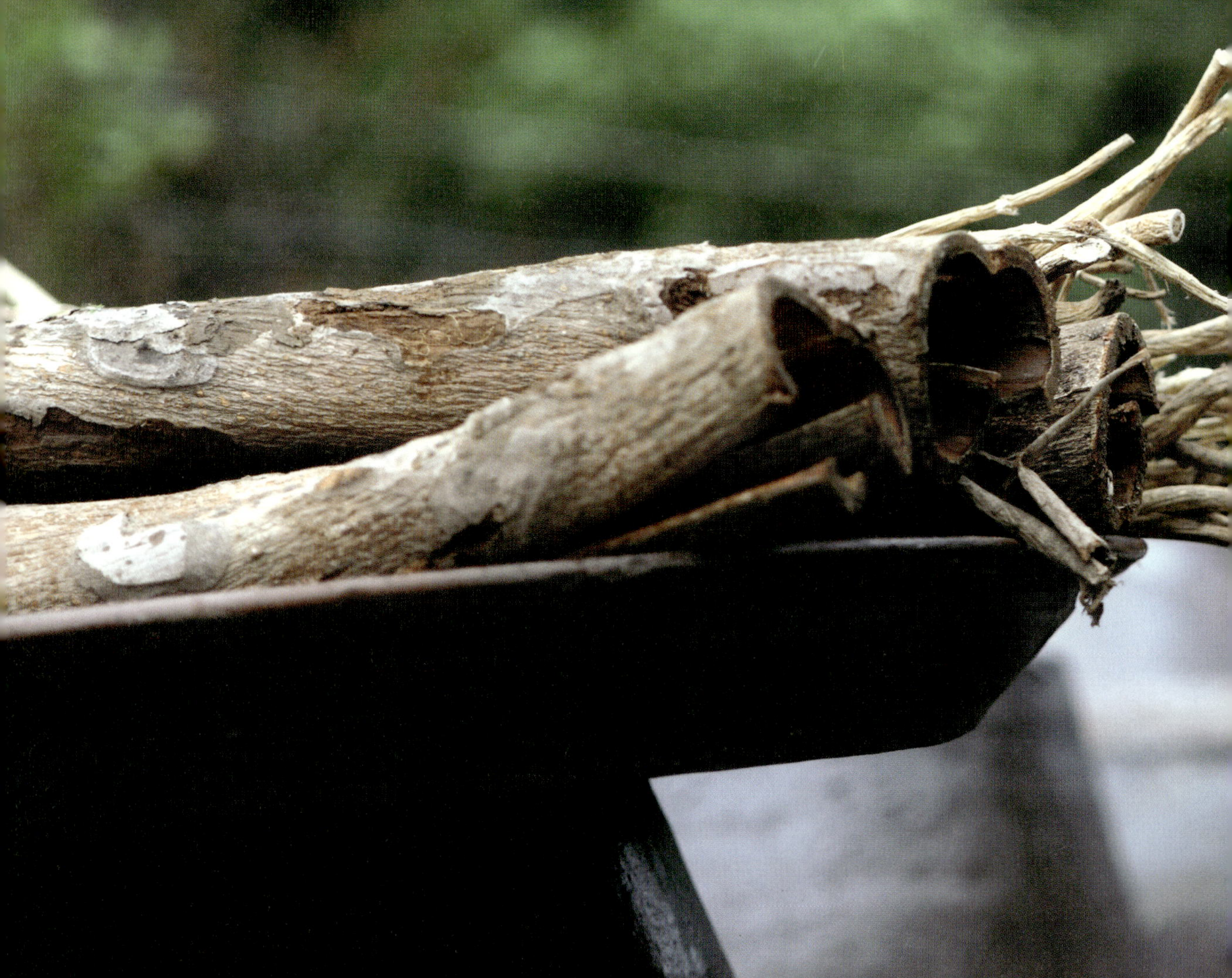
제2장
심장에 좋은 한방 발효액

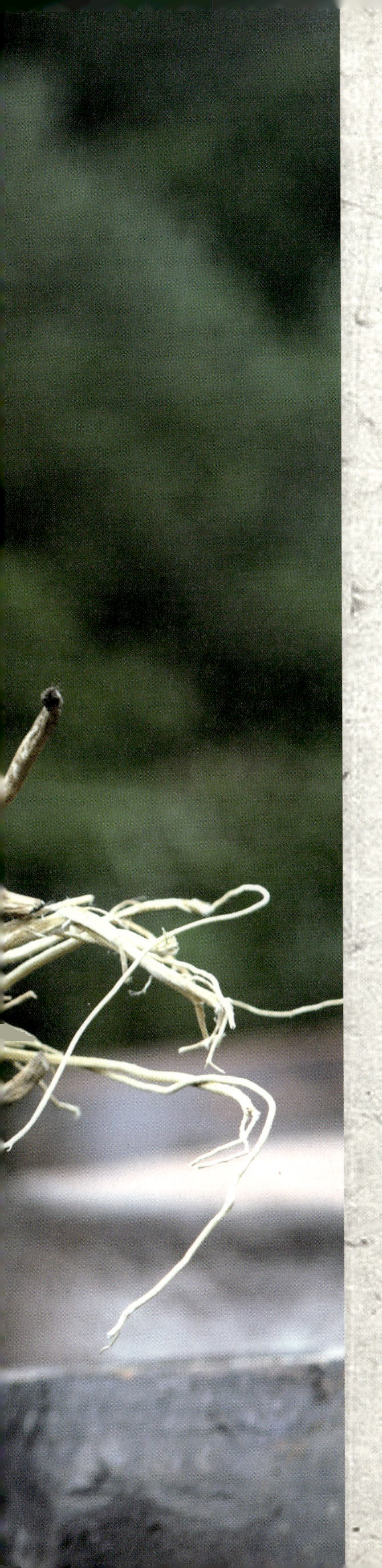

심장(心臟)이란

심장(心臟)은 흉강 내, 격막 위에 위치한다. 그 형태는 원형으로 끝이 좁고 긴 것이 연꽃 봉오리를 거꾸로 해놓은 것 같으며, 심포(心包)가 그 밖을 둘러싸 호위하고 있다. 심(心)은 신(神)이 기거하고 있는 곳으로 혈(血)을 주관하고, 맥(脈)의 종가가 되며 오행(五行)상으로는 화(火)에 배속되어 전체 생명활동을 주재한다.

때문에 〈소문·영란비전론〉에서 심장(心臟)을 일컬어 군주지관(君主之官)이라 한 것이다. 심장의 주요 생리기능은 주로 두 방면으로 주혈맥(主血脈)과 주신지(主神志)이다. 심장(心臟)은 설(舌)에 개규(開竅)해 있고, 그 화(華)는 면(面)에 나타나며, 지(志)는 희(喜)가 되고, 액(液)은 한(汗)이 된다. 수소음심경과 수태양소장경은 심장(心臟)과 소장(小腸) 간을 서로 연계하고 있으므로 심장(心臟)과 소장(小腸)은 표리관계를 이루고 있다.

《약선식료학개론(장상학설편)》

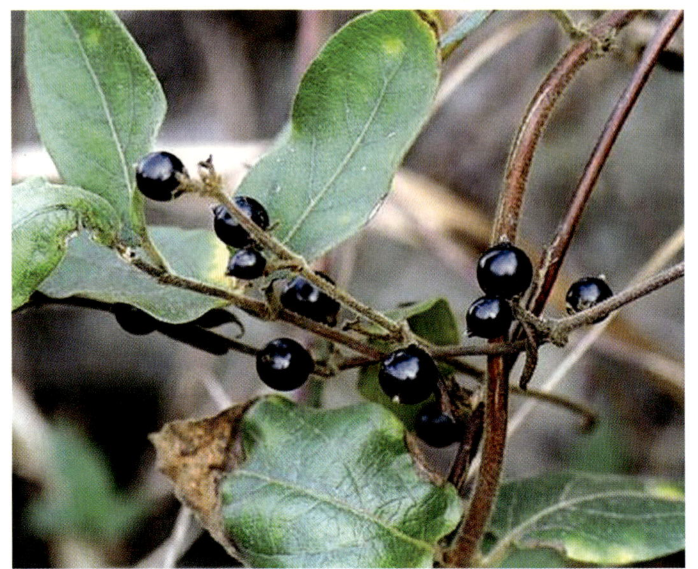

금은화의 열매

인동덩굴은 산과 들의 양지바른 곳에서 흔히 자라며 추운 겨울도 잘 견뎌내는 푸른 덩굴나무이다. 꽃은 6~7월에 피며 한두 개씩 줄기와 잎자루 사이의 겨드랑이에 달린다. 아름답고 왕성하게 자라나 여름에 처음에는 흰색으로 피었다가 며칠 지나면 노란색으로 변한다. 줄기는 단단하고 붉은 빛이 돈다.

금은화 성질과 효능

성질은 차고 맛은 달다. 폐·위·심경에 작용한다. 항균·항바이러스·소염해열작용·면역증강작용 등이 있다. 열을 내리고 독을 풀며 경맥을 잘 통하게 한다.

《본초정》 맛은 달고, 기는 평하며 성질은 약간 차다. 독을 잘 용해시켜서 옹저종독·창선·양매·풍습제독에 요약이 된다. 형성되지 않았으면 산독시키고, 형성되었으면 독을 없앤다.

《본초비요》 맛은 달고 차며 폐로 들어간다. 산열하고 해독하며, 허를 보하며 풍증을 치료하고 양혈·지갈한다. 인동주는 옹저·발배와 모든 악독의 초기에 곧 복용하면 신기한 효과가 있다.

《명의별록》 금은화는 맛은 달고 성질은 따뜻하며 한열을 편하게 하고 복창·혈리에 잎을 쓴다.

금은화는 향기가 있으며 풍온의 열을 식히며 혈중의 독을 제거한다. 해열·해독약으로 감기 초기의 발열, 일체의 옹종·창독에 응용한다. 검게 구운 것은 지혈약으로 사용한다.

꽃에는 루테올린·사포닌 등의 성분이 있어 그 효능이 줄기보다 뛰어나고 맹장염·복막염·폐렴·폐결핵 등에 탁월한 반응을 보인다. 유방염이나 자궁내막염 등의 염증도 가라앉히고 세균의 발육을 억제시키는 효과가 크다.

1) 급성 편도선염의 초기에 충혈·동통·종창·발열을 일으키면 길경에 감초·금은화·사간을 가미한다.

2) 폐암에는 백합·생지황·금은화·사삼·천문동·맥문동·백모근·황금 등을 달여 복용한다.

3) 편도선염에는 금은화·길경을 가미해 끓여 마신다. 어린아이의 경우 특히 효과가 좋다.

:: 금은화 발효액

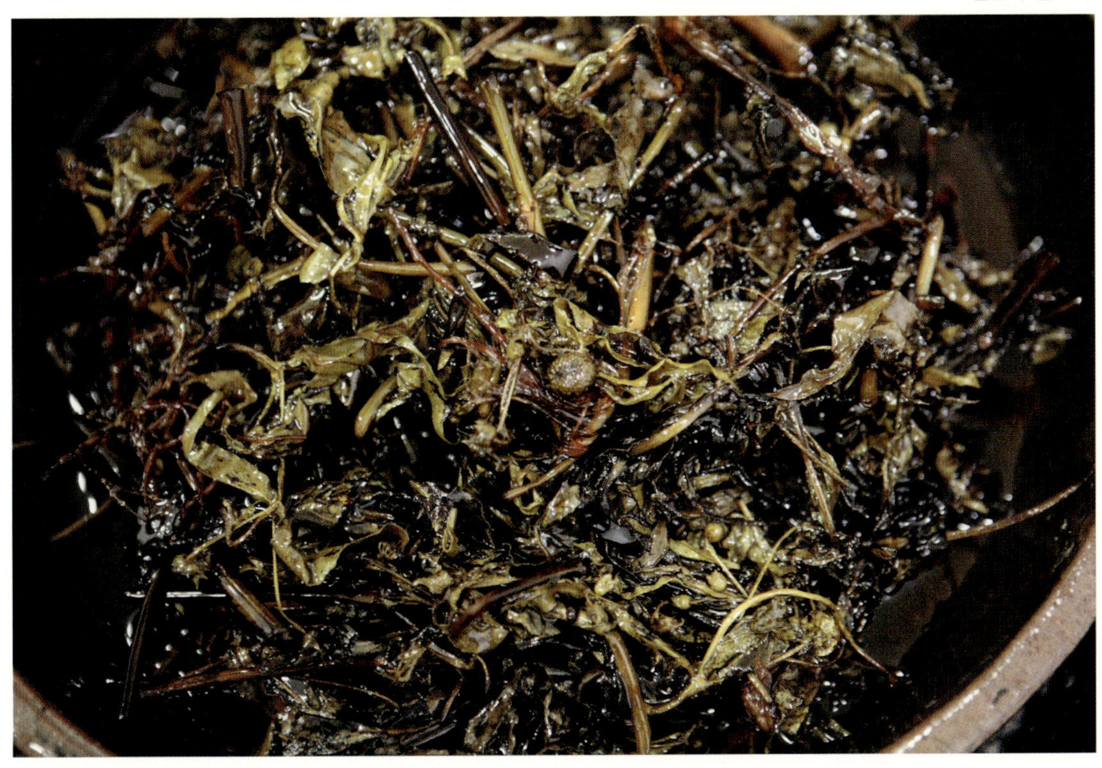

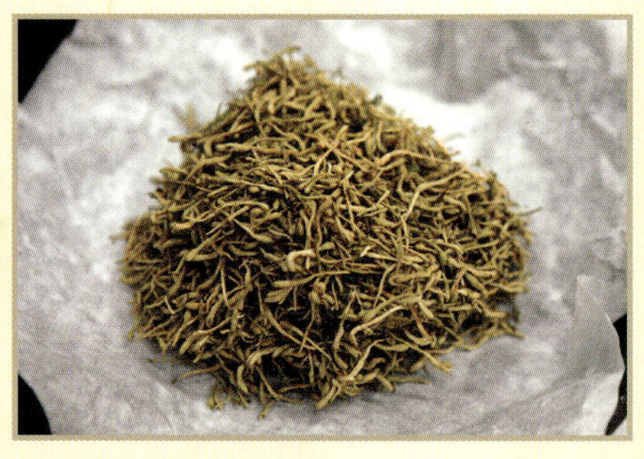

+

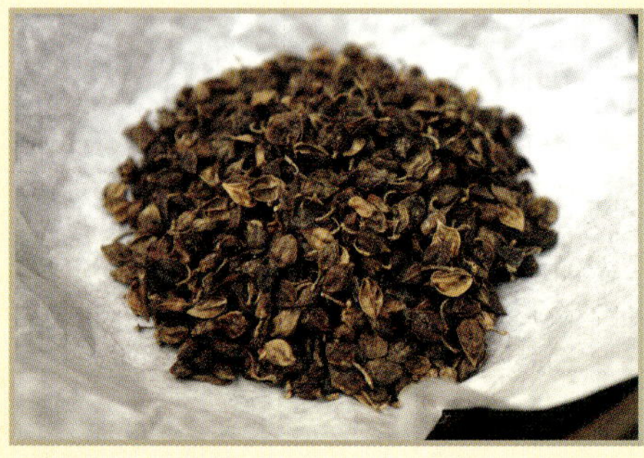

금은화와 연교 **발효액 담그기**

금은화로 발효액을 만들려면 설탕이나 꿀의 양을 재료와 동량으로 넣고 발효액을 담근다. 꽃으로만 발효액을 담그려면 설탕보다는 꿀을 넣고 담가서 금은화 꿀차를 만드는 것이 좋다.

이렇게 만든 발효액에 의성 개나리의 열매인 연교를 넣어 금은화와 연교 발효액을 만든다. 연교는 의성 개나리의 열매를 쪄서 말린 약재이므로 생재로 발효액을 만드는 것은 쉽지가 않다.

금은화 발효액을 만들 때는 금은화와 연교를 함께 넣어서 만드는 방법과 금은화 발효액에 시럽화하여 넣는 방법이 쓰인다.

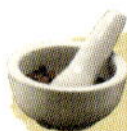

금은화 + 연교

금은화는 이른 여름 꽃을 피워 그늘에서 말려 약재로 쓴다. 열이 너무 높아서 의식불명이나 수족경련이 일어난 경우엔 금은화에 구등·석고를 배합하여 사용한다. 해열하며 경련도 진정시킨다. 유행성 비막염 및 B형 간염에 많이 사용한다.

금은화와 연교 발효액은 서로 상수작용이 일어나 청열·해독 효능이 더욱 강화되고 열병발소(熱病發燒)·옹종창통(癰腫瘡毒)을 치료한다. 〈은교산〉의 주약이다.

Tip.

금은화로 발효액을 만들 때는

천연 항생제인 금은화로 발효액을 담그려면 전초를 모두 활용할 수 있다. 특히 초봄에 올라오는 새순으로 발효액을 담그면 발효가 잘되고 양도 많이 나온다. 특히 6월경에 핀 금은화 꽃을 따다가 담그면 향이 짙은 발효액이 된다.

▼ 금은화의 꽃

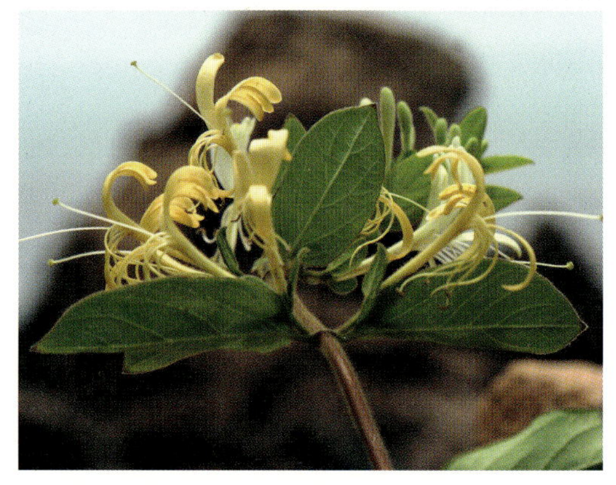

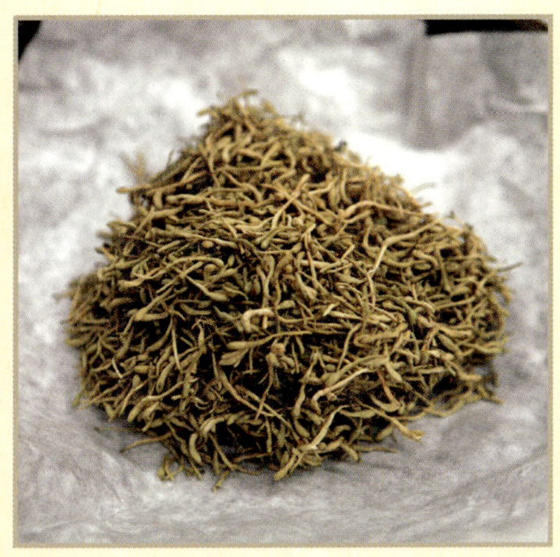

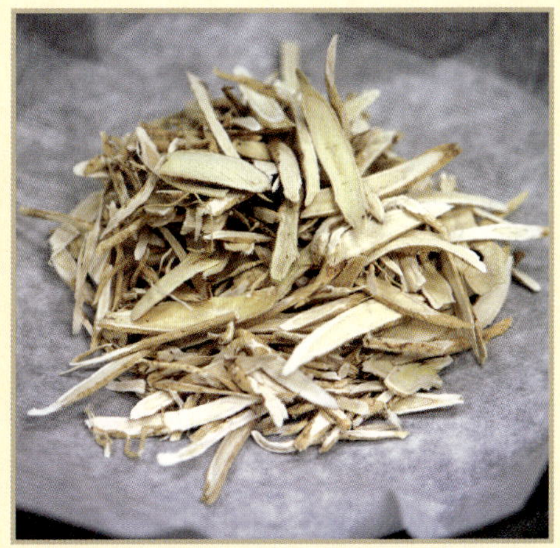

금은화와 황기 발효액 담그기

  금은화와 황기를 발효시키기 위해서는 신선한 황기의 뿌리와 금은화를 확보하는 것이 급선무이다.

  두 약재를 잘 씻고 물기를 말린 후 잘게 썰어서 동량의 설탕을 넣고 발효액을 담근다. 다른 발효액과 같이 두 약재 중 하나를 시럽화하여 담글 수도 있다.

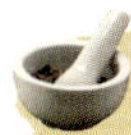

금은화 + 황기

금은화는 해열·해독약으로 감기 초기의 발열, 일체의 옹종·창독에 응용한다. 검게 구운 것은 지혈약으로 사용한다.

황기는 성질은 따뜻하고 맛이 달며 강장·익기·생기·소종작용을 한다. 강장·보신에 중요한 약재로 용도가 매우 넓으며, 약성이 부드러워 부작용이 없다. 각종 만성질환으로 생기는 증상에 다른 보신약에 배합하여 복용하면 체질을 보강하고 두뇌활동을 활발하게 하며 정신안정의 효과가 있다고 한다.

금은화와 황기 발효액은 금은화의 소열해독 기능과 황기의 보기탁창 기능이 합해져서 해독탁창소종의 기능이 더 강해진다.

Tip

황기 이용법

  황기는 콩과의 여러해살이풀로 약초로 재배한다. 뿌리의 노두와 잔뿌리를 제거하고 햇볕에 말려 그대로 썰어 사용하거나 꿀을 섞어 볶아 사용한다.

▼ 황기의 꽃

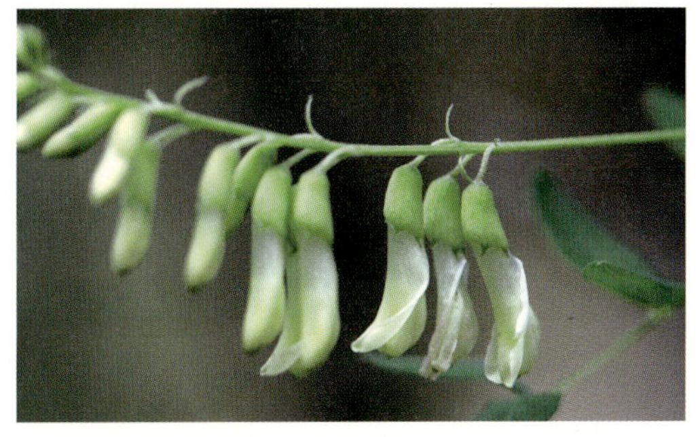

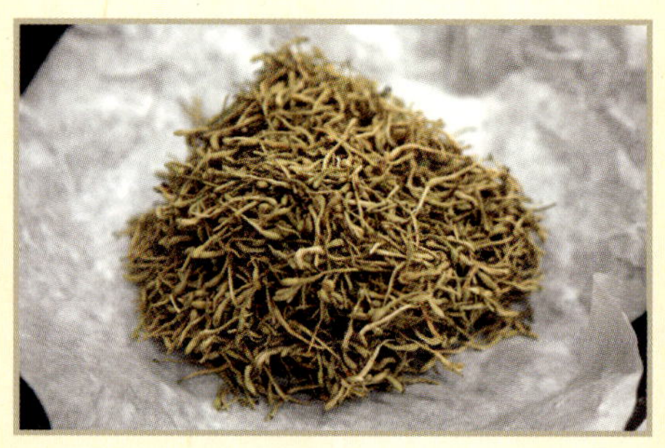

\+

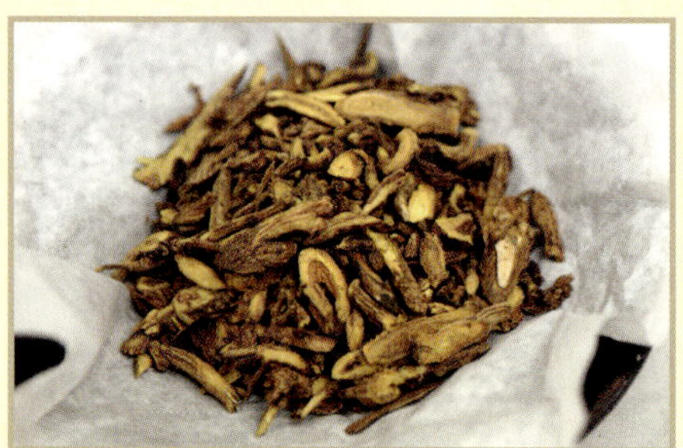

\+

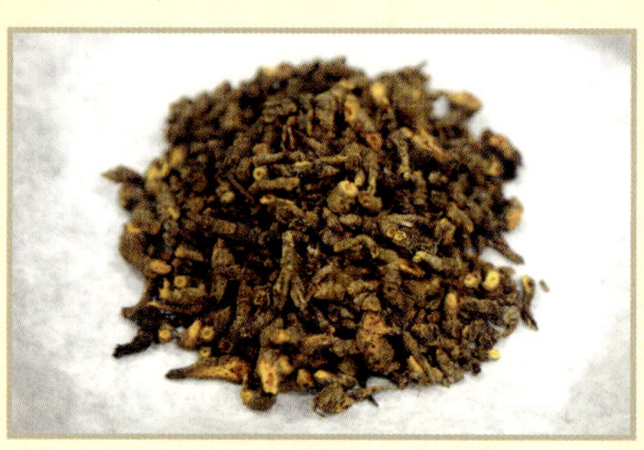

금은화와 황금과 황련 발효액 담그기

금은화·황금·황련 세 가지 약재를 구해
잘 씻고 썰어서 동량의 설탕과 함께 담근다.
만약 세 가지 약재를 한 번에 모두 구할 수 없
을 때에는 건재를 시럽화해서 넣을 수도 있고
한 가지씩 따로 담아서 합방을 해도 된다.

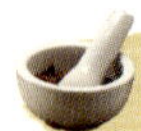

금은화 + 황금 + 황련

황금의 성질은 차고 맛은 쓰며 해열·사화·
이담·이뇨·소종작용을 한다. 또한 황련(깽
깽이풀)은 성질이 차고 맛은 쓰다. 효능은 건
위·진정·사화·조습작용이 있다.
금은화와 황금과 황련 발효액은 하리적백으
로 인한 발열·복통·이급후중(세균성이질)
등 이질 설사를 치료한다. 〈금황산〉의 주약
들이다.

발효액에 사용되는 금은화와 황금

《명의별록》에 의하면 '금은화는 맛은 달
고 성질은 따뜻하며 한열을 편하게 하고 복
창과 혈리에 잎을 찧어 쓴다.'고 한다.

▼ 금은화의 생태

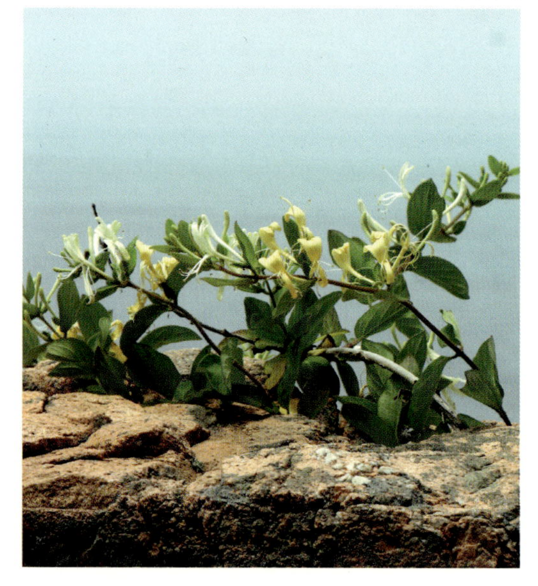

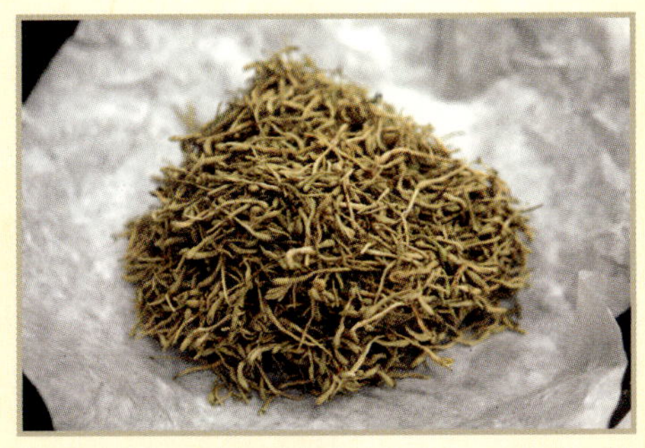

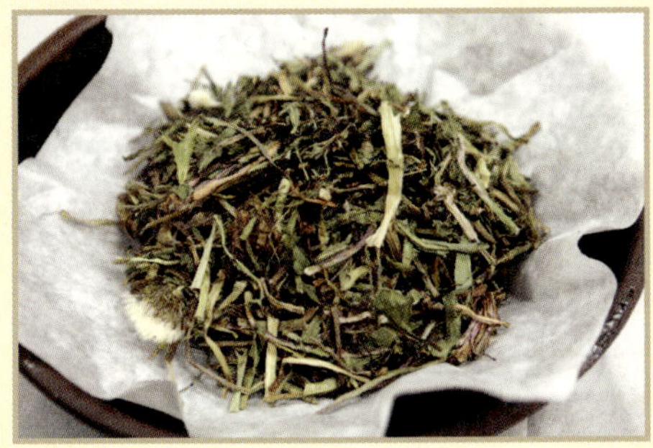

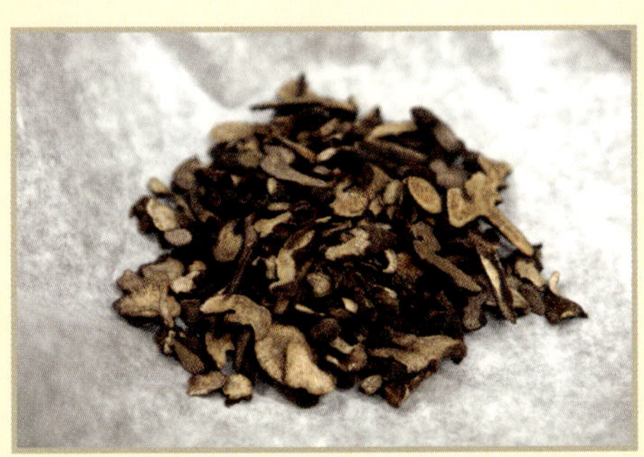

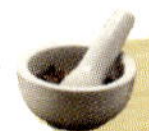

금은화·포공영(민들레)·작약으로 발효액을 담그면 액이 잘 나오고 발효가 잘된다. 생재로 발효액을 담그는 방법과 건재를 넣어서 발효를 시키는 방법은 다른 것들과 동일하다.

금은화 + 포공영 + 작약

금은화는 《본초정》에 '맛은 달고, 기는 평하며 성질은 약간 차다. 독을 잘 용해시키기에 옹저종독·창선·양매·풍습제독에 요약이다. 특히 형성되지 않았으면 산독시키고, 형성되었으면 독을 없앤다. 나력이나 상부의 기분에 있는 제독을 치료하려면 40g 정도를 달여 수시로 복용하면 효과가 있다.'고 한다. 민들레를 '포공영(蒲公英)'이라 부르는데 이것을 내복하면 청열·해독하고, 외용하면 소종·배농의 효과가 있으며 건위작용을 한다. 예부터 민간에서는 가래약으로 기침과 폐결핵에 사용하였다. 포공영은 항균과 소염작용이 우수한 약재이다.

작약은 소염과 해열작용, 발열성에 의해 생기는 출혈 증후의 치료에 우수한 효과가 있는 약재이다.

급성 염증으로 출혈이 나거나 나올 듯 보이면 적작약을 사용하면 좋다. 어혈에 의해 생기는 동통 증상에 적작약을 사용하면 어혈을 흩어뜨리고 통증을 멈출 수 있다.

이 세 가지 약재로 발효액을 만들면 종독, 유선염, 급성임파선염 등의 옹종정독을 치료한다. 〈선방활명음〉의 주약들이다.

목단피

- 열증을 제거하고, 혈분의 열사를 제거한다
  (淸熱凉血)
- 혈의 운행을 활발히 하여 어혈을 없앤다
  (活血散瘀)
- 허열을 제거한다 (退虛熱)

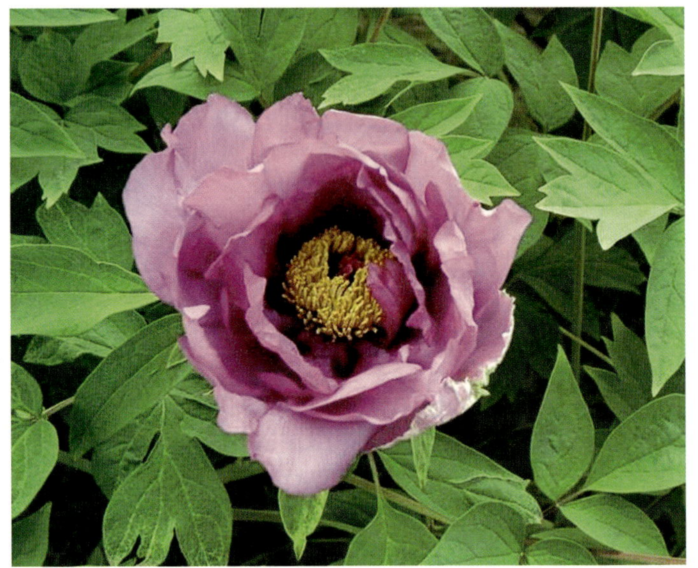

모란의 꽃

목단피는 모란의 뿌리껍질로 중국이 원산지이며 우리나라 각처에서 재배하는 미나리아재비과의 식물이다. 특유의 냄새가 있는 모란은 낙엽이 지는 관목으로 높이가 2m 안팎이고 가지가 굵고 털이 있다. 껍질이 두껍고 목질부분이 없고 향기가 강한 것이 좋다. 목단피는 9~10월에 채취하여 뿌리를 쓴다.

목단피 성질과 효능 성질은 약간 차며 맛은 맵고 쓰다. 혈허로 추위를 많이 느끼고 비위가 허한 사람, 임신부와 월경과다자에게는 쓰지 않는다. 청열작용이 있어서 혈열을 차게 하여 혈의 망행을 방지할 수 있으며, 또한 약의 신미가 발산하는 작용이 있으므로 어혈을 순환시켜서 혈의 저체를 제거할 수 있다.

어혈로 인한 통증 치료 혈열로 인한 토혈 · 육혈 · 반진 · 허로골증, 간경의 울화로 인한 두통 · 계늑통 · 생리통, 폐경으로 인한 어혈, 어혈저체로 인한 종통, 열독으로 인한 창옹에 상용약으로 사용된다.

　고한청사(苦寒淸瀉)하여 심간혈분(心·肝血分)에 들어가 음혈중열(陰血中熱)을 시켜주며, 양혈제열(凉血除熱)의 요약(要藥)이 된다. 일체의 혈어증(血瘀證)을 치료, 신한행산(辛寒行散)하여 양혈활혈거어(凉血活血祛瘀)작용이 장점으로 열을 식히되 체(滯)하지 않고, 활혈(活血)하되 준열(峻烈)·망행(妄行)하지 않는다. 혈중의 복열(伏熱)·허열(虛熱)제거, 소염·항혈전·항심근허혈작용, 혈압강하, 진정·진통·이뇨·항균작용 등이 있다.

1) 땀이 나지 않는 골증(骨蒸)에는 청호·지모·별갑 등을 더하고(청호별갑탕, 靑蒿別甲湯), 음허발열에는 지황·산약 등을 같이 쓰며, 월경이 빨라지거나 혈이 허해서 생리 전에 열이 나면 백작약·시호·황금 등과 같이 쓴다〈육미지황탕, 六味地黃湯〉.

2) 온열병의 열사가 혈분으로 들어가 반진을 보이거나 뜨거운 피가 멋대로 흘러 생긴 출혈에는 서각·생지황·적작약을 더해 쓴다〈서각지황탕, 犀角地黃湯〉.

3) 원인이 무엇이든 고열로 일어나는 출혈에는 목단에 치자·백모근·지유 등과 같이 쓰면 청열·지혈작용을 발휘한다.

4) 뿌리의 껍질 속에 있는 파에놀이란 성분은 알레르기를 개선하는 작용이 있어 알레르기성 비염에도 효과가 있는데, 시호·황금과 같이 쓴다.

5) 고열을 동반한 월경이상, 특히 오후에 열이 심하게 오르고 땀이 많이 나고 머리가 아프며 눈이 충혈되면서 월경이 순조롭지 못하면 목단과 치자를 물 300g에 6g씩 넣고 달여 마신다.

:: 목단피 발효액

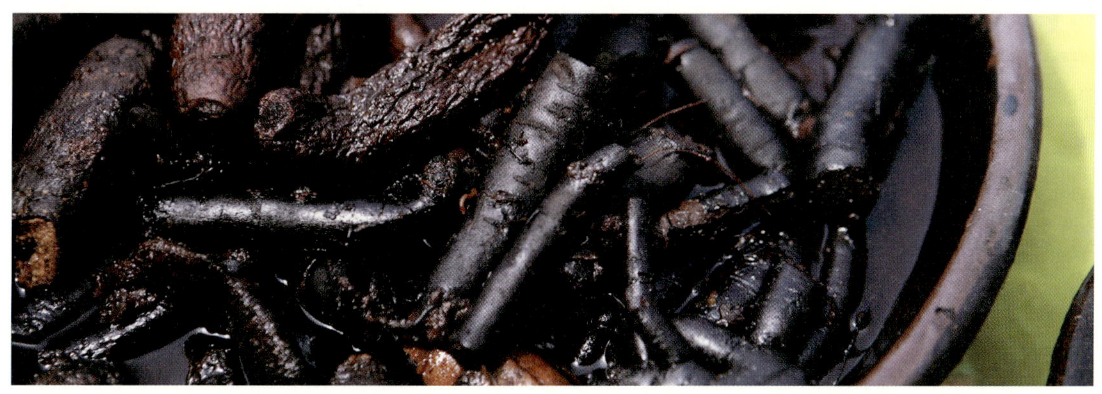

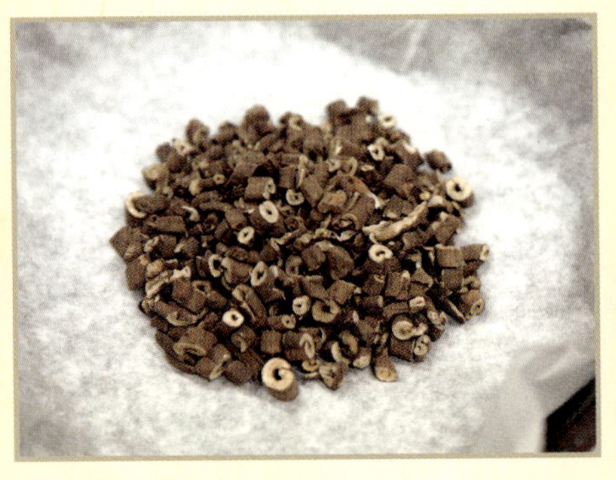

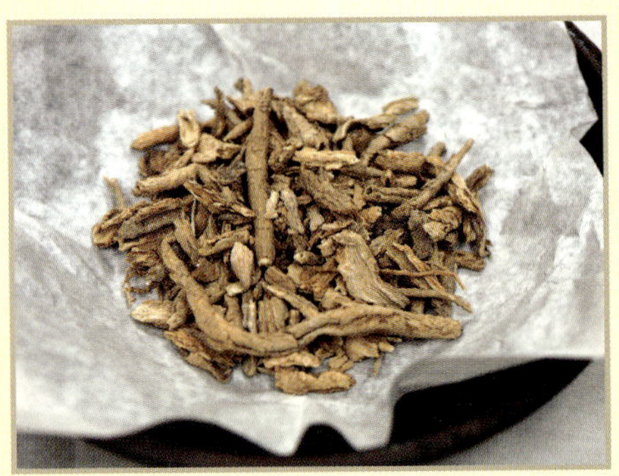

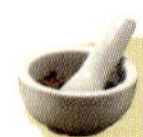 목단피와 지골피 **발효액 담그기**

두 약재를 발효액으로 담그기 위해서는 뿌리껍질을 벗긴 목단피의 생재와 지골피(구기자 뿌리)를 준비한다. 이들을 잘 씻어 잡티를 없애고 설탕과 함께 발효시키면 된다.

그러나 두 약재는 모두 생재로 발효액을 담그면 액이 적게 나오므로 건재를 활용하여 발효액으로 담그기도 한다.

즉, 다른 발효액(미나리·돌나물 등 약성이 순한 것)에 지골피와 목단피 건재를 감초·생강·대추와 함께 시럽화하여 넣고 발효시키면 된다.

목단피 + 지골피

목단피는 모란의 뿌리를 거심한 한약재이다. 특이한 냄새가 있다. 맛은 조금 쓰고 매우며 성질은 약간 차다. 진통·진정·해열·항경련·항염증·항혈전·항알레르기·위액분비억제·자궁점막충혈·항균작용 등이 보고되었다.

한편, 구기자나무의 땅속뿌리를 '지골피(地骨皮)'라 하여 약으로 쓰는데, 모양이 개와 같아 보이고 잎이 버들 잎 같아 '구기'라고도 한다. 지골피를 물에 씻어 짓찧어 심지를 버리고 끓인 감초 물에 하룻밤 담가 말려 쓰기도 하는데 성질이 몹시 차서 골증염과 피부의 열을 잘 치료하는 약재이다.

이들 두 약 모두 청열약으로 퇴허열하는 효과가 강해므로 두 약재를 합방하여 발효액으로 만들면 선청혈열(善淸血熱)·무한골증(無汗骨蒸)·야열조양(夜熱早凉)을 치료하며, 지골피는 감한익음(甘寒益陰)·청열양혈(淸熱凉血)·기청우보(旣淸又補) 효능이 증강하여 음허자한(陰虛自汗)·도한(盜汗)·골증조열(骨蒸潮熱) 등을 치료할 수 있다.

목단의 종류

목단에는 '통목단'과 '목단피'가 있는데, 통목단은 작용이 부드럽고 목단피는 작용이 강하므로 반드시 구별해서 쓴다.

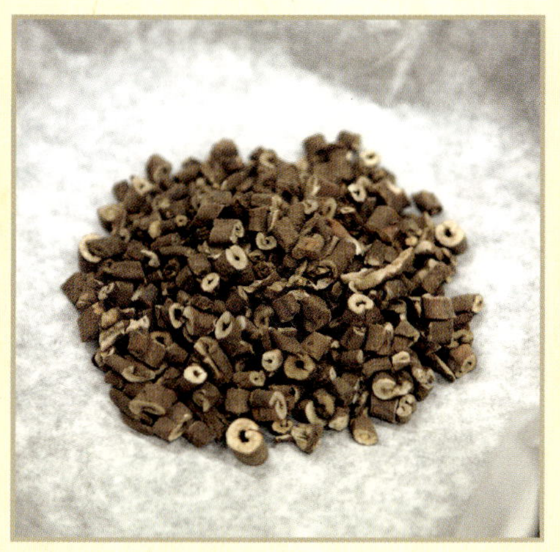

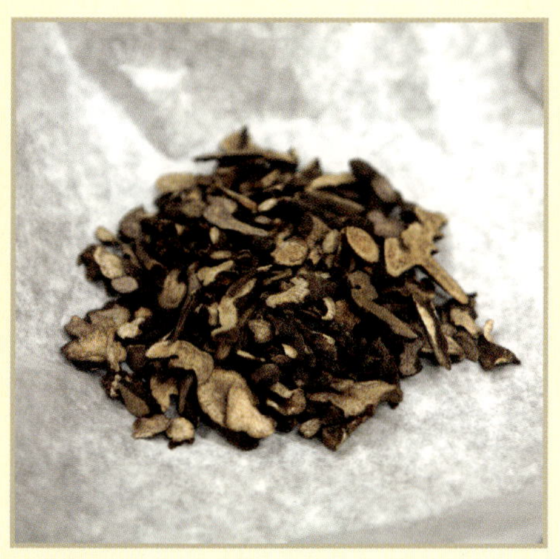

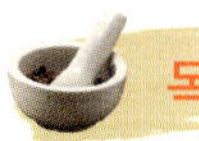

목단피 + 적작약

목단피는 활혈작용으로 뜨거운 피를 식히며, 혈을 잘 돌게 하는 작용이 있어서 주로 두통·복통·월경불순 등에 쓴다.

백작약은 혈을 보충하고 간을 사(瀉)하며, 땀을 막고 수렴(收斂)작용을 한다. 주로 자한(自汗)과 도한(盜汗)에 사용한다. 이에 반해 적작약은 발열성에 의해 생기는 출혈 증후 치료에 우수한 효과가 있다.

급성 염증으로 출혈이 나거나 나올 듯 보이면 적작약을 사용하면 좋다. 어혈에 의해 생기는 동통 증상에 적작약을 사용하면 어혈을 흩어뜨리고 통증을 멈출 수 있다. 부인과에서 월경기 및 산후병증 치료에도 사용하는 약재이다.

두 약재를 배합하면 양혈청열하는 효능과 활혈화어 하는 효능이 증강하여 각종 출혈이나 혈어로 인한 다양한 병증을 치료하게 된다. 이 발효액에서 목단피는 양혈청열(凉血淸熱)하고, 적작약은 활혈행어(活血行瘀)하는 효능을 가진 약재로 양혈청열(凉血淸熱)·활혈행어(活血化瘀)하는 효능이 증강되어, 온열병열반진(溫熱病熱斑疹)·각종출혈증(各種出血證)·혈어(血瘀)로 인한 다양한 병증을 치료한다. 여기에 천궁과 시호를 합하면 월경부조나 실면·발열·자한 등을 치료하는 〈단치소요산〉의 재료가 된다.

목단피와 적작약 **발효액 담그기**

두 약재를 발효액으로 담그기 위해서는 신선한 모란의 뿌리와 적작약의 뿌리를 채취하여 잘 씻어 설탕과 함께 발효시키면 된다.

건재를 활용해서 발효액을 만들기 위해서는 먼저 발효가 잘되는 작약 발효액에 마른 목단피 건재를 시럽화해서 넣고 발효시키면 된다.

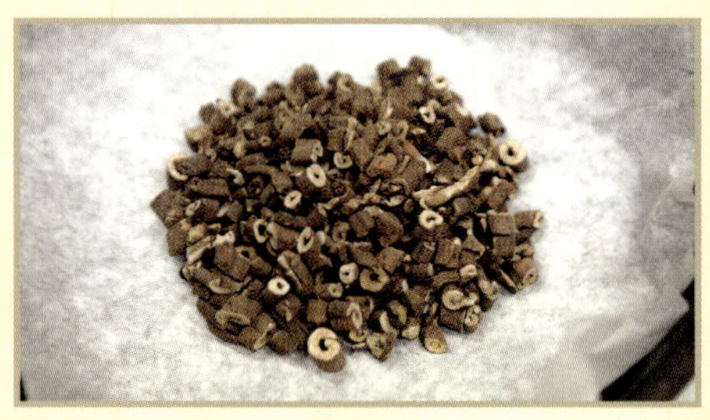

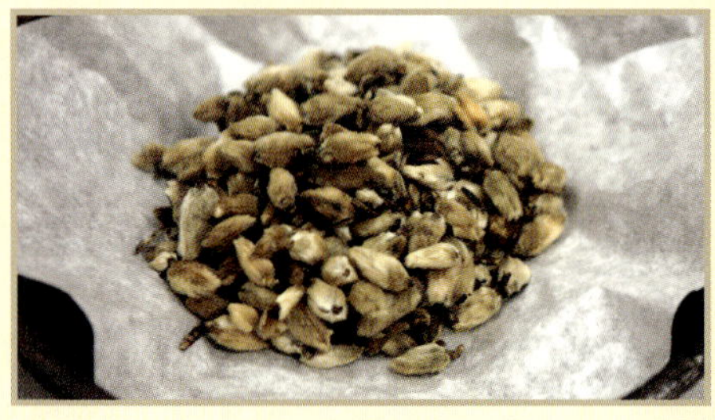

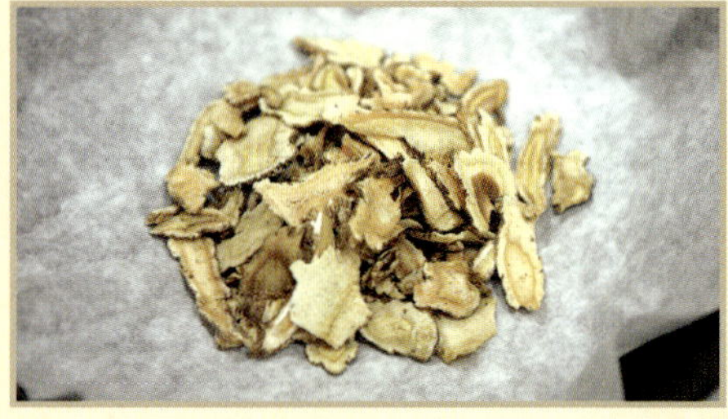

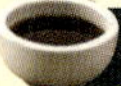
목단피와 신이와 백지 **발효액 담그기**

목단피와 백지는 뿌리이므로 발효가 잘되고 양도 많아지는데, 신이(목련꽃 봉우리)는 꽃봉오리이므로 흐드러지게 목련꽃이 피기 전에 살짝 열린 꽃망울을 따서 두 약재를 발효시킬 때 비단 주머니에 넣어 함께 넣는다.

신이화를 생재로 구하기 어려울 때는 건재를 끓여서 시럽화해서 넣고 발효를 시킬 수도 있다.

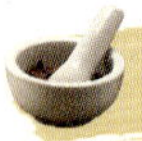

신이화는 성질은 따뜻하고 맛은 매우며 독이 없다. 매운 맛이 난다고 하여 목련의 꽃봉오리를 '신이화(辛夷花)'라고 한다. 꽃봉오리가 맺힌 것을 따서 불로 말려 약으로 쓰는데, 꽃이 완전히 핀 것은 효과가 적고 시들어 떨어진 것도 효과가 적다.

폐와 위에 주로 들어간다. 막힌 것을 뚫어 주는 효능이 있어 두통·축농증·코막힘·치통에 효과적이고, 머리를 맑게 하여 집중력을 강화시킨다. 오장의 한열(寒熱)과 풍사(風邪)를 없애고, 중초를 따뜻하게 하고 근육을 풀어주며 얼굴이 부으면서 생긴 치통, 차나 배를 탄 것처럼 어지럽고 현기증이 나는 증상을 치료한다. 얼굴에 난 기미·주근깨의 치료와 수염과 머리카락을 나게 하는 데도 쓰인다.

백지는 구릿대의 뿌리로 특이한 향취를 풍기고 자극성 있는 매운맛이 나며 약간 쓰다. 진정·진경·억균작용을 한다. 풍한을 없애고 피를 잘 돌게 하며 고름을 없애고 새살이 잘 돋아나게 하며 통증을 없앤다. 약리실험에서도 이미 이러한 작용들이 밝혀졌다. 이 모든 것들은 쿠마린 성분에 의해 나타난다. 외용약으로 쓸 때는 짓찧어 붙인다. 해표·산한 작용을 하며 주로 풍한 감기를 치료한다.

이들을 발효시키면 과민성 비염에 의한 비체를 치료할 수 있다. 〈목단신이탕〉 재료이다.

동의보감의 내경편에 보면 '심(心)이 허할 때에는 전씨안신환(錢氏安神丸), 성심산(醒心散)을 써야 하고, 심(心)이 실(實)할 때는 사심탕(瀉心湯)과 도적산(導赤散)을 쓴다'고 했다.

1) 전씨안신환(錢氏安神丸)

효능 : 심이 허한 때 보해 준다.

처방 : 주사수비 1냥 맥문동, 마아초 · 백복령 · 산약 · 한수석 · 감초 각 5돈, 용뇌 2푼 반을 가루로 하여 1냥을 꿀로 30할의 환을 지어서 매회 1알을 사탕물에 먹는다.

2) 성심산(醒心散)

효능 : 심의 허열을 치료한다.

처방 : 인삼 · 맥문동 · 오미자 · 원지 · 복신 · 생지황 · 석창포를 각 등분하여 썰어서 물에 달여서 먹는다.

3) 사심탕(瀉心湯, 일명 '황련사심탕' 이라 한다)

효능 : 심열을 치료한다.

처방 : 황련을 고운 가루로 하여 2푼 반이나 5푼, 또는 1돈을 더운물에 먹는다.

4) 도적산(導赤散)

효능 : 심열을 치료하지만 원래는 소장약이라고 한다.

처방 : 생지황 · 목통 · 감초 각 1돈에다 등심 1단을 넣고 달인다. 등심 대신에 죽엽을 쓰기도 한다.

5) 십미도적산(十味導赤散)

효능 : 심장의 실열, 구설생창, 경계, 번갈 등을 치료한다.

처방 : 황련 · 황금 · 맥문동 · 반하 · 지골피 · 복신 · 적작약 · 목통 · 생지황, 감초 각 5푼에 생강 5쪽을 넣고서 물에 달여서 먹는다.

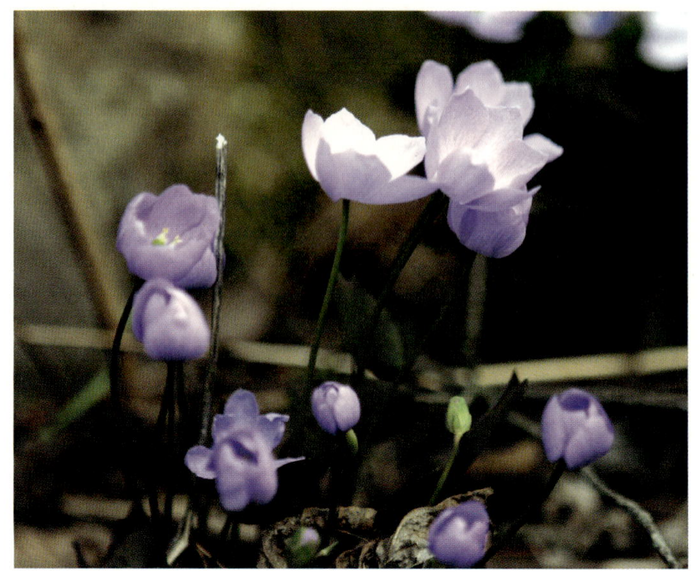

깽깽이풀의 꽃

황련(깽깽이풀)에는 미나리아재비과의 '(천)황련' 과 매자나무과의 '깽깽이(모황련)풀' 이 있다. 천황련은 우리나라에서 재배하고 있으며 미나리아재비과의 여러해살이풀로서 뿌리줄기를 봄이나 가을철에 캐어 말린 것이다. 황련은 뿌리가 무리로 퍼지며 한 줄기에서 많은 뿌리가 나온다.

성질은 차고[寒] 맛이 쓰며[苦] 독이 없다. 항균·항바이러스·해독·해열·소염·면역증강 작용을 한다. 눈을 밝게 하고 눈물이 흐르는 것을 멎게 하며 간기를 진정시키고 열독을 없애며, 눈이 잘 보이지 않고 아픈 데 넣으며, 이질로 피고름이 섞여 나오는 것을 치료한다. 소갈을 멎게 하고 놀라서 가슴이 두근거리는 것, 번조증이 나는 것 등을 낮게 하며 담을 이롭게 한다. 입 안이 헐은 것을 낮게 하며 어린이의 감충(疳蟲)을 죽인다.

《입문》 술에 담갔다가 볶으면(浸炒) 약 기운이 머리·눈·입과 혀로 올라가고 생강즙으로 축여 볶으면 매워서 치미는 열(衝熱)을 발산시키는 효과가 있다. 생것으로 쓰면 실화(實火)를 치료하고 오수유 달인 물에 축여 볶으면 위(胃)를 조화시키고 창자를 든든하게 한다. 누런 흙과 같이 덖으면 식적(食積)을 치료하고 회충을 안정시키며, 소금물로 축여 볶으면 하초에 잠복된 화를 치료한다.

《회춘》 생것으로 쓰면 심을 사하고 열을 내리며 술로 축여 볶으면 장위를 든든하게 하고 생강즙으로 법제하면 구토를 멎게 한다.

1) 고한청조(苦寒淸燥), 제습사화(除濕瀉火)하여 심(心)과 중초(中焦)의 열(熱)을 선청(善淸)하므로 무릇 심화항성(心火亢盛), 위장습열(胃腸濕熱)로 인한 허증(諸證)에 적용한다.

2) 고미(苦味)는 사화(瀉火)하고 한성(寒性)은 청열(淸熱)하므로 화성성독(火盛成毒)으로 인한 여러 증상을 치료한다.

처방명 : 〈황련해독탕〉, 〈삼황사심탕〉

1) 대고대한(大苦大寒)한 성미로 과량 복용하거나 장기간 복용하면 위(胃)기능을 손상하기 쉽다.

2) 위한구토(胃寒嘔吐), 비허설사(脾虛泄瀉)의 증(證)에는 모두 기용(忌用)한다.

:: 황련과 황백 발효액

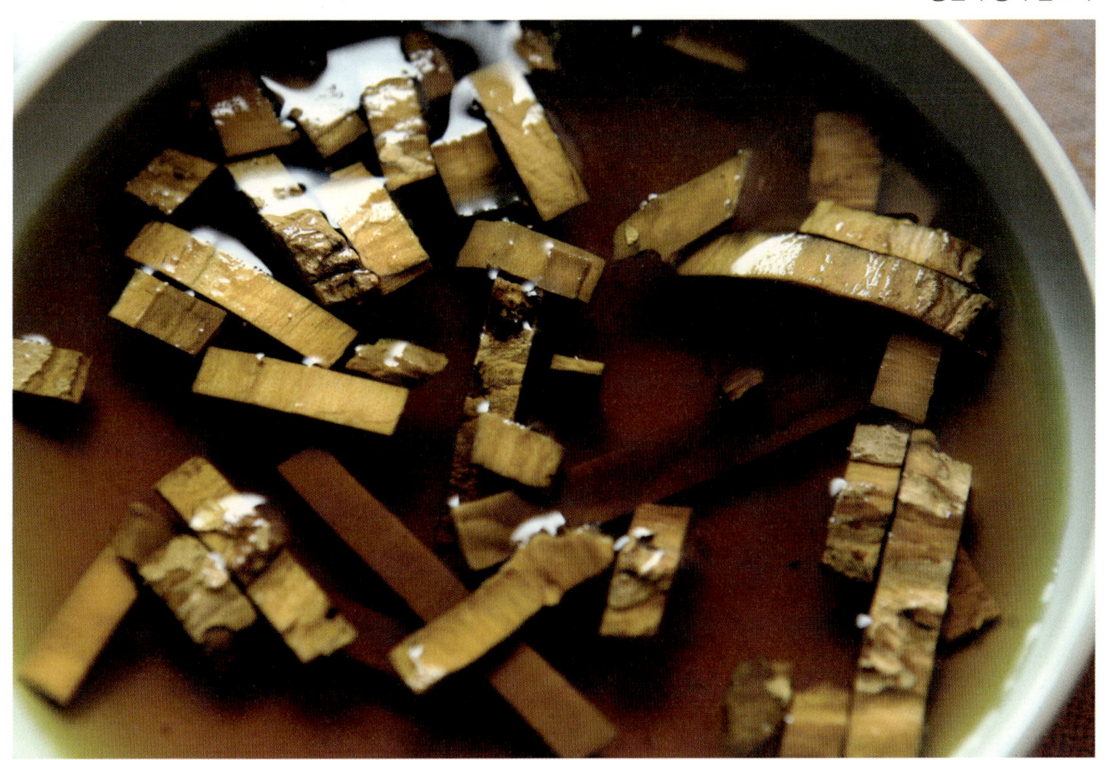

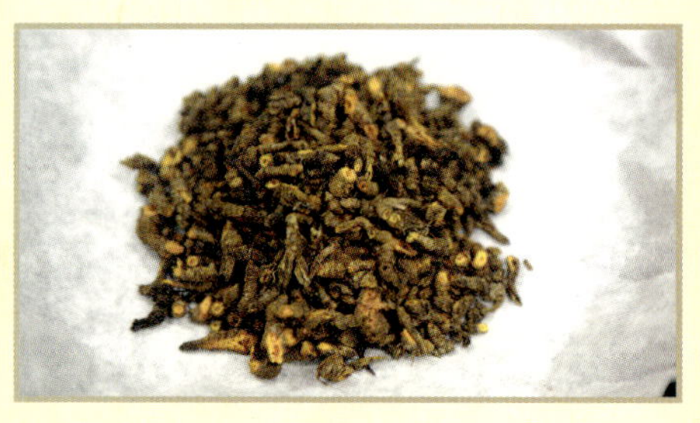

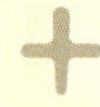

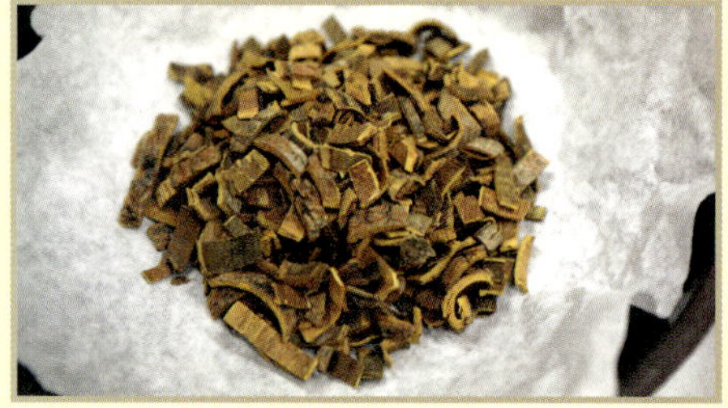

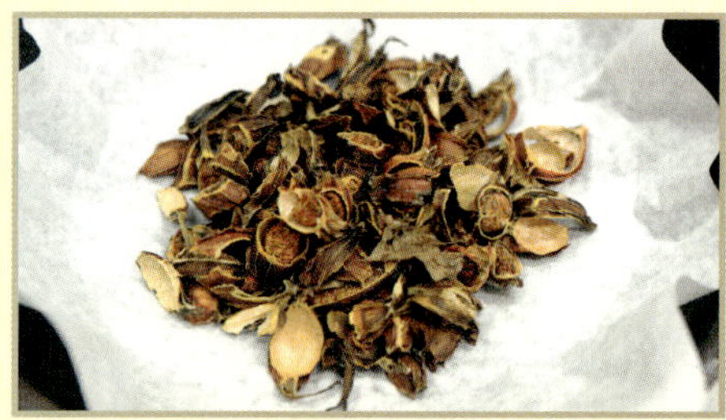

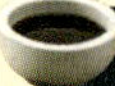
황련과 황백과 치자 **발효액 담그기**

　황련은 깽깽이풀의 뿌리이고 황백은 황벽나무의 속껍질이며 치자는 열매이다. 이들 세 종류의 약재를 생재로 모두 구하기는 쉽지가 않으므로 구하지 못한 재료들은 시럽을 만들어 넣고 설탕과 함께 발효액을 담그면 된다.

　다른 발효액(미나리·돌나물 발효액)을 원료로 하여 세 가지 약재를 시럽화하여 넣고 발효액을 만들어도 좋다.

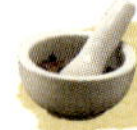

　황련의 생재로 발효액을 만들기 위해서는 깽깽이풀의 뿌리를 구해서 담가야 한다. 그런데 깽깽이풀은 환경부지정 멸종위기 2급종(15호)이므로 자생지에서의 채취가 금지되어 있다. 그러므로 재배를 한 신선한 황련의 뿌리를 구해 잘 씻어 잡티를 없애고 설탕과 함께 잘 섞어서 담가야 한다.

　황벽나무는 운향과의 식물로서 동북부 아시아에서 자라는 나무로 우리나라에서는 전국의 깊은 산의 물기가 있는 비옥한 땅에서 자란다. 낙엽이 지는 큰키나무로 높이가 10m에 이른다. 암수가 다른 나무이며, '황백' 또는 '황경나무' 라고도 한다. 황백은 습열에 의해 일어난 이질·황달·구강궤양·백대하 등의 치료에 쓴다. 또한 음액(陰液)이 부족하여 손·발·가슴에 열이 날 때 쓴다.

　치자는 9월이 지나 서리가 내린 후에 열매를 채취하여 햇볕에 말려 약으로 쓴다. 각종 염증이나 신열, 두통·위장병·호흡기 질환·세균성설사 치료제 등으로 쓰인다. 또 충혈을 제거하고 번조(煩躁)를 다스리는 효과가 있어 불면증에 쓴다.

　황련과 황백과 치자 발효액은 정독·습열병으로 인한 고열, 번조·신혼섬어 등에 쓰이며, 창양종독·목적종통·인통의 실열증을 치료하는데도 쓴다. 〈황련해독탕〉의 주재료들이다.

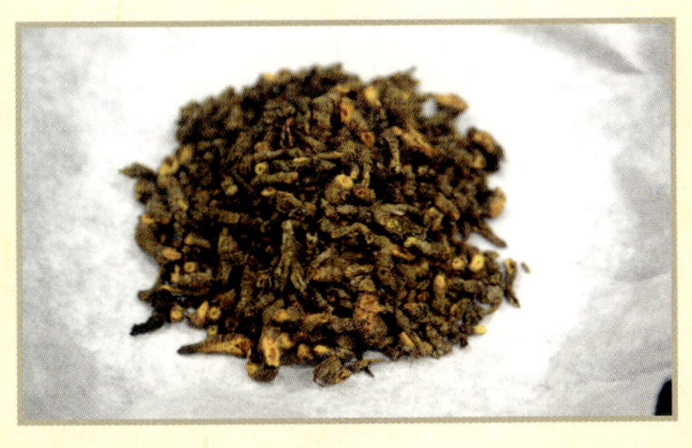

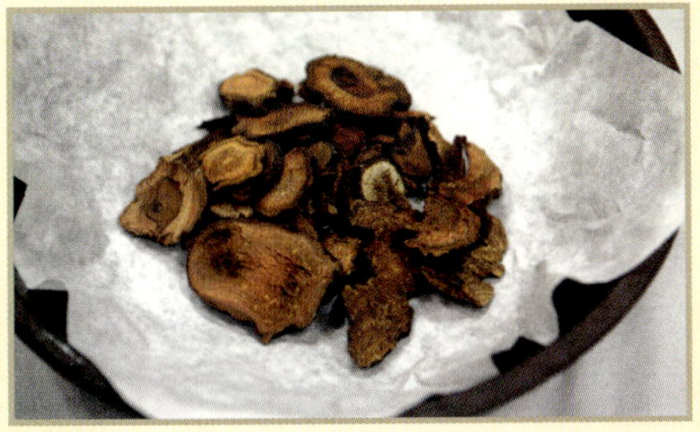

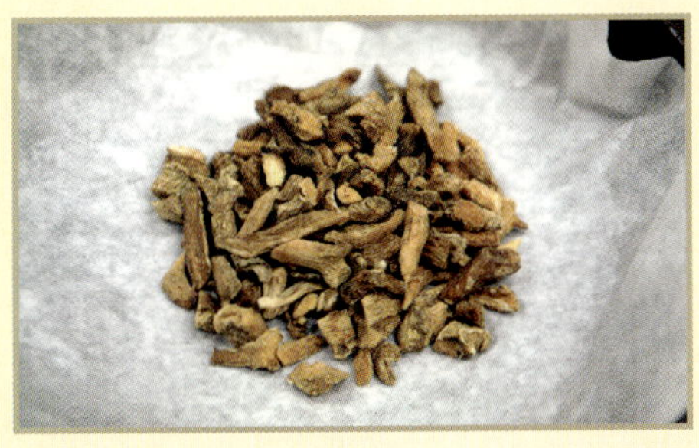

황련과 대황과 황정 **발효액 담그기**

황련과 대황과 황정의 뿌리를 채취하여 잘 씻어서 물기를 잘 빼고 잘게 잘라서 설탕과 함께 발효액을 담그면 된다.

건재를 활용하여 발효액을 담그는 방법은 다른 발효액들과 동일하다.

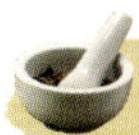
황련 + 대황 + 황정

황련(깽깽이풀)의 뿌리는 성질이 차고 맛은 쓰다. 소염작용이 강하여 위점막의 충혈로 인한 속쓰림도 없애주는 등 다양한 염증에 사용하며, 혈압을 하강시킨다. 황련은 충혈(充血)되어 있는 장점막을 급격하게 수렴(收斂)시켜 설사를 멈추게 한다.

대황은 주로 뿌리를 쓴다. 성질은 아주 차고 맛은 떫고 쓰다. 통변·항균·이담·지혈작용이 있다.

대황의 작용부위는 주로 대장이며, 연동운동을 빠르게 하면서 설사를 유발한다. 또한 대황은 해열진통작용이 있으며, 모세혈관의 투과성항진을 억제하여 각종 염증을 완화시킨다.

둥굴레와 비슷한 것으로 '황정'이 있다. 잎이 둥굴레보다 가늘고 대나무와 비슷하다. 보통 '층층둥굴레'와 '갈고리층층둥굴레'를 황정으로 쓴다.

자양·강장작용을 하며 건뇌와 정신을 안정시킨다. 또 비장을 도우며 폐장을 윤택하게 하는 약재이다.

이 세 가지 약재는 토혈이나 뉵혈을 치료하는 〈사심탕〉의 약재들이다. 이들을 합방하여 발효액으로 담그면 화성핍혈망행(火盛則逼血妄行)으로 인한 토혈·뉵혈 등 청열지혈에 쓸 수 있다.

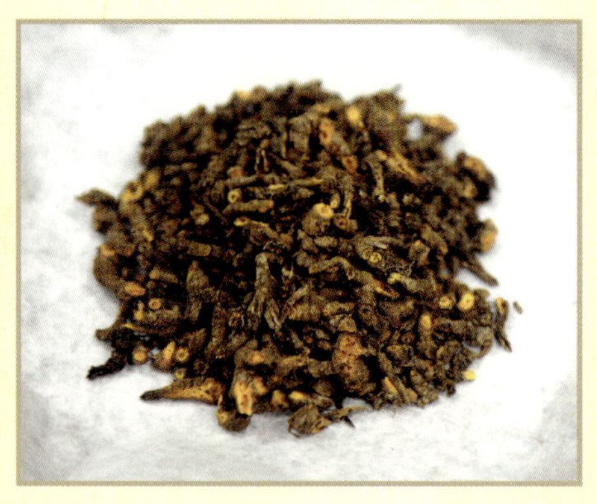

+

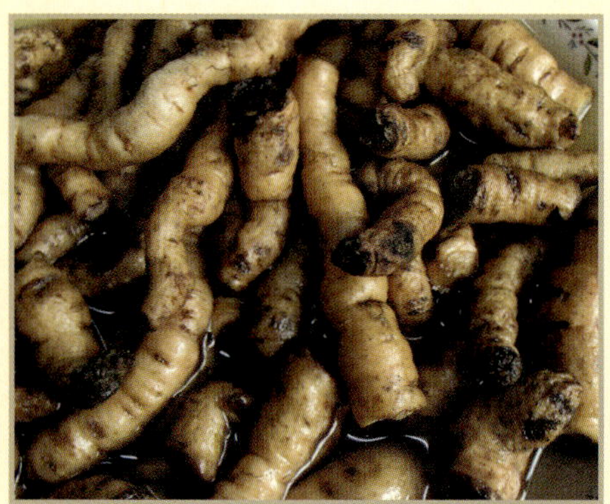

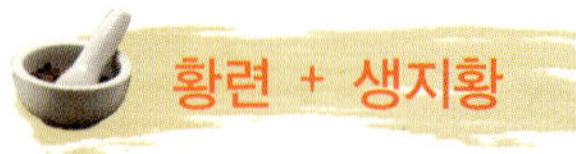
황련과 생지황 **발효액 담그기**

황련과 생지황은 〈황련환〉을 만드는 주재료
들로 이 두 가지 약재를 구하여 잘 씻고 물기
를 제거한 후 잘게 잘라서 설탕과 함께 발효시
키면 된다.

보통 황련과 생지황 발효액을 담글 때에는
먼저 가을에 싱싱한 생지황을 구해서 깨끗이
씻어 자른 다음 물기를 제거하고 설탕과 함께
발효액으로 담근다. 여기에 마른 황련을 함께
넣어 발효액으로 담그면 된다.

황련과 생지황 발효액은 청열냉열작용을 하
여 심화를 내려주는 발효액이 될 것이다.

발효액에 사용되는 지황

지황은 중국이 원산지로 우리나라 각처에
서 재배하는 현삼과의 여러해살이풀이다.
뿌리에서 나온 잎은 모여 나고 긴 타원형으
로 주름이 있고 뒷면은 맥이 튀어나와 그물
처럼 되며 가장자리에 둔한 톱니가 있다. 뿌
리를 약용으로 쓰는 식물로 한방에서 많이
사용되는 중요한 것으로 신선한 지황의 뿌
리줄기를 ‘생지황’ 이라고 하며, 쪄서 가공한
것을 ‘숙지황’ 이라 한다.

발효액을 담글 때는 생뿌리를 쓰는데 고
구마 같이 육질이 많다. 생지황은 자양과 생
진작용을 하며 고열 후에 진액이 소모되어
일어나는 증상에 적합하다.

▼ 지황의 꽃

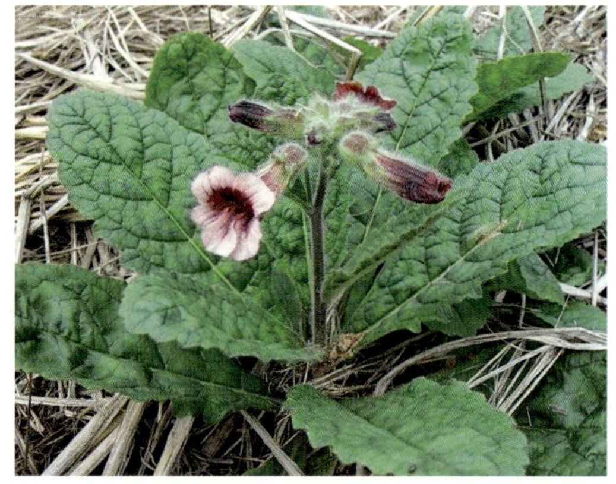

1) **석창포** : 심공을 열고, 심지를 보익하여 총명하게 하니 가루나 삶아서 먹으면 좋다.

2) **맥문동** : 심열을 맑게 하고 심기의 부족을 보하니 거심하고 달여서 먹는다.

3) **원지** : 심기를 바르게 하니 거심해서 가루로 먹거나 달여서 먹는다.

4) **생지황** : 심혈을 보하고 또한 심혈을 치료하니 즙을 내서 먹거나 달여서 먹는다.

5) **황련** : 심열을 맑게 하고 심중의 악혈을 없애 주니 달이거나 가루로 먹으면 좋다.

6) **연자** : 조심과 안심을 하고 심기를 통하게 하니 가루로 먹거나 달여서 복용해도 모두
좋다. 또는 연자 1근을 흑피를 띤 채 볶아 찧어서 가루로 만들어 흑피는 버리고
감초를 살짝 볶아서 1냥을 가루로 하고 2돈씩 끓는 염탕에 점복하면 심허를
크게 보하고 기를 더하게 한다.

7) **행(杏)** : 심병에 먹으면 좋다.

8) **고채** : 심신을 편하게 하니 항상 먹으면 좋다.

9) **적소두** : 심공을 열어 주니 미음을 쑤어 먹거나 즙을 끓여 마시기도 한다.

10) **죽엽** : 심을 서늘하게 하고 심의 번열을 없애니 달여서 탕으로 마신다.

11) **박하즙** : 심의 열을 없애니 즙을 내어 마신다.

12) **연교** : 심의 객열을 없애니 삶아서 탕으로 마신다.

13) **치자** : 심중의 객열을 없애고 심중의 번민과 초조를 없애니 삶아서 탕으로 마신다.

석창포

- 개규하고 마음을 편안하게 해 준다
  (開竅寧神)
- 상초에 있는 습사를 없애고 조화롭지 못한
  위기를 치료한다(化濕和胃)

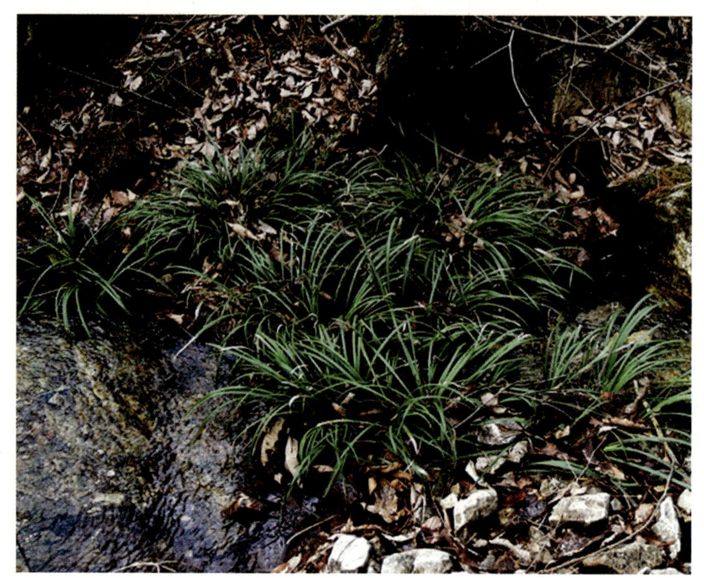

석창포의 생태

석창포는 천남성과에 딸린 여러해살이풀이다. 이름대로 산골짜기의 물살이 센 바위틈 같은 곳에서 흔히 자란다. 대개 '창포' 하면 수릿날에 아낙네들이 창포 삶은 물에 머리를 감는 옛 풍습을 생각하기 쉽지만 여기서 말하는 석창포는 머리를 감는 창포와는 다른 풀이다.

석창포 성질과 효능 성질은 따뜻하고[溫] (평(平)하다고도 한다) 맛이 매우며[辛] 독이 없다. 심규(心孔)를 열어 주고 5장을 보하며 9규를 잘 통하게 한다. 귀와 눈을 밝게 하며 목청을 좋게 하고 풍습으로 감각이 둔해진 것을 치료하며 뱃속의 벌레를 죽인다. 이 밖에 진정·항경련·소화기능항진·평천·진해작용이 있다.

해충 제거 이와 벼룩 등을 없애며 건망증을 치료한다. 명치 밑이 아픈 것을 낫게 한다. 석창포의 성분에는 0.5∼0.8%의 칼라메놀·아사론·팔미틴·세키숀·사프롤 등 여러 정유 성분이 있다.

두통 치료 석창포는 향기가 나면서 매운 맛이 돈다. 정신이 나가 혼미한 경우에 의식 각성을 위해 사용하는데 단미로 다량을 사용하거나 소량을 복방에 배합해도 뚜렷한 효과를 낸다.

1) 담탁몽폐(痰濁蒙蔽) · 신지혼란(神志昏亂) · 건망실면(健忘失眠)의 치료 효과가 있다.

2) 습저비위(濕阻脾胃)로 인한 흉완비민 · 복부창통 · 불사음식 · 설태후부 등을 치료한다.
   전립선비대증 · 노인성치매 등에 활용한다.

응용

1) 전간발작(간질병)에 단용으로 쓰기도 하는데, 30일 동안 마시고 5일간 쉬며 장기 복용한다.
   특히 20세 이하의 사람, 발병한지 5년 이내인 경우에 더욱 효과가 있다. 여기에 원지 · 울금 ·
   복신을 배합하기도 한다.

2) 여름철 관절과 사지가 쑤시고 아플 경우, 초기에 석창포와 함께 방풍 · 강활 · 독활을 같이
   쓰면 풍습을 없애고 통증을 멈추게 한다.

3) 습기가 많아 생기는 질병에는 습기를 통해 감기나 기타 호흡기 · 소화기 질환이 걸리기 쉽고
   가슴과 배가 번거롭고, 대변이 상쾌하지 못하고 밥맛이 없는 등 습(濕)이 중한 증상이 나타날
   때는 창출 · 백두구 · 신곡(神曲)을 넣어 쓰면 좋다.

4) 더위를 먹어 갑자기 심한 복통을 일으키고 오심과 구토가 나면 신곡 · 석창포 · 곽향 각
   12g을 달여 복용하면 좋고, 심한 구토가 멎지 않을 때는 진피(陣皮)를 더 추가하면 좋다.

5) 급성 인후염에는 석창포를 진하게 끓여 얼음을 넣어 마시면 통증과 화농을 억제시킨다.
   가루를 내어 상처가 문드러져서 곪는 곳에 뿌려 두면 해독과 배농작용을 하면서 새살을
   나게 한다.

6) 냉증에는 석창포 50~100g을 넣은 자루를 목욕물에 넣고 40~45도쯤 되게 하여 반신욕을
   하면 효과가 좋다.

7) 피부 습진, 특히 하체의 은밀한 곳에 습진이 생긴 경우라면 석창포를 끓인 물로 잘 씻어
   주고 분말을 발라주면 좋다.

8) 이외에 석창포를 타박상 · 풍습 · 관절통에 쓰는데 술에 담가서 쓰기도 하고 분말로 쓰기도
   하고 내복용으로도 쓰기도 한다.

9) 석창포는 오래 달이지 않고 다른 약재와 함께 달일 때는 마지막에 넣는다.

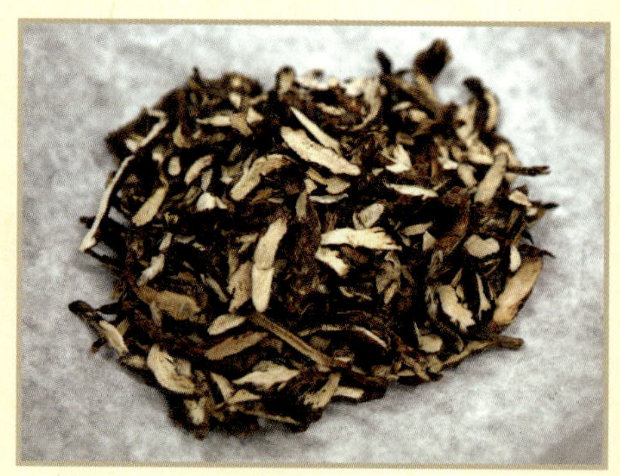

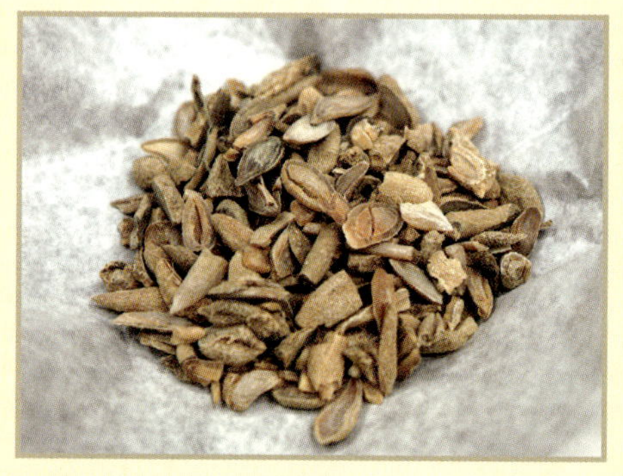

석창포와 울금 발효액 담그기

석창포와 울금은 모두 뿌리를 쓰는데 이 두 가지 약재를 배합하여 발효액으로 담그기 위해서는 두 약재의 잔뿌리를 제거하고 잘 씻어서 설탕과 함께 발효액으로 담그면 된다.

설탕의 양은 김치를 담글 때 양념을 잘 버무려 담듯이 약재와 잘 배합하면 된다. 그리고 용기에 담고 그 위에 설탕을 덮어 주면 된다.

건재를 활용해서 발효액을 담글 때는 울금 발효액에 건재 석창포를 시럽화해서 넣고 발효액을 만들면 되는데 만드는 방법은 다른 것과 동일하다.

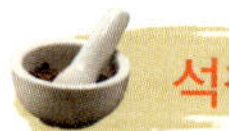

석창포 + 울금

울금은 원산지가 인도·중국·오키나와 등인데, 인도를 중심으로 한 열대 및 아열대지방에서 많이 재배되고 있다. 수입에만 의존하던 울금(강황)이 이제 진도 등 남도지방을 중심으로 전국에서 재배되어 시중에 많이 나온다.

울금을 상식하면 간장의 해독기능을 촉진시켜 건강에 도움을 주고 이뇨·이담 효과가 있다. 한방에서는 뿌리줄기를 '강황', 덩이뿌리를 '울금'이라고 하는데, 강황을 건위약·통경약으로 사용하였고, 코피·혈뇨·토혈에도 썼다.

석창포는 심규를 열어 담탁을 제거하고 재담개규하고, 울금은 선울개규하는 효능이 있어 석창포와 울금 발효액은 유행성뇌막염 등으로 인한 의식장애와 열성 질환을 치료할 수 있다. 〈창포울금탕〉과 같은 좋은 발효액이 될 것이다.

> **Tip**
>
> ### 석창포로 발효액을 만들 때는
>
> 석창포 발효액을 담그기 위해서는 신선한 석창포 뿌리를 구하는 것이 좋다. 이때 흙 밖으로 나온 녹색의 뿌리는 쓰지 않는다. 석창포 뿌리를 채취하여 잔뿌리를 제거하고 마디가 있는 뿌리들만 모아 잘 씻어서 설탕과 함께 담그면 된다.

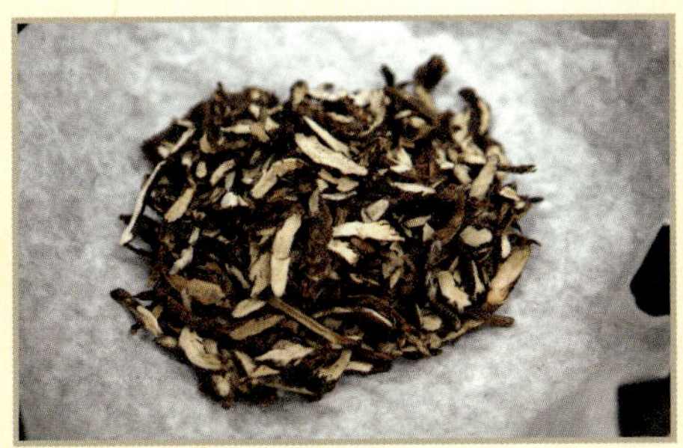

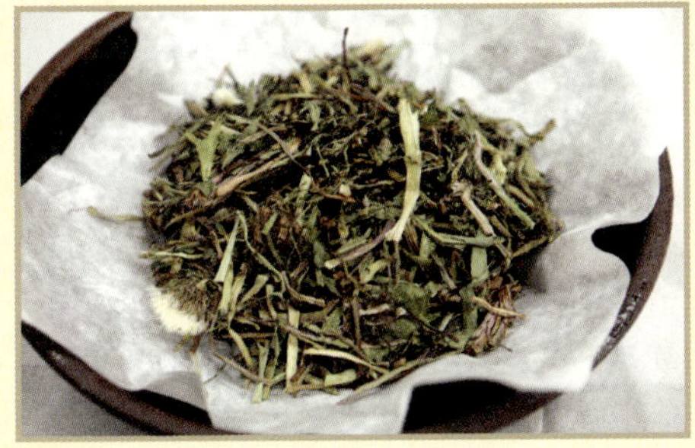

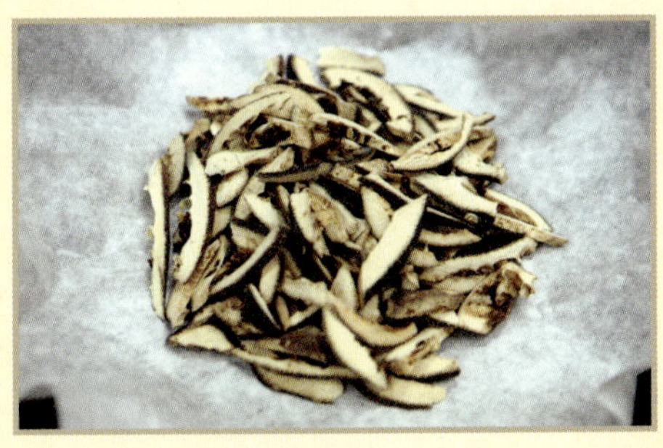

석창초와 포공영과 지각 **발효액 담그기**

　석창포의 뿌리와 포공영(민들레)의 전초, 그리고 지각(탱자)의 열매를 합쳐서 발효액을 만든다. 발효액의 생명은 신선한 생재에 있다고 한다. 그리고 그 약재의 성분을 추출해 내기 위해서 설탕을 넣는 것이다.

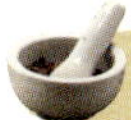 **석창포 + 포공영 + 지각**

석창포는 머리를 맑게 하며 기억력을 좋게 하는데 아주 좋은 약이다. 오래 먹으면 머리가 총명해져 공부를 잘하게 하는 두뇌 계통의 질환에 선약(仙藥)이다.

현기증·어지럼증·건망증이 있는 사람은 석창포 뿌리를 달여서 먹거나 말려서 가루를 내어 먹는다.

포공영은 내복하면 청열·해독하고 외용하면 소종·배농한다. 예부터 민간에서는 가래약으로 기침과 폐결핵에 사용했으며, 열을 내고 독을 풀며 목감기를 흩어지게 한다. 포공영은 항균과 소염작용이 우수한 약재이다. 또한 이뇨제로서 신석증·대장염·위궤양 등에 쓰며, 비경과 위경에 작용한다.

지각은 맛이 맵고 쓰고 성질은 서늘하다. 지실과 대체로 같으나 작용이 완만하고 행기관중(行氣寬中)하여 창(脹)을 제거하므로 흉협창통·흉복비만·창만 등에 사용한다. 지경피(줄기껍질)는 치질과 대변출혈을 다스린다.

이 세 약재로 만든 발효액은 습사의 저체로 인한 완복창만·복통·복설 등에 쓴다. 〈창포공영탕〉의 재료들이다.

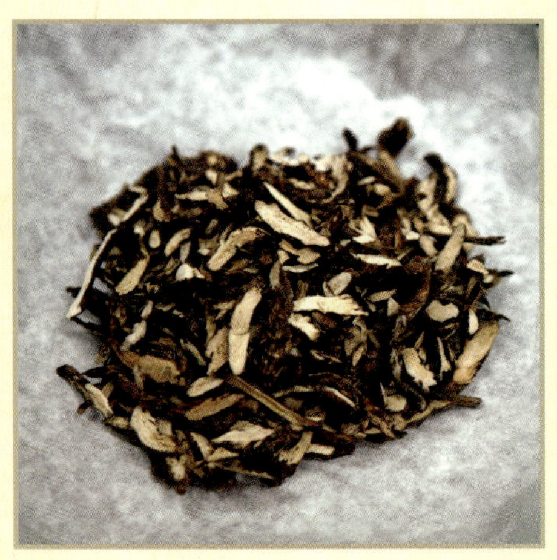

+

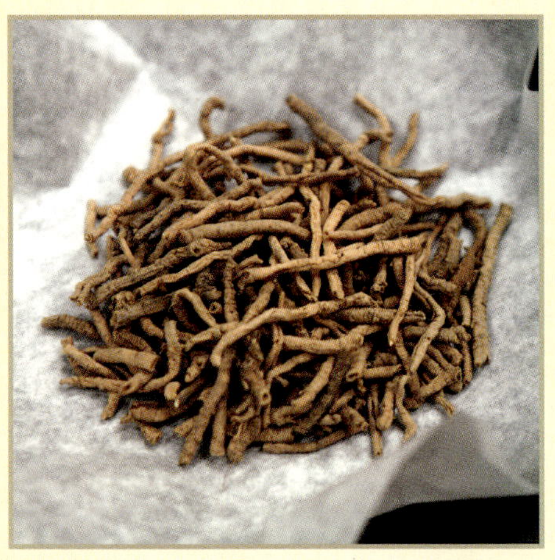

석창포에 원지를 배합하여 발효액을 만들기 위해서는 그 재료의 신선한 뿌리가 필요하다. 두 약재를 잘 다듬어서 씻고 설탕과 함께 넣어 발효액을 담근다.

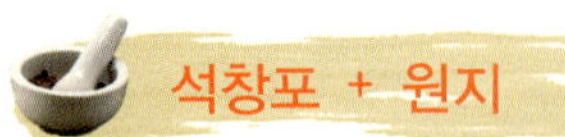

석창포 + 원지

원지는 몸을 기르고 튼튼히 하는 자양성 강장약으로 양심·안신·보익·익지의 효능이 있으며 약성이 온화하고 따뜻해서 장기간 복용해도 전혀 해롭지 않다. 어린아이의 지능 저하를 개선하는 작용을 하므로 병리적 원인에 의해 우둔해진 아이에게 알맞다.

원지는 심장을 자극하는 물질이 있고, 강심·거담작용으로 기관지와 호흡기의 열을 내리고 심장을 보하는 작용이 있다.

석창포와 원지 발효액은 심규를 열어 담탁을 제거해 준다. 개규약인 석창포와 사람의 의지를 강하게 하고 고원한 뜻을 갖게 한다는 원지를 배합한 것으로 〈총명탕〉의 재료가 된다.

Tip

원지 이용법

원지는 뿌리를 사용하는데 가을에서 다음 해 봄 사이에 채취하여 목심을 제거하고 햇볕에 말려 쓰거나 꿀 또는 감초 달인 물에 담근 후 사용한다.

▼ 갓 채취한 원지

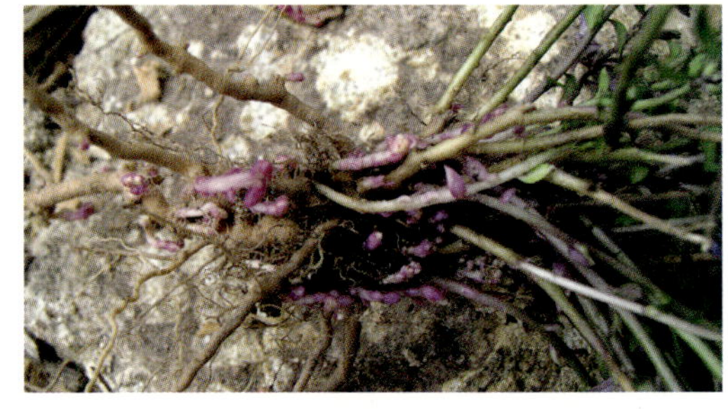

당귀꽃 발효액

❶ 당귀의 꽃을 채취하여 깨끗이 손질한다.

❷ 당귀의 꽃을 바구니에 올려 두고 그늘에 약간 말린다.

❸ 손질한 재료와 설탕을 1 : 1의 비율로 섞는다.

❹ 준비한 용기에 넣고 보통 3개월 정도 발효시킨다.

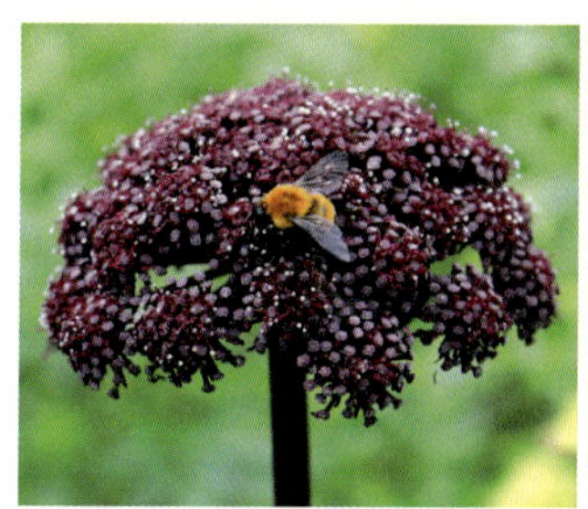 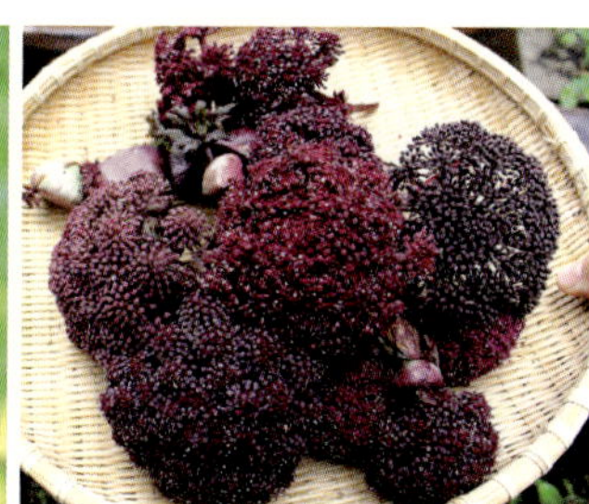 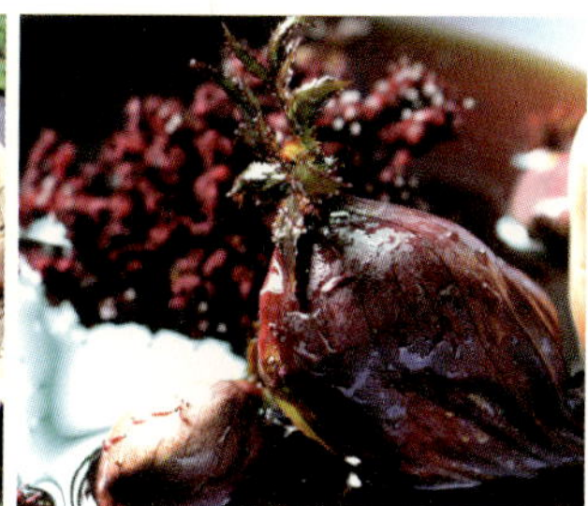

당귀잎 발효액

❶ 당귀의 잎을 채취하여 물로 깨끗이 씻는다.

❷ 세척한 당귀의 잎을 바구니에 올려 두고 물기를 제거한다.

❸ 손질한 재료와 설탕을 1 : 1의 비율로 섞는다.

❹ 준비한 용기에 넣고 3~6개월 정도 발효시킨다.

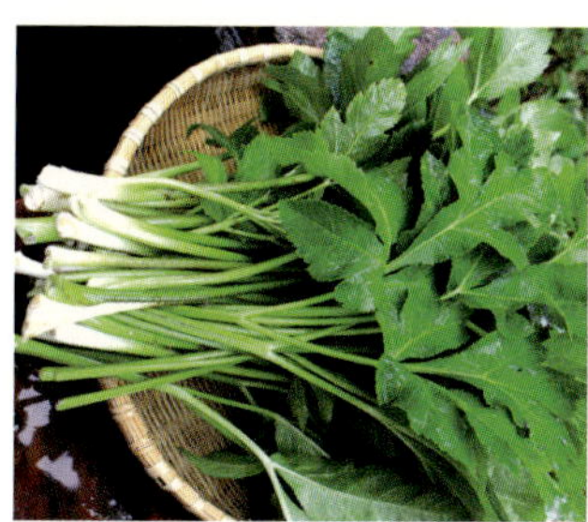 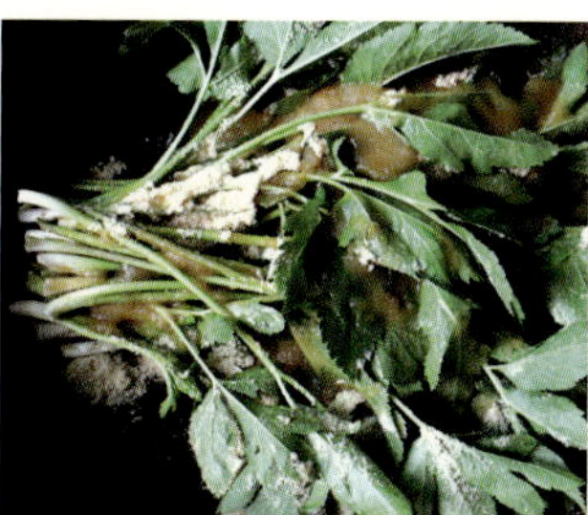 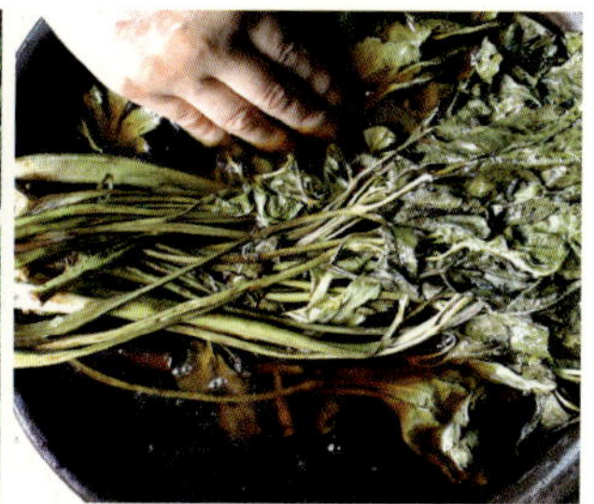

현호색

- 혈액순환이 잘되게 하고 기를 소통시켜
  통증을 멎게 한다(活血行氣止痛)

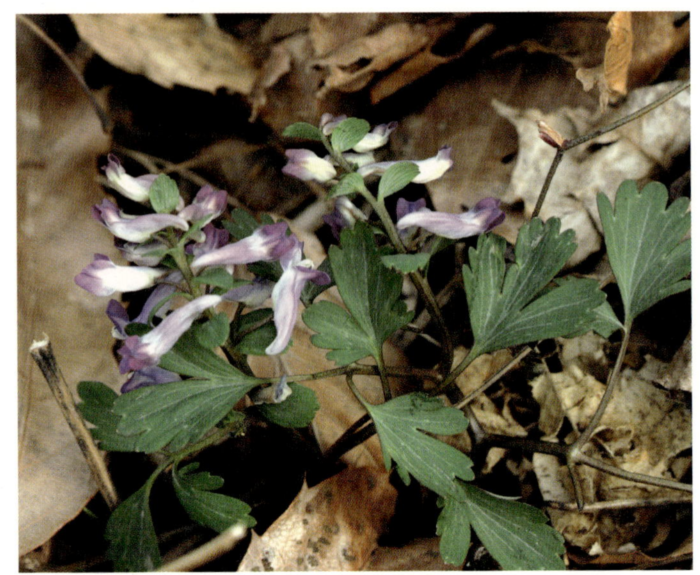

현호색의 꽃과 잎

현호색은 우리나라 각 지역의 산이나 약간의 습기가 있는 마른 논과 밭에서 자라는 양귀비과의 여러해살이풀이다. 현호색은 큰잎현호색 · 현호색 · 세잎현호색 · 둥근현호색 · 이삭현호색 등 여러 종류가 있는데, 초봄에 꽃이 피고 6~7월에 결실하는 식물이다.

현호색 성질과 효능

성질은 따뜻하고[溫] 맛은 매우며[辛](쓰다(苦)고도 한다) 독이 없다. 몸을 푼 뒤에 어혈로 생긴 여러 가지 병을 낫게 한다. 월경이 고르지 못한 것, 뱃속에 있는 결괴(結塊)와 붕루, 몸을 푼 뒤의 혈훈(血暈)을 낫게 하며, 다쳐서 생긴 어혈을 삭게 한다. 기병(氣病)과 가슴앓이와 아랫배가 아픈 것을 낫게 하는 효과가 좋다. 진통과 진정작용, 관상동맥혈류량증가작용을 한다.

지통작용 현호색은 용도가 넓고 적응되는 곳도 많아 여러 가지 급 · 만성의 통증에 사용된다. 지통 효과는 지속성이 있으면서도 독성은 없다.

월경통 · 산후통의 상용약 각종 원인의 월경통 · 산후통에 매우 효과적이다.

혈분(血分) · 기분(氣分)으로 가서 흉복동통(胸腹疼痛) · 지체동통(肢體疼痛) · 산통(疝痛) · 통경(痛經) 등을 치료한다.

1) 덩이줄기의 잔뿌리를 다듬어 물에 씻어 말린 후, 증기에 찌거나 끓는 물에 데쳤다가 말려서 복용한다.

2) 만성 위통의 만성 통증은 몸이 차면 심해지며, 변의 색이 흑색인 경우는 유향 · 포황 · 오령지를 배합하여 따뜻하게 복용한다.

3) 웨궤양에는 현호색에 수렴 · 지혈제인 지유 · 오매 · 괴화를 배합하면 어혈과 통증을 멈출 수 있다.

4) 만성 간염으로 간장이 크게 부어 은근한 통증이 있을 때는 울금 · 지각 · 시호를 배합해 사용하면 소염 · 지통의 효과를 볼 수 있다.

5) 신경통에는 지룡과 천오를 배합해서 쓴다. 또한 풍습성관절통이 장기간 치료되지 않고 심해지면서 몸이 차고 벌게지지도 붓지도 않으면 거습 · 지통약과 배합하여 사용한다.

6) 월경통에는 자궁 안에서 어혈이 뭉쳐있거나 자궁의 경부가 좁아져 생기는 월경통에 효과가 좋다. 이때에는 천궁 · 익모초 · 홍화 · 오령지를 섞어 사용한다.

7) 산후에 피가 부족하여 몸이 차고 배가 늘어나서 생긴 통증이 있고 밥맛이 없으면 향부자 · 백작약 · 금령자를 더한다.

8) 자궁의 만성적 염증에는 질병의 유형에 관계없이 모두 현호색을 쓴다. 익모초 · 적작약 · 황금을 배합해 쓰면 매우 좋은 소염과 지통작용을 한다.

9) 현호색은 기미가 신온하므로, 만약 신경통 초기 통증시 관절이 붉게 부으면 사용을 해서는 안 된다.

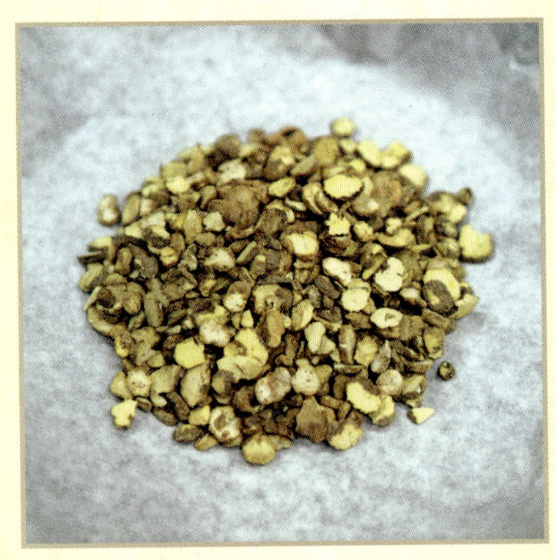

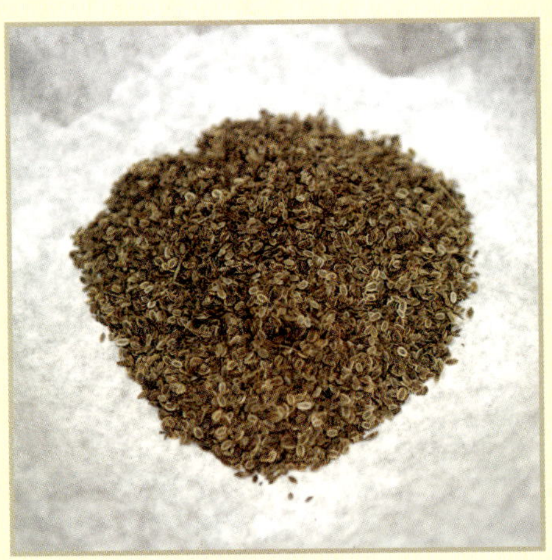

![현호색과 소회향 발효액 담그기]

현호색과 소회향 발효액 담그기

현호색과 소회향으로 발효액을 담그기 위해서는 5~6월 잎사귀가 마른 후에 현호색의 괴근을 채취하여 껍질을 벗겨서 설탕과 함께 담근다. 이렇게 완성된 현호색 발효액에 소회향의 꽃봉오리를 넣어서 발효액을 담근다.

소회향의 마른 건재를 시럽화하여 넣고 현호색·소회향 발효액을 만들기도 한다.

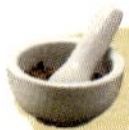

현호색 + 소회향

두 약재로 담근 발효액은 상하로 경락이 상통하는 길을 열어 냉기를 흩어지게 하는 소회향의 산한지통하는 효능을 더 강하게 해 준다.

두 약재에 오약을 배합하여 하초의 기를 조화하고 산한지통하는 작용을 가하게 되면 활혈이기하여 산한지통하는 효능이 한층 더 강화되므로 산기통이나 소복통의 치료에 상용한다.

> **Tip.**
>
> ### 발효액에 사용되는 회향
>
> 회향에는 비타민 C와 카로틴, 무기염류가 많이 함유되어 있다. 한방에서는 주로 열매를 약으로 쓴다.
>
> ▼ 소회향
>
> 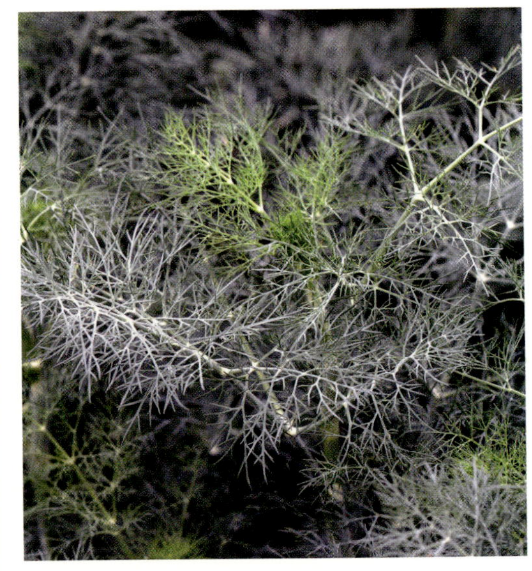

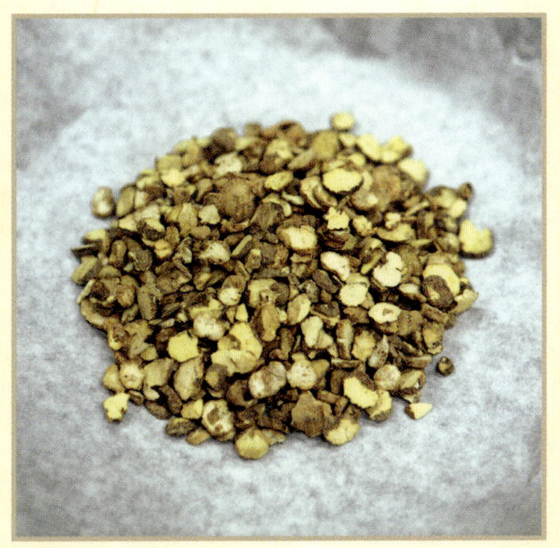

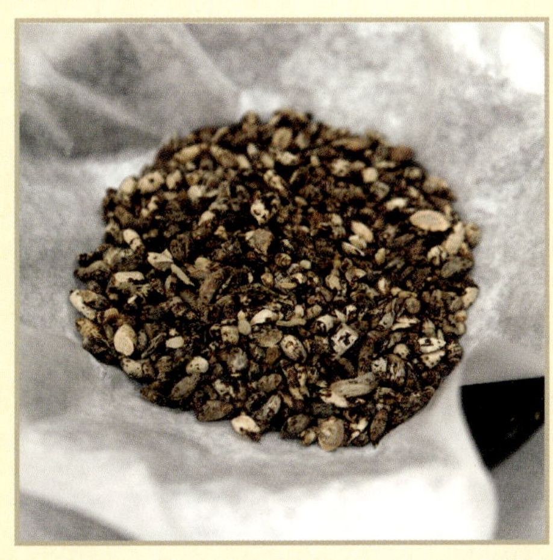

현호색과 향부자 **발효액 담그기**

　두 약재를 합방하여 발효시키기 위해서는 신선한 현호색을 채취하여 잘 씻고 잘라서 설탕과 함께 현호색 발효액을 담근다. 향부자는 생재를 구하기가 어려우므로 건재에 감초와 대추·생강을 넣어 설탕과 함께 시럽을 만들어 넣고 첨가하여 함께 담그면 된다.

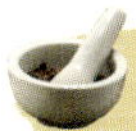 **현호색 + 향부자**

　현호색의 맛은 맵고 성질은 따뜻하다. 간경·심포경·폐경·비경에 작용한다. 소염과 지통 효과가 있다.

　〈향사육군자탕〉의 재료로 쓰이며, 해울작용(解鬱作用)이 있는 향부자는 스트레스로 인해 분노를 잘하고 통증이 있는 여자들에게 쓰는 한약재로 보통 동변 향부자를 쓴다. 향부자의 정유 성분은 중추신경 억제작용으로 정신을 안정시키고, 최면·해열·진통작용을 하며, 소화기 평활근의 긴장성을 감소시켜 소화관의 가스배출을 촉진하는 작용이 있다.

　두 약재는 〈교감단〉의 주약으로 행기활혈하여 경혈을 통하게 하고 지통하는 효과를 나타낸다. 그러므로 부녀자의 스트레스로 인한 월경통을 치료하는데 상용할 수 있다.

Tip

발효액에 사용되는 현호색

　우리나라에는 여러 가지 종류의 현호색 중 '빗살현호색'이 가장 많이 분포되어 야생한다. 7월에 씨가 여무는데 삭과는 콩 건덕지 모양으로 긴 타원형이며 한쪽이 평평하면서 양끝이 좁다.

　5~6월에 경엽이 말라죽은 후에 괴경을 캐낸다. 약재로는 주로 괴경이 크고 살찐 것을 사용한다. 질이 견실하고 내부의 색이 노랗고 광택이 있는 것이 좋다.

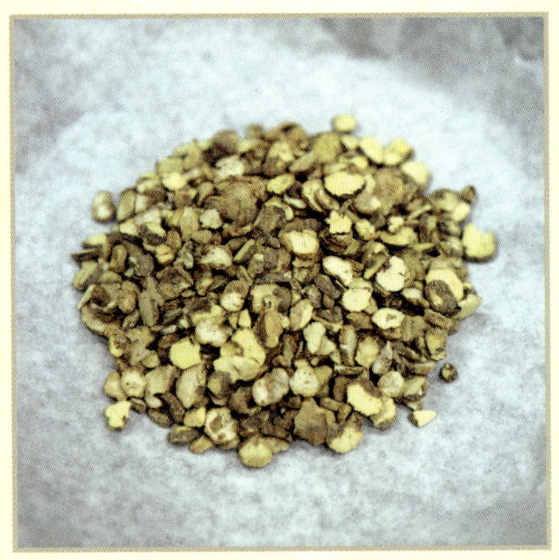

+

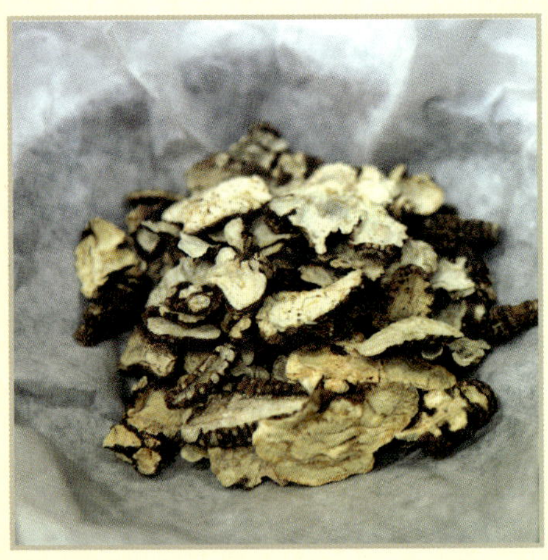

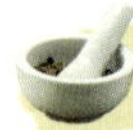 현호색과 천궁 **발효액 담그기**

두 약재를 합방하여 발효시키려면 현호색과 천궁의 신선한 뿌리를 채취하여 잘 씻고 잘라서 설탕과 함께 발효액을 담그면 된다.

건재를 이용해서 발효액을 담그는 방법은 다른 것들과 동일하다.

현호색은 기혈을 잘 돌게 하고 어혈은 없애며, 아픔을 멈추고 월경을 고르게 한다. 뚜렷한 지통작용이 있는 현호색은 용도가 넓고 적응되는 곳도 많아 여러 급·만성의 통증에 사용된다. 지통 효과는 지속성이 있으면서도 독성은 없다.

급성 통증에 대량으로 사용할 수 있어 그 효과를 제대로 볼 수 있으며, 만성에 대해서도 지속적인 사용이 가능하다. 위통·신경통·관절통에 대한 지통 효과가 아주 빠르다. 또한 월경통과 산후통의 상용약으로 각종 원인의 월경통·산후통에 매우 효과적이다.

천궁은 중국이 원산지로 산형과의 여러해살이풀로서 한국 및 일본에서 흔히 재배하고 있으며 키가 30~60cm이고 곧추 자라며 가지가 갈라진다. 천궁의 성질은 평하고 맛은 맵다. 해열·이뇨·조경·화습작용을 한다. 천궁은 혈관을 확장하고 혈액의 유통을 정상화하여 혈액순환을 좋게 하고 혈소판의 응집을 방지한다.

또 활혈행기와 지통하는 작용 이외에 승산작용이 있으며 다른 약의 약효를 상행에 유도하여 치료 효과를 강화시킨다. 그러므로 이 두 약을 배합하면 어혈에서 발생하는 모든 통증과 두통을 치료할 수 있다.

현호색이 활혈행기제인 천궁과 만나면 현호색의 진통 효과가 더욱 빨라진다.

　당귀는 굵은 뿌리에서 원줄기가 자라며 키는 80~90㎝ 정도 된다. 전체에 털이 없고 줄기와 잎자루는 자줏빛을 내며 줄기는 곧게 선다. 잎은 진녹색으로 어긋나고 2~3회 삼출복엽으로 3~5갈래 갈라진다. 뿌리는 짧으나 비대하며 잔뿌리를 많이 달고 있다.

　한방과 민간에서는 뿌리를 '당귀(當歸)'라 하며 다양한 용도로 쓴다. 오래 묵은 것은 노두 굵기가 손아귀를 벌려야 잡을 수 있고 세 가닥으로 갈라진 뿌리도 엄지손가락 굵기이다. 오래 묵은 것일수록 향기도 짙고 약효도 높다. 반그늘에서 말리는 것이 좋다.

당귀뿌리 발효액

❶ 당귀의 뿌리를 채취하여 흙을 떨어내고 물로 깨끗이 씻는다.

❷ 세척한 당귀의 뿌리를 바구니에 올려 두고 물기를 제거한다.

❸ 큰 뿌리는 잘라서 약성이 잘 우러나오게 한다.

❹ 손질한 재료와 설탕을 1 : 1의 비율로 섞는다.

❺ 준비한 용기에 넣고 6개월~1년 정도 발효시킨다.

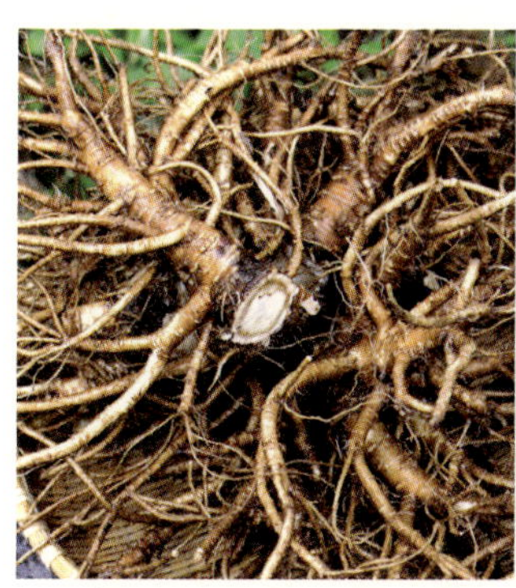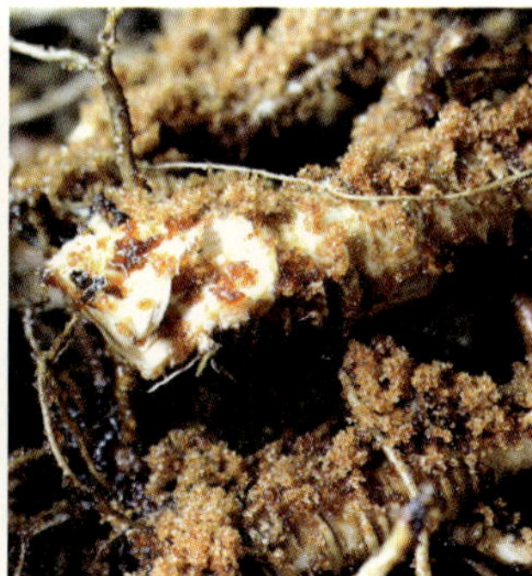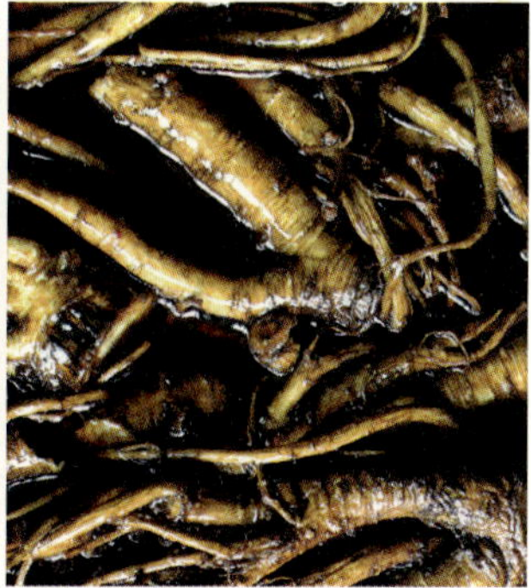

당귀

- 피를 보충하고 월경이상을 조절한다
  (補血調經)
- 피를 활발하게 순환시켜서 통증을 멈추게
  한다(活血止痛)
- 대장을 부드럽게 하여 변이 나오게 한다
  (潤腸通便)

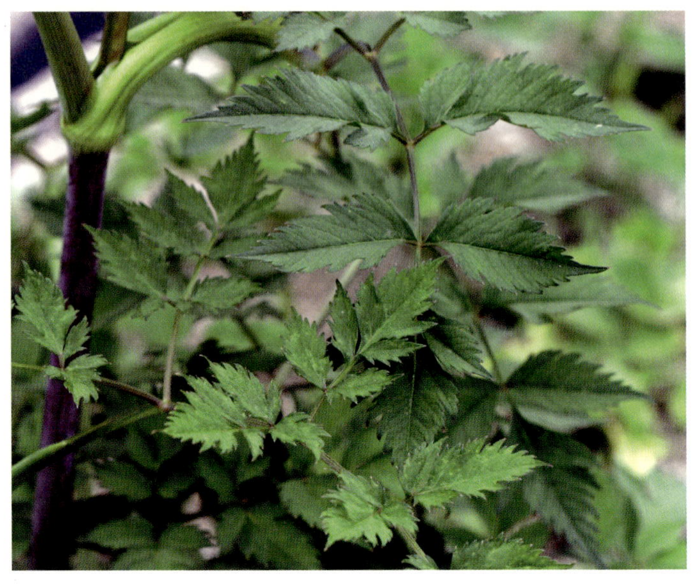

당귀의 잎

참당귀는 산형과의 여러해살이풀로 방향성 식물이다. 주로 깊은 산지의 잡목이 무성한 골짜기나 높은 산지의 습지에 자란다. '승검초', '신감채'라고 불리며 심산유곡 스님들이 있는 암자에서 자라는 풀이라 하여 '승암초', '승검초'라고도 한다.

당귀 성질과 효능

성질은 따뜻하며[溫] 맛은 달고 매우며[甘辛] 독이 없다. 모든 풍병(風病)·혈병(血病)·허로(虛勞)를 낫게 하며 굳은 피를 헤치고(破惡血) 새 피를 생겨나게 한다. 징벽과 부인의 붕루(崩漏)와 임신 못하는 것에 주로 쓰며 여러 가지 나쁜 창양(瘡瘍)과 쇠붙이에 다쳐서 어혈이 속에 뭉친 것을 낫게 한다. 이질로 배가 아픈 것을 멎게 하며 온학을 낫게 하고 5장을 보(補)하며 살이 살아나게 한다.

《본초》 어혈을 헤치려(破血) 할 때는 대가리쪽에서 단단한 것(硬) 한 마디를 쓰고 통증을 멎게 하거나 출혈을 멈추려고 할 때는 잔뿌리를 쓴다.

《입문》 기혈(氣血)이 혼란된 때에 먹으면 곧 안정된다. 그것을 각기 해당한 곳으로 가게 하는 효과가 있기 때문에 몸웃도리병을 낫게 하려면 술에 담갔다 쓰고, 겉에 병을 낫게 하려면 술로 씻어서 쓰며, 혈병에 쓸 때에는 술에 축여 찐다(蒸). 담이 있을 때에는 생강즙에 축여 볶아서(炒) 쓴다.

혈액이 허약하여 일어나는 모든 병에 효과가 있으며 체질이 허약하거나 기혈이 부족하여 생긴 빈혈이나 두통에 좋다. 특히 여성들의 생리통·폐경·하혈·출산 후 출혈과다, 기능성 자궁출혈 등 부인과 질환에 좋고 장이 건조해서 오는 변비를 치료하며, 매운맛이 있어서 허한성 복통이나 다쳐서 멍든 데 혈전이 생겼을 때 사용해도 좋다.

1) 황기와 배합하면 보혈작용이 강해진다.

2) 허한성 통증에는 양고기나 계지·작약·생강을 배합한다.

3) 어혈이 있는 사람에게는 황화·도인을 배합한다.

4) 노인성 변비에는 육종용·우슬·승마 등을 배합한다.

:: 당귀 발효액

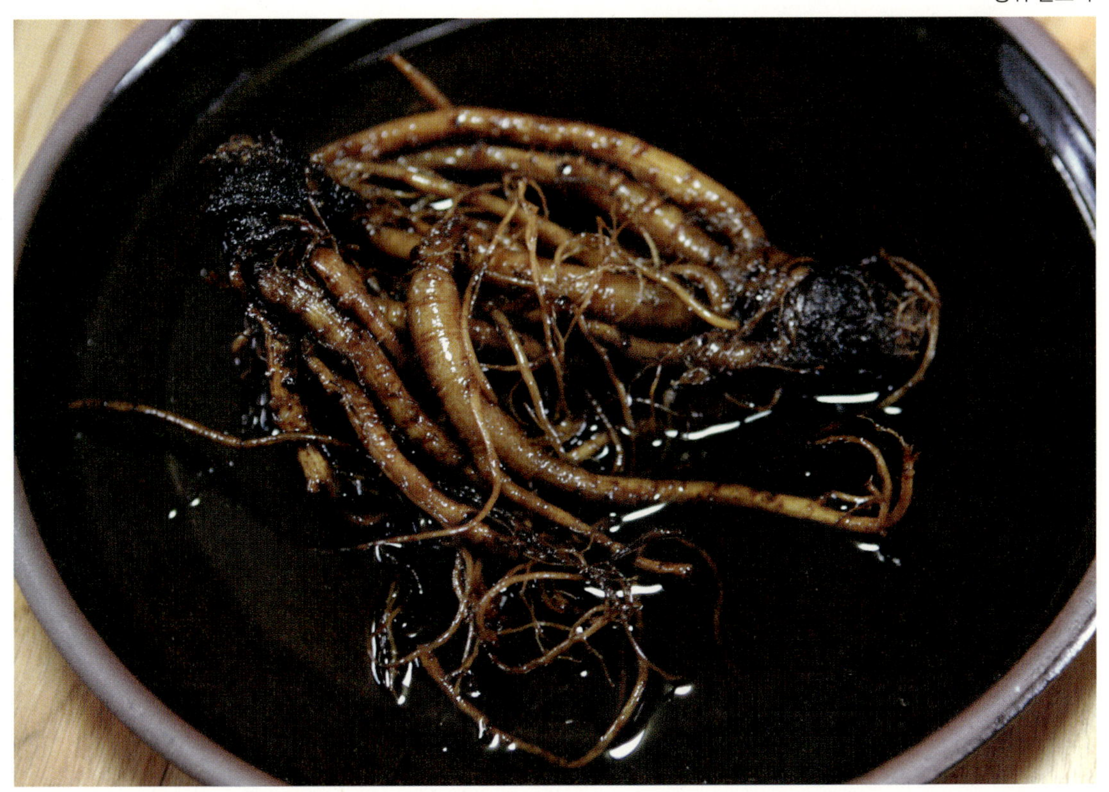

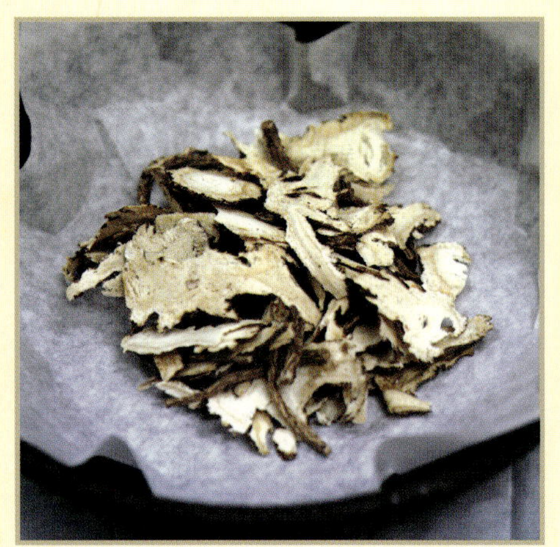

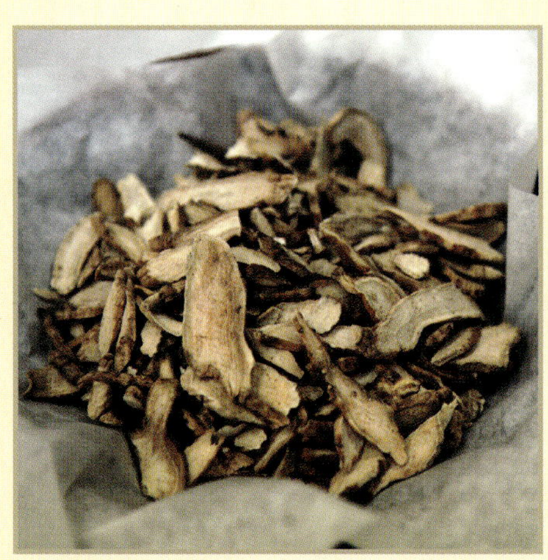

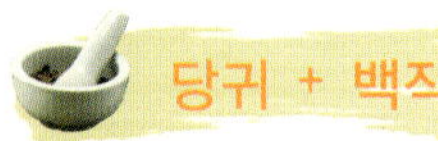

당귀의 맛은 달고 성질은 따뜻하며 보혈·조경·진정작용을 한다.

작약은 중국이 원산지로서 밝고 '아름다운 약초'라는 뜻을 지닌다. 원래 백작약·적작약 구별없이 사용하였으며 명나라 이후 구별하여 쓰기 시작했다. 이러한 작약은 활혈조경작용으로 어혈을 소산하여 지통하는 효능을 가지고 있다.

이렇게 만든 당귀와 작약 발효액에서 당귀는 보혈활혈(補血活血)해서 지통(止痛)하고, 백작약은 보혈염음(補血斂陰)하고 유간지통(柔肝止痛)하므로, 양약(兩藥)을 상두위용(相須爲用)하면 함께 염음보혈(斂陰補血)·활혈유간지통(活血柔肝止痛)하는 효능이 있어서 혈허제증(血虛諸症) 및 간혈허(肝血虛)·혈맥불화(血脈不和)로 인한 흉협은통(胸脇隱痛)·복중연급작통(腹中攣急作痛) 및 두훈이명(頭暈耳鳴) 등을 치료한다. 대표적인 처방으로는 보혈지통하는 〈당귀작약산〉이 있다.

당귀와 백작약 **발효액 담그기**

당귀와 작약뿌리를 채취하여 동량을 깨끗이 씻어 물기를 뺀 후 흑설탕 동량과 섞어서 발효액을 담근다. 약재를 동시에 구할 수 없을 때에는 당귀와 작약을 따로따로 발효액을 담아서 합방해도 된다.

단, 합방이 3개월 이상은 되어야 양약이 상수작용을 일으켜 약효를 높일 수 있다.

Tip

당귀 발효액

새싹이 막 나오기 시작하는 무렵 전초를 캐서 잘 씻어 물기를 뺀 후 흑설탕과 함께 용기에 넣어 밀봉하여 바람이 잘 통하는 그늘에서 5~6개월 동안 발효시켜 거른 후 음용하면 좋다.

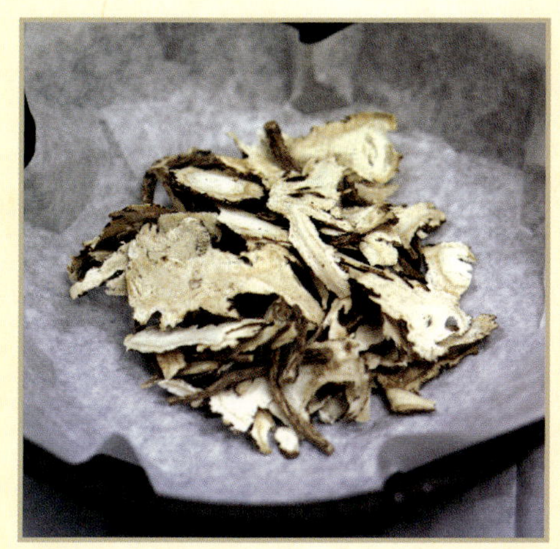

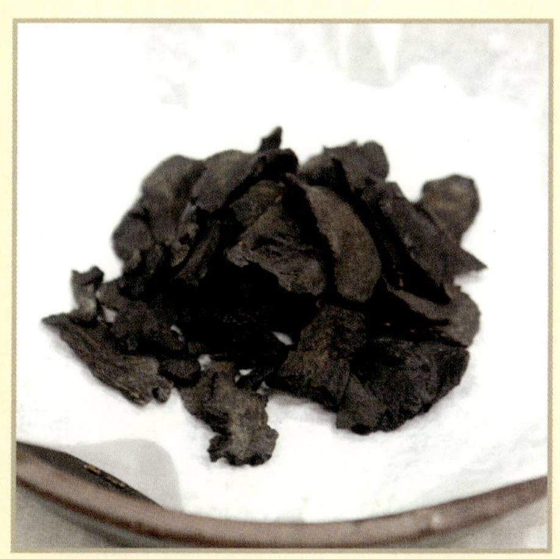

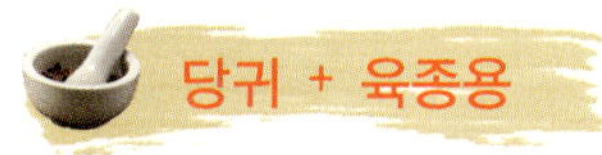

당귀와 육종용 **발효액 담그기**

　두 약재를 합방하여 발효액으로 만들 때에는 생재로 먼저 만들어 놓은 당귀 발효액에 육종용 건재를 함께 넣고 발효시키는 방법(당귀 생재와 육종용 건재의 비율은 3:1이 적당하다)과 육종용 건재에 감초·대추·설탕을 넣고 진하게 끓여 식혀서 당귀 발효액에 넣는 방법 두 가지를 모두 쓴다.

　당귀는 '일당귀'와 '참당귀'가 있는데, 발효액으로 쓰기 위해서는 참당귀의 싱싱한 뿌리가 필요하다. 당귀 발효액은 뿌리 뿐만 아니라 초봄에 나오는 그 잎과 뿌리의 전초를 쓸 수도 있다. 뿌리를 캐서 잘 씻어 물기를 빼고 여러 조각으로 잘라 동량의 흑설탕과 함께 항아리에 넣고 발효시킨다.

　육종용은 북부 지방에서 자라는 열당과의 식물인 오리나무더부살이의 줄기이다. 양기를 돋우고 정기를 길러주며 신체에 영향을 보태주는 약재이다. 주로 내과 질환 중 심장·뇌·생식기·신장·척수의 쇠퇴에 따른 질병, 부인과 질환에는 월경에 관한 것, 백대하·산전산후 질환으로 허약증상이 있는 경우에 쓰인다. 또한 질병에 대한 저항력을 증강시키고 혈액순환을 좋게 하며 신경근육에 영양분을 듬뿍 공급하고 병에 대한 저항력을 높인다. 특히 질병을 앓고 난 후 복용하면 좋고, 노인의 신체 기능 쇠퇴에도 쓴다.

　당귀와 육종용 발효액에서 당귀는 양혈윤조(養血潤燥)하고 활장(滑腸)하고, 육종용은 보양익음(補陽益陰)·윤장통변(潤腸通便)하므로 양약(兩藥)을 합용하면 온윤통변(溫潤通便)하여 정혈휴약(精血虛弱)으로 오는 변비를 치료한다.

　대표적인 처방으로는 온윤통변을 시키는 〈제천전〉이 있다.

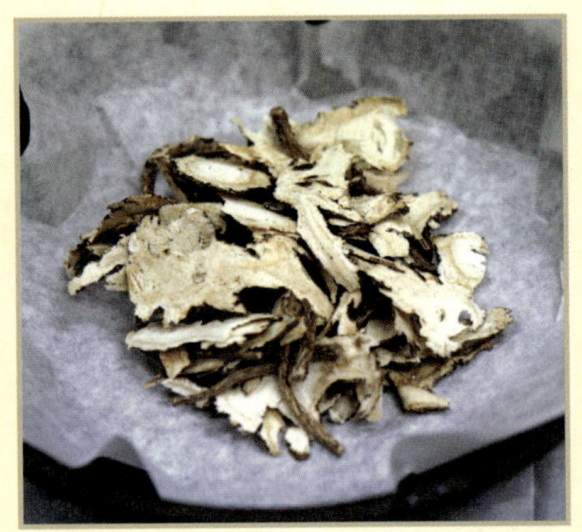

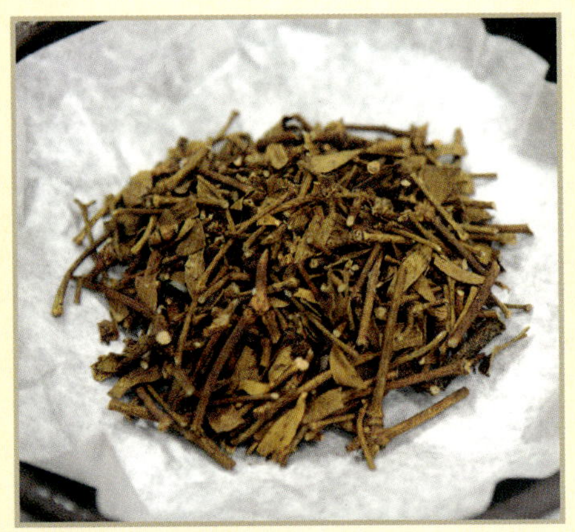

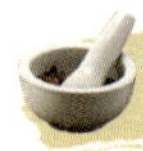 당귀 + 상기생

당귀는 양혈보혈(養血補血)하고 상기생은 보간신(補肝腎)해서 안태(安胎)하므로 두 약재를 합방하여 만든 발효액은 양혈안태(養血安胎)해서 간신부족(肝腎不足)·정혈휴손(精血虛損)과 태원실고(胎元失固)로 인한 태동불안(胎動不安)을 치료할 수 있다.

당귀와 상기생 **발효액 담그기**

당귀와 상기생(뽕나무겨우살이)을 동시에 넣고 발효시키는 것이 좋지만 상기생의 생재는 겨울에만 구할 수 있어 당귀 발효액에 동량의 상기생을 넣고 설탕을 그만큼 더 넣어 주는 방법을 많이 쓴다.

만약에 마른 상기생을 쓸 경우에는 약재를 3분의 1정도만 넣어 준다. 상기생을 구하기 어려울 경우에는 곡기생(참나무겨우살이)으로 대체한다.

Tip

발효액에 사용하는 상기생

겨우살이과에 속하는 다년생 기생식물인 뽕나무겨우살이를 '상기생'이라 하는데, 마비를 치료하는 효능이 있고 척수 및 말초 신경의 손상에 의한 마비에 적합하다. 임신기 유산 방지에 중요한 약이다.

▼ 상기생 발효액

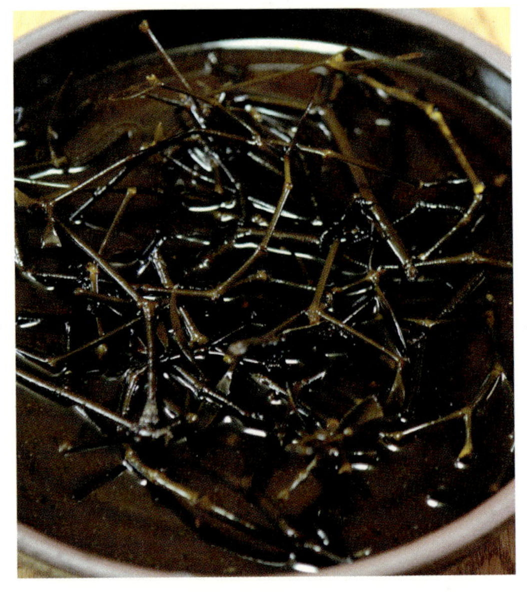

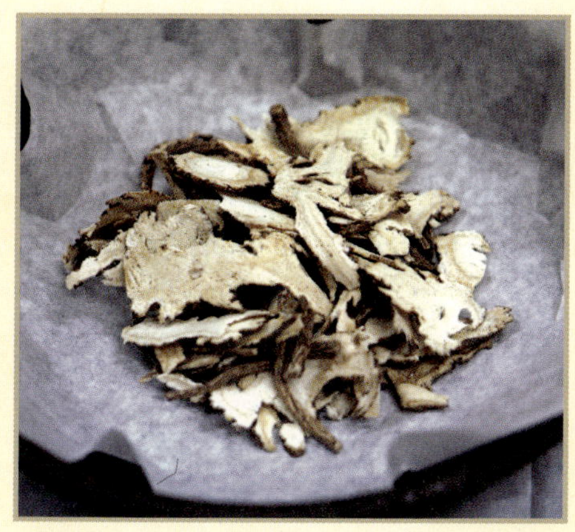

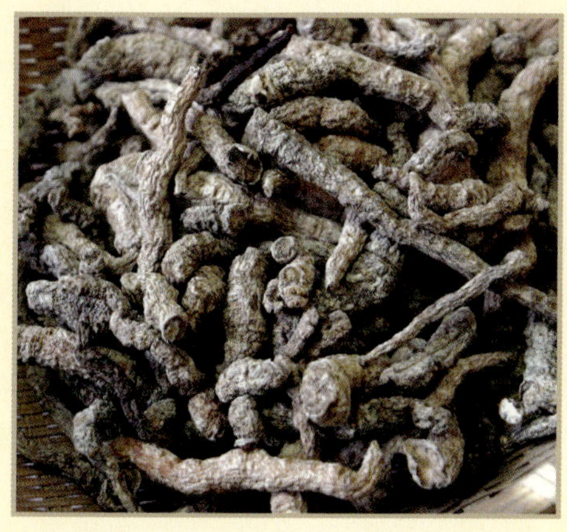

당귀와 지황 발효액 담그기

　두 약재를 합방하여 발효시키려면 가을철 당귀와 지황의 뿌리를 채취하여 잘 씻어서 물기를 제거한 후에 동량의 설탕과 섞어서 발효액을 담그면 된다. 생지황이 없을 경우에는 숙지황이나 건지황을 당귀 발효액에 넣고 담그면 된다. 이때 숙지황이나 건지황의 용량은 생당귀의 3분의 1정도를 넣고 적당량의 설탕을 더 넣어 주면 된다.

당귀 + 지황

　당귀는 여자들의 명약으로 노두는 활혈 · 지혈작용을, 몸통은 보혈작용을, 그 잔뿌리는 파혈작용을 한다.

　지황에는 보혈과 자음하는 효능이 있는데 10월경에 많이 나는 지황의 뿌리를 채취하여 사용하면 된다.

　당귀는 보혈활혈(補血活血)하고 지황은 자음정(滋陰精) · 양혈(養血)하므로 양약(兩藥)을 상수위용(相須爲用)하면 함께 자음정(滋陰精) · 양혈(養血)하는 효능이 있어서 혈허정약(血虛精弱)으로 인한 현훈(眩暈) · 심계(心悸) · 실면(失眠) 및 부녀월경부조(婦女月經不調) · 붕루(崩漏) 등을 치료할 수 있다.

Tip

지황 이용법

　쪄서 가공한 지황을 '숙지황' 이라 하고, 마른 뿌리는 '건지황' 이라 한다.

　숙지황은 보혈의 요약이며 각종 빈혈증 치료하는데, 약성이 온화하여 당귀 · 백작약 등과 함께 쓰면 보혈 능력이 더욱 강화된다.

　대표적인 것이 〈사물탕〉인데, 사물탕은 당귀와 숙지황을 군약으로 하여 작약 · 천궁을 더해 자양 · 보혈을 위해 처방한 것이다.

치자

- 열증을 제거하고 번조한 것을 제거한다
  (淸熱瀉火除煩)
- 열을 없애고 습사를 이롭게 한다 (瀉熱利濕)
- 혈분에 열이 성한 것을 치료하고 피를 멈
  추게 한다 (涼血止血)
- 옹저나 상처가 부은 것을 삭아 없어지게
  하고 통증을 없앤다 (消腫止痛)

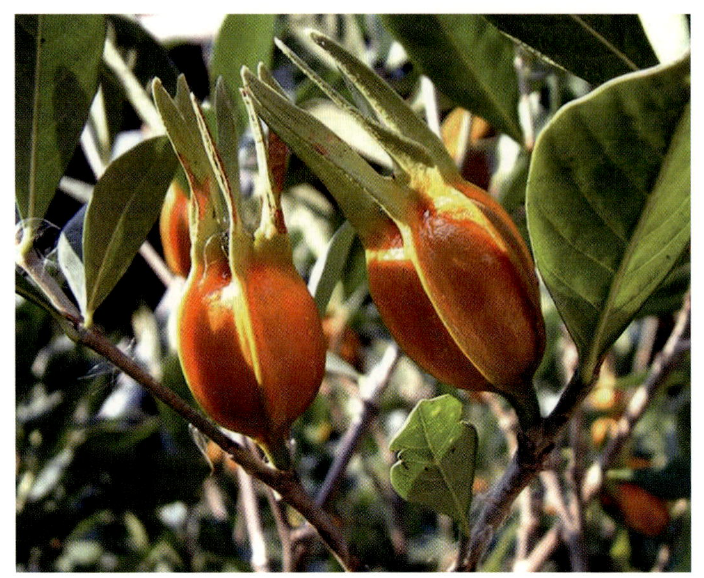

치자의 열매

치자나무(梔子)는 남부지역에서 흔히 심는 꼭두서니과의 상록 관목이다. 높이는 2m 안팎이고 가지가 많이 뻗으며 잎의 표면에 윤기가 있다. 6~7월에 흰 꽃이 피며 지름이 5~8cm 정도로 향기가 많이 난다. 9월에 열매가 붉은 빛을 띠는 노란색으로 익으며 열매의 능각도 6~7개가 있다. 치자는 9월이 지나 서리가 내린 후에 열매를 채취하여 햇볕에 말려 약으로 쓴다.

치자 성질과 효능

성질은 차며[寒] 맛이 쓰고[苦] 독이 없다. 가슴과 대소장에 있는 심한 열과 위 안에 있는 열(胃中熱氣) 그리고 속이 답답한 것을 낫게 한다. 열독을 없애고 5림을 낫게 하며 오줌을 잘 나가게 하고 5가지 황달을 낫게 하며 소갈을 멎게 한다. 입 안이 마르고 눈이 붓고 아픈 것, 얼굴까지 벌게지는 주사비·문둥병·창양(瘡瘍)을 낫게 하고 지충의 독을 없앤다.

《단심》 작고 7모가 난 것이 좋다. 길고 큰 것도 쓸 수 있는데 약의 효과가 못하다.

《탕액》 수태음경에 들어가 가슴이 답답하고 잠을 못 자는 증상을 낫게 하고 폐화(肺火)를 사한다.

《입문》 속씨를 쓰면 가슴 속의 열을 없애고 껍질을 쓰면 피부의 열을 없앤다. 보통 때는 생것을 쓰고, 허화(虛火)에는 동변에 축여 새까맣게 되도록 일곱 번 정도 볶아서 쓰고, 피를 멈추는 데는 먹같이 검게 닦아서 쓴다. 폐와 위를 시원하게 하려면 술에 우려서 쓴다.

치자는 고한청강(苦寒淸降)하고 통리하행(通利下行)하여 심폐삼초(心肺三焦)의 열(熱)을 아래로 잘 이끌어 소변(小便)을 이롭게 하며, 양호(良好)한 청열제번(淸熱除煩)·해독제습(解毒除濕)의 효능이 있어서 열병심번(熱病心煩)·혈분열독(血分熱毒)·하초습열(下焦濕熱) 등의 증상에 적합하다.

응용

1) 타박상에는 치자를 짓찧어 밀가루에 섞은 다음, 환부에 바른다.

2) 편도선염·인후염에는 치자를 진하게 달여 마시면 효과적이다.

3) 고열을 동반한 불안증으로 인해 헛소리를 하고 정신이 혼미하면 다량의 치자에 황금·대황을 더하여 사용하면 좋다.

4) 소아의 얼굴이나 머리에 생기는 화농성 감염 증상에는 치자 20~30g에 금은화·연교를 배합해 사용한다.

5) 황달이 있으며 소변이 잘 안 나온다면 인진 12g, 치자 8g, 황련 8g을 물 500cc에 넣고 절반이 되도록 끓여 하루에 여러 번 나눠 마신다.

6) 타박상과 삔 데에도 탁월한 효과가 있어 생치자 분말을 계란 흰자로 반죽하여 하루에 한 번 붙인다. 골절이나 관절 탈구가 복구된 후에도 환부에 부은 자국과 멍든 곳이 있다면 치자에 홍화·도인·적작약 등을 배합하여 가루로 만든 것에 술을 혼합하여 볶고 뜨거울 때 그것을 바른다. 하루에 한 번 약을 교환한다.

7) 비혈에는 상백피·행인·괴화를 가미하여 쓴다.

8) 잇몸에서 피가 나면 목단피·석고·지모를 배합한다.

9) 선홍색의 피가 대변에 다량으로 섞여 나올 때는 흑치자 40g을 사용하면 지혈이 잘 된다.

10) 치자에 담두시를 넣고 끓이면 해울제번(解鬱除煩)하고 심번울민(心煩鬱悶) 등의 증상을 치료하는 〈치자시탕(梔子鼓湯)〉이 된다. 열을 식혀 주고 번조를 제거하는 효능이 있다.

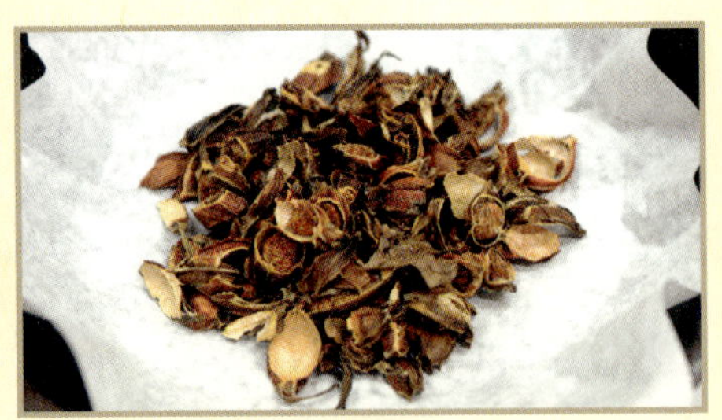

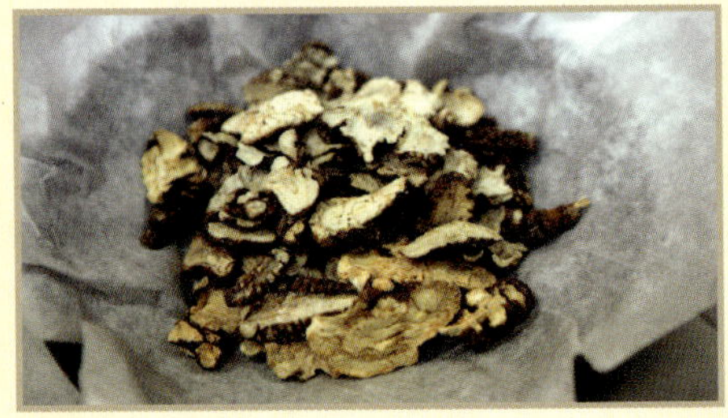

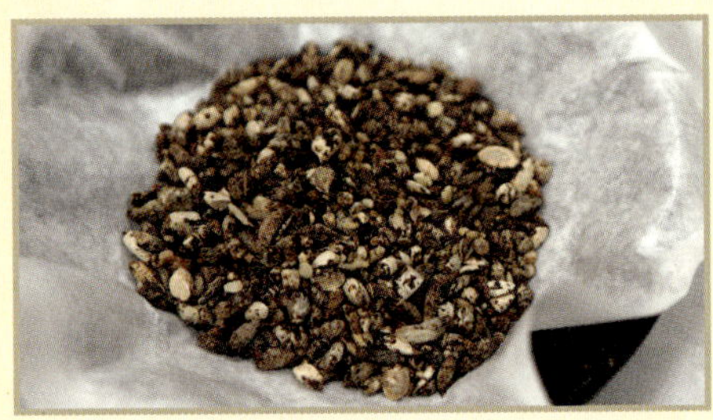

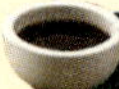 치자와 천궁과 향부자 **발효액 담그기**

치자의 열매와 천궁의 뿌리를 채취하여 잘 씻어 천궁은 잔뿌리를 제거하고 잘게 잘라서 준비한다.

향부자는 생재를 구하기가 어려우므로 동변 향부자를 감초와 대추와 함께 끓여서 설탕과 함께 시럽을 만들어 치자와 천궁을 준비한 곳에 넣고 설탕을 넣어 발효액을 만든다.

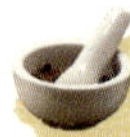 **치자 + 천궁 + 향부자**

치자나무(梔子)는 남부지역에서 흔히 심는 꼭두서니과의 상록 관목으로 삼초습열을 청리하고 또한 혈분열을 청하게 하여 해독하는 약재이다.

천궁은 혈관을 확장하고 혈액의 유통을 정상화하며, 혈액순환을 좋게 하고 혈소판의 응집을 방지한다. 기혈을 잘 순환시켜 통증을 멈추게 하고 경로가 원활하게 하는 기능도 있다.

또한 해울작용(解鬱作用)이 있는 향부자는 〈향사육군자탕〉의 재료로 쓰이는데, 스트레스로 인해 분노를 잘하고 통증이 있는 여자들에게 쓰는 한약재로 보통 동변 향부자를 쓴다.

향부자의 정유 성분은 중추신경 억제작용으로 정신을 안정시키고, 최면·해열·진통작용을 하며, 소화기 평활근의 긴장성을 감소시켜 소화관의 가스배출을 촉진하는 작용이 있다.

치자와 천궁과 향부자 발효액은 해화울(解火鬱)·행울체(行鬱滯)·기체혈울(氣滯血鬱)로 인한 완복작통과 혼무변적을 치료할 수 있다.

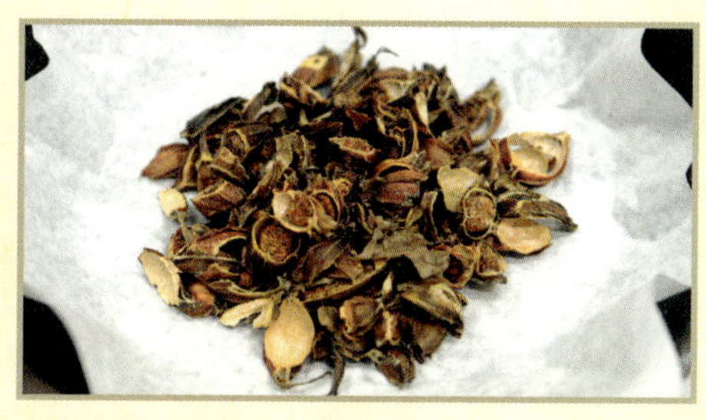

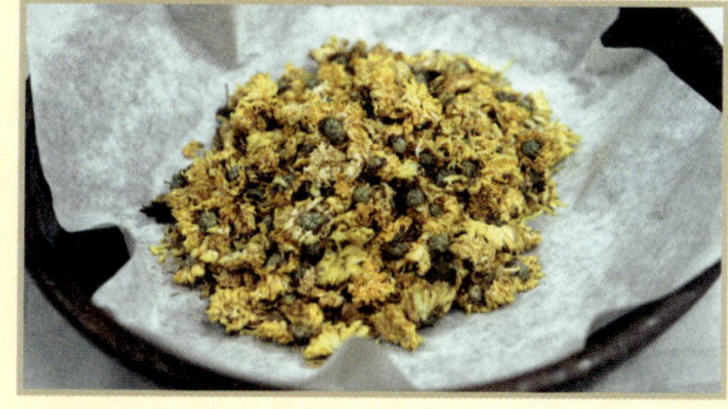

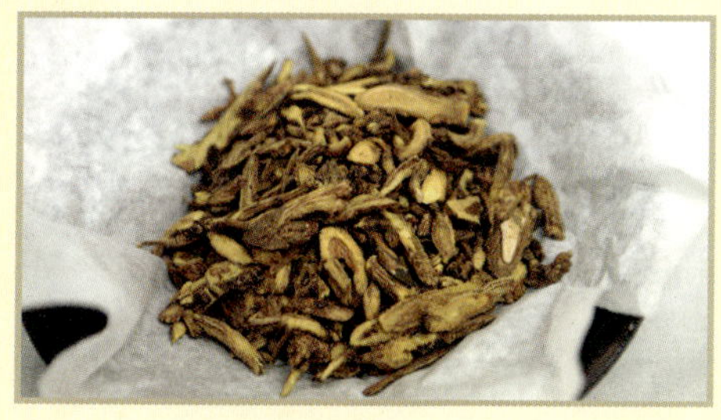

치자와 국화와 황금 **발효액 담그기**

세 약재를 합방하여 발효액으로 만들기 위해서는 치자열매와 국화꽃, 황금의 신선한 뿌리를 채취하여 깨끗하게 씻어 물기를 말린 후 동량의 설탕을 넣어 잘 섞어서 담근다.

마른 약재로 담글 때에는 감초·대추·생강을 넣고 설탕과 함께 끓여서 시럽으로 만들어 담그는데 다른 것을 담글 때와 동일하다.

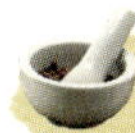

치자 + 국화 + 황금

치자는 열을 내리고 독을 풀어주는 효과가 있으며, 염증을 없애고 새살을 돋아나게 하고 변비·간장병·동맥경화, 여성의 냉증과 대하, 생리불순 등에 효과가 있다. 꾸준히 복용하면 피부가 고와지고, 치자뿌리를 가루내어 한 끼에 한 수저씩 복용하면 배고픔을 느끼지 않아 복부비만을 해소하는 데도 효과적이다.

또한 신장기능이 나빠서 손발이 자주 붓고 소변을 자주 보며 살결이 거칠고 얼굴이나 허리에 군살이 많은 사람들의 부기제거와 임신부의 부기제거에도 효과가 있다.

국화는 가을철 개화 시에 채취하여 그늘에 말려 그대로 쓴다. 또는 검게 볶거나 술을 뿌려 건조시켜 사용한다. 약용으로는 흰 꽃과 노란 꽃을 쓰며 맛은 단것이 좋다고 한다. 꽃과 줄기에는 '아데닌 스타키드린' 성분이 함유되어 있는데, 여기에는 중추신경을 마비시키는 작용이 있으므로 많은 양을 사용하면 해열작용에 뛰어나다.

황금은 뿌리의 비대한 부분을 채취하여 발효액으로 만든다. 황금의 성질은 차고 맛은 쓰며 해열·사화·이담·이뇨·소종작용을 한다.

치자와 국화와 황금 발효액은 간경화열(肝經火熱)로 인한 목적작통(目赤作痛)을 치료할 수 있다.

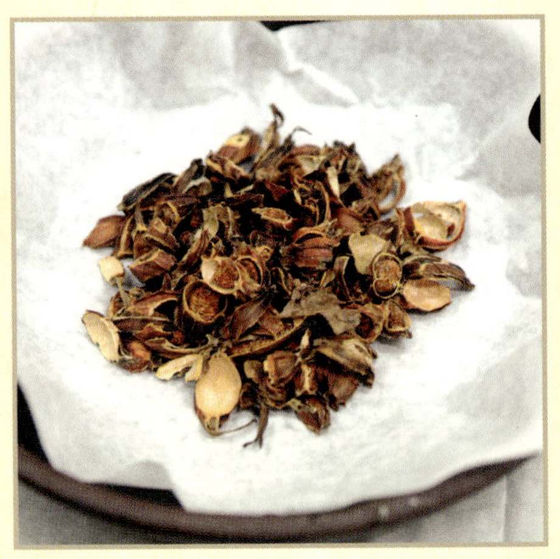

+

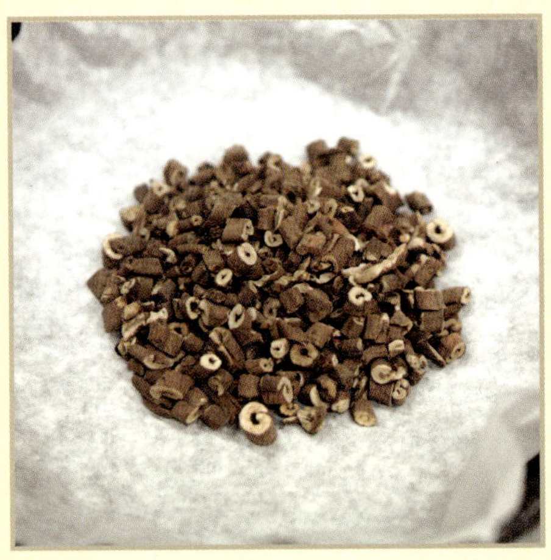

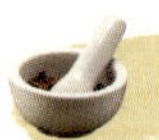

치자는 심장기능을 튼튼하게 하여 가슴이 두근거리거나 뻐근한 통증과 어지러움증이 있는 사람에게 특히 좋다. 뿐만 아니라 악성빈혈과 재생불량성 빈혈에도 효과가 있어 열을 내리고 독을 풀어 주며 발진을 돕는 작용을 한다.

목단피는 모란의 뿌리껍질로 중국이 원산지이며 우리나라 각처에서 재배하는 미나리아재비과의 식물이다. 특유의 냄새가 있는 모란은 낙엽이 지는 관목으로 높이가 2m 안팎이고 가지가 굵고 털이 있다. 껍질이 두껍고 목질 부분이 없고 향기가 강한 것이 좋다.

활혈작용으로 뜨거운 피를 식히며, 혈을 잘 돌게 하는 작용이 있어서 주로 두통 · 복통 · 월경불순 등에 쓴다.

이렇게 만든 발효액은 청열하여 혈분의 열을 제거하고 간담울열을 소설하는 작용을 한다.

치자와 목단피 발효액 담그기

치자의 열매와 모란의 뿌리를 신선한 것으로 채취하여 잘 씻고 잘게 잘라서 설탕과 함께 발효액을 담근다.

이때 발효액의 양이 적게 나오므로 다른 발효액(미나리 · 돌나물 등 약성이 순한 발효액)에 치자와 목단피 건재를 끓여 시럽으로 만들어 넣고 발효액으로 만들기도 한다.

Tip.

치자주

치자주를 만들 때는 열매와 꽃을 사용하는데 꽃으로 담글 때는 용기에 꽃 양의 3배의 술과 함께 숙성시킨다. 2개월 지나면 마실 수 있다.

치자 50g을 으깨서 용기에 소주 1.8ℓ와 함께 그늘에서 숙성시킨다. 검정콩 50g을 프라이팬에 가볍게 볶아 부숴서 같이 쓰면 효과가 더 좋고 맛이 부드럽다.

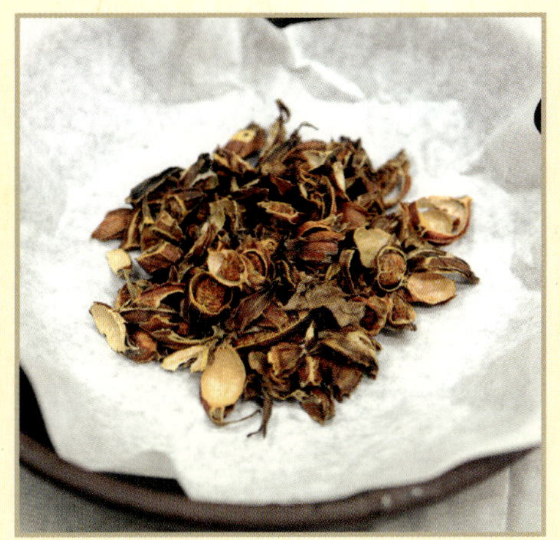

+

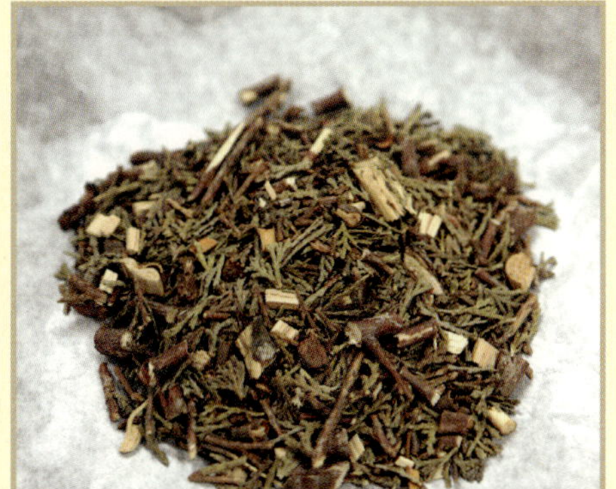

치자 + 측백엽

치자는 심중의 흉열을 치료하는 약으로 측백엽을 만나면 청열냉혈하는 효능이 강해진다. 또한 측백나무는 주로 봄·가을에 잎이 붙은 어린 가지를 잘라 그늘에서 말린다.

폐·간·대장경에 작용한다. 뛰어난 자양 효과가 있어 안정작용을 하므로 가슴이 두근두근 뛸 때나, 불면증에 좋을 뿐만 아니라 각종 쇠약성 질환에서도 뛰어난 자양 효과를 나타낸다. 월경이상도 치료하며 노인의 하체 연약과 도한이 있을 때도 쓴다.

측백엽은 피를 차게 하며 출혈을 멈추게 한다. 열성 출혈 증상에 좋다. 출혈량이 많으면 잎을 태워서 쓴다.

치자와 측백엽 발효액은 청열하고 혈분의 열사를 제거하며 지혈하는 효능이 있다.

치자와 측백엽 발효액 담그기

두 약재를 발효시키려면 신선한 치자 열매와 깨끗한 측백나무의 어린 가지와 잎을 채취하여 잘 씻고 잘라서 함께 설탕을 넣고 발효액을 담그면 된다.

건재를 사용할 경우에는 약성이 강하지 않은 발효액에 치자와 측백엽 건재를 시럽화하여 넣고 발효액으로 만들기도 한다.

Tip

백자주

측백나무의 씨를 '백자인(柏子仁)'이라 하여 예부터 자양강장제로서 중히 여겼다. 백자인으로는 술을 빚었는데 '백자주'라 해서 약술로 마시기도 하였다.

씨는 식은땀이 나거나 신경쇠약·산후허약증·불면증에 쓴다. 민간에서는 각혈·백일해·소아거풍·심장병·방광열 등에 이용하였다.

제3장
비장에 좋은 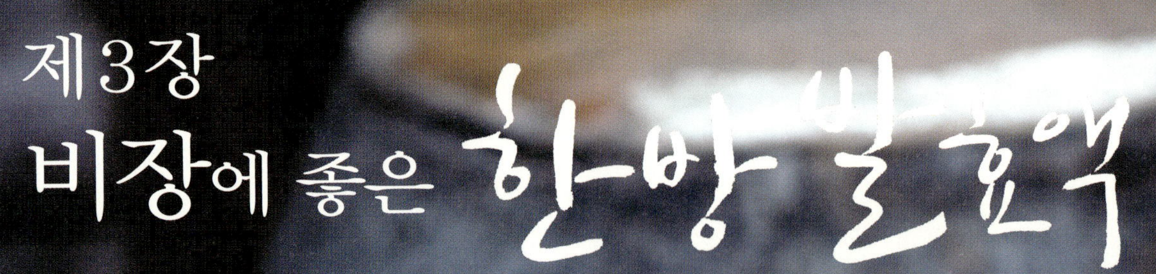 한방 발효액

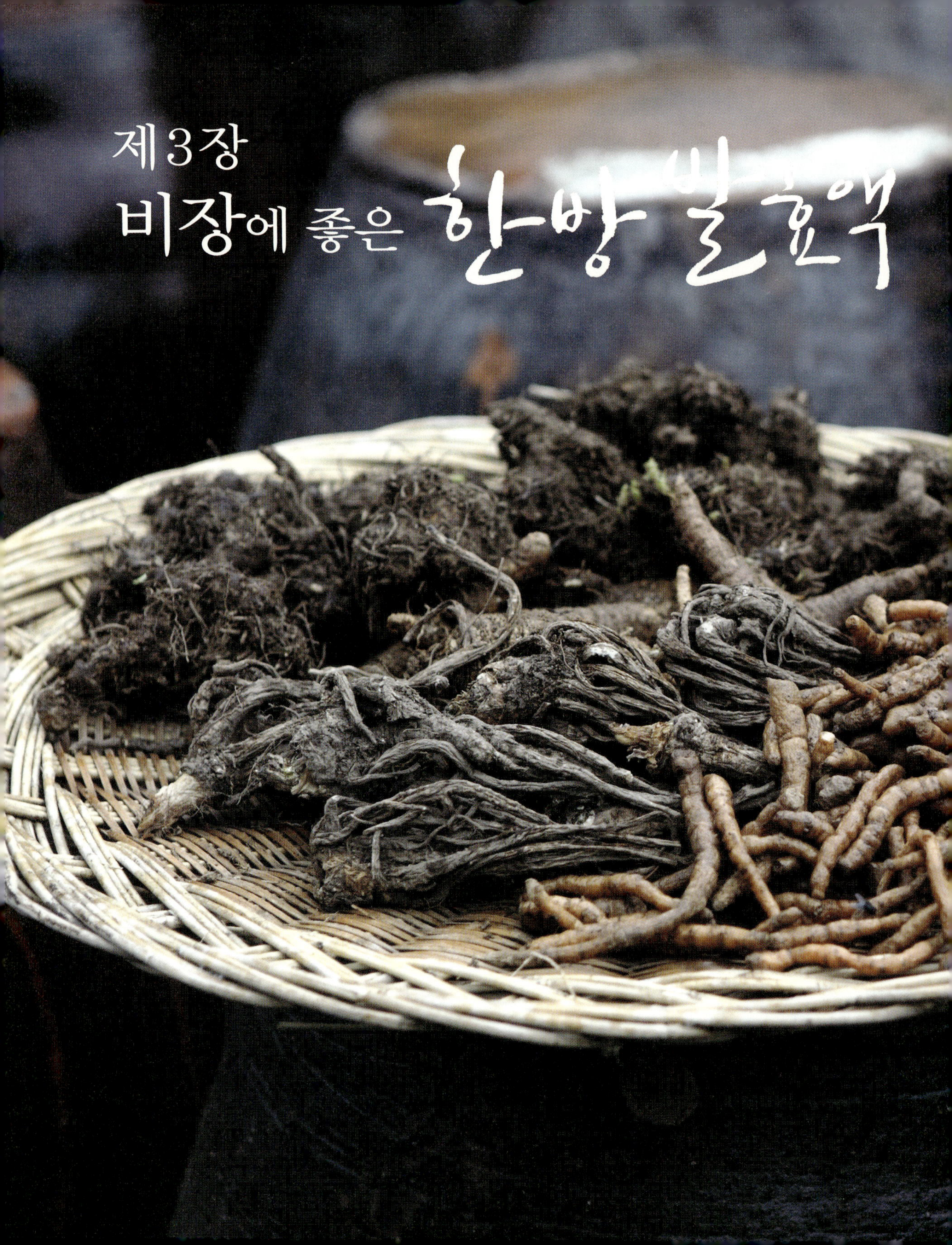

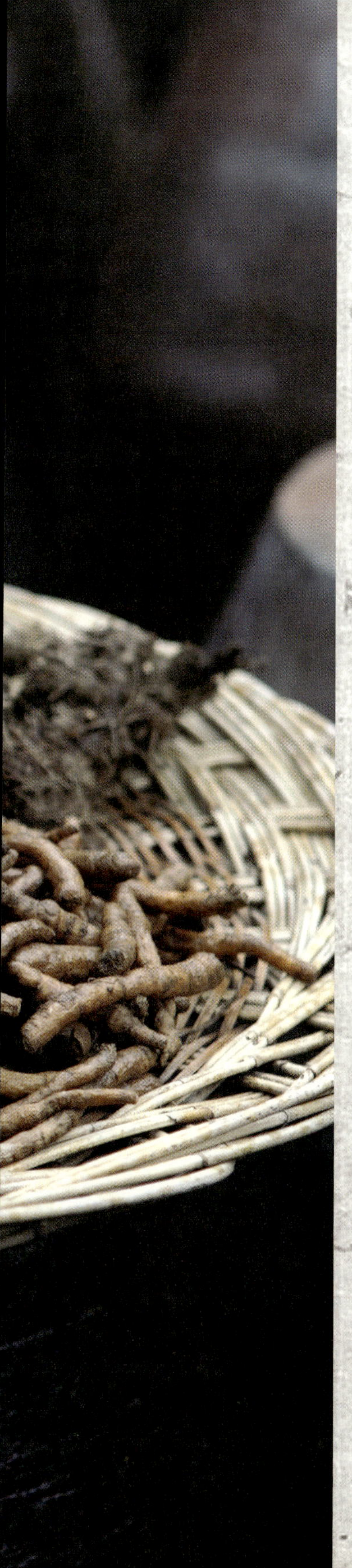

비장(脾臟)이란

비장은(脾臟)은 중초(中焦)에 위치하고 격(膈) 아래에 있다. 비장(脾臟)의 주요 생리기능은 주운화(主運化), 승청(升淸), 혈액의 통섭(統攝)이며, 족태음비경과 족양명위경이 비장(脾臟)과 위장(胃腸)간을 서로 연계하고 있으므로 비장(脾臟)과 위장(胃腸)은 표리관계를 이룬다.

비장(脾臟)과 위(胃)는 소화기계통의 주요기관으로서 인체의 소화운동은 비위(脾胃)의 생리기능에 의해 이루어지며, 생명활동의 유지와 기혈진액(氣血津液)의 생화(生化) 또한 비위(脾胃)가 운화(運化)한 수곡정미(水穀精米)에 의해 이루어진다.

때문에 비위(脾胃)를 일컬어 기혈생화지원(氣血津液之源), 후천지본(後天之本)이라고 하며, 〈소문·영란비전론〉에서도 '비위자(脾胃者), 창름지관(倉凜之官), 오미출언(五味出焉)'이라고 했다. 비(脾)는 구(口)에 개규(開竅)하고, 그 화(華)는 순(脣)에 나타나며, 오행(五行)에서는 토(土)에 배속된다. 지(志)는 사(思)가 되고, 액(液)은 연(涎)이 되고, 기육(肌肉)과 사지(四肢)를 주관한다.

《약선식료학개론(장상학설편)》

황기

- 기를 보하고 양기를 북돋운다(補氣升陽)
- 위기를 보익하고 표를 단단하게 한다 (益衛固表)
- 독기를 밖으로 배출시키고 상처부위에 새 살이 돋아나게 한다(托毒生肌)
- 수분을 배출시켜서 부종을 없앤다(利水消腫)
- 기를 보해서 막힌 것을 뚫어준다(補氣行滯)

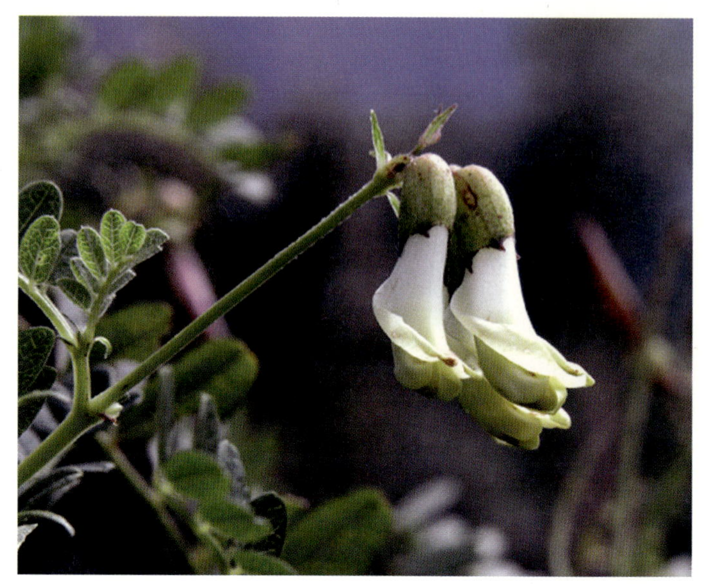

황기의 꽃

황기는 울릉도와 강원 이북 산지에서 자라는 콩과의 여러해살이풀로서 약초로 흔히 재배한다. 황기는 약중의 약으로 모든 약의 어른으로 불리며 하나의 줄기가 곧게 서서 자란다. 키가 1m에 달하고 전체에 잔털이 있다. 뿌리는 길며 황백색이다.

황기 성질과 효능
성질은 약간 따뜻하고[微溫] 맛은 달며[甘] 독이 없다. 허손증으로 몹시 여윈 데 쓴다. 기를 돕고 살찌게 하며, 추웠다 열이 나는 것을 멎게 하고, 신이 약해서 귀가 먹은 것을 치료하며, 옹저를 없애고 오래된 헌데에서 고름을 빨아내며 아픈 것을 멎게 한다. 또한 어린이의 온갖 병과 붕루와 대하 등 여러 가지 부인병을 치료한다.

《탕액》 기가 허하여 나는 식은 땀(盜汗)과 저절로 나는 땀(自汗)을 멎게 하는데 이것은 피부표면에 작용하는 약이다. 또 각혈을 멈추고 비위를 편안하게 한다. 상한에 척맥(尺脈)이 짚이지 않는 것을 치료하고, 신기(腎氣)를 보하는데 이것은 속을 치료하는 약이다. 그러므로 황기는 상·중·하·속과 겉·삼초의 약이 된다. 수소양경과 태음경, 족소음경의 명문에 들어가는 약(命門之劑)이다.

《정전》 희멀쑥하게 살찐 사람이 땀을 많이 흘리는 데 쓰면 효과가 있고 빛이 검푸르면서 기가 실한 사람에게는 쓰지 못한다.

기혈부족으로 힘이 없고 식은땀이 많이 나고 감기에 자주 걸리는 사람에게 적합하며, 비장이 약하여 설사를 자주 하는 사람, 위하수·자궁하수·탈장에 효과가 있으며, 만성 간염·만성 신장염·백세포감소증·암·당뇨에 좋고 만성 궤양이나 상처가 잘 아물지 않는 사람에게 효과가 있다. 심기부족이나 심기능부전증에 적합하다.

1) 황기는 여러 가지 식품과 배합하여도 무방하나 옛 사람들은 닭이나 오리와 배합하여 먹었으며 동양의학에서는 당귀와 배합하여 〈보혈탕〉을 만들어 혈허 증상에 많이 사용하였다.

2) 창양(瘡瘍)에는 생것으로 쓰고 폐가 허한 데는 꿀물을 축여 볶아 쓰며 하초가 허한 데는 소금물을 축여 볶아 쓴다《입문》.

:: 건조시킨 황기

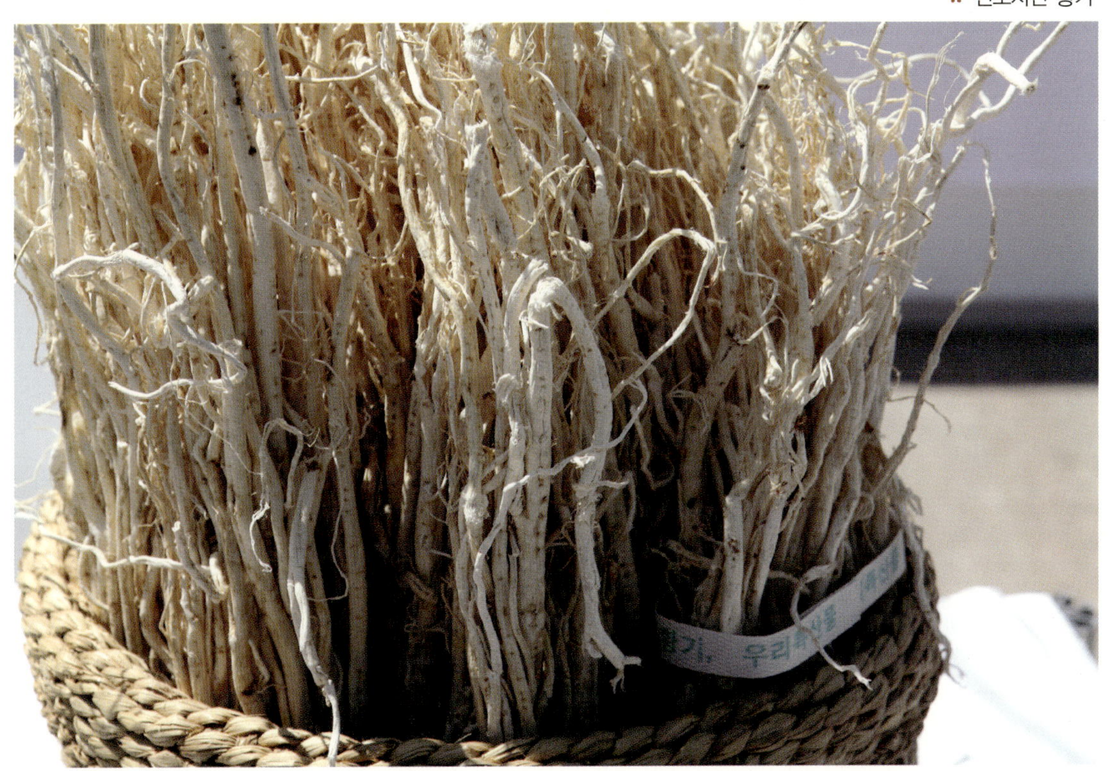

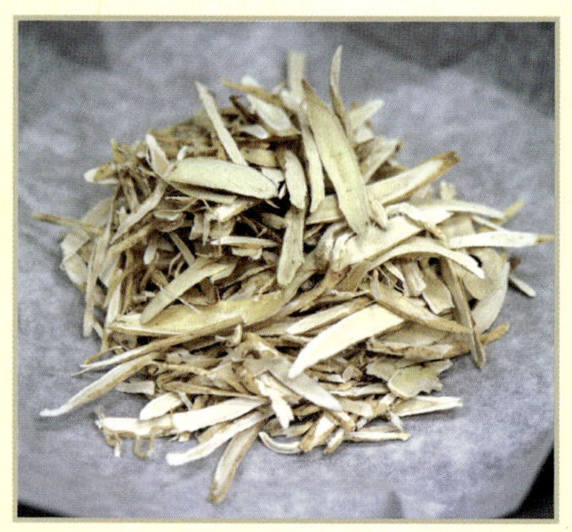

+

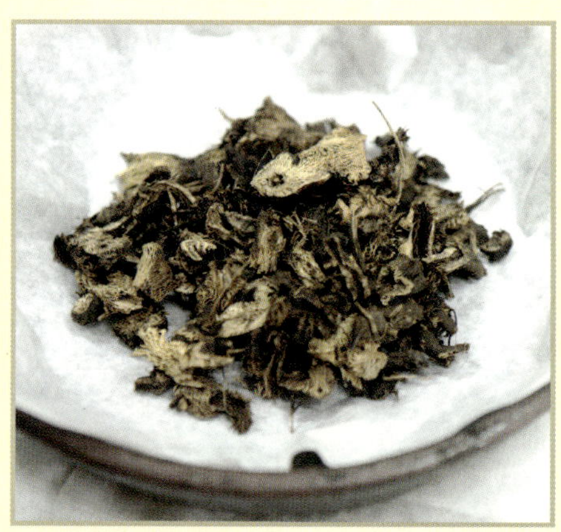

가을철 황기와 승마의 뿌리를 채취하여 잘 씻어서 물기를 제거한 후에 동량의 설탕과 섞어서 발효액을 담그면 된다.

승마를 생으로 구하기가 어려울 경우에는 마른 승마를 시럽을 만들어 황기 발효액에 넣고 담그면 된다. 이때 마른 승마의 용량은 생 승마의 3분의 1정도로 넣고 적당량의 설탕을 더 넣어 주면 된다.

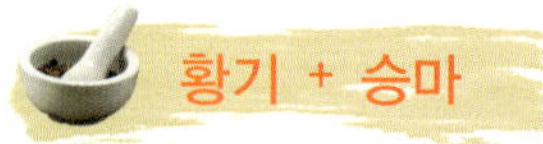

황기는 감온(甘溫)하여 익기승양(益氣升陽)하고, 승마는 경부(輕浮)하니 상행(上行)하여 청양(淸陽)을 위로 올라가게 하므로 황기와 승마를 합용하여 발효액으로 만들면 보기승양거함(補氣升陽擧陷)의 힘이 배로 증강된다.

따라서 기허하함(氣虛下陷)으로 인한 나언단기(懶言短氣)·구설구리(久泄久痢)·탈항(脫肛)·자궁탈수(子宮脫垂) 등을 치료할 수 있다.

Tip

황기 이용법

노두와 잔뿌리를 제거하고 햇볕에 말려 그대로 썰어 사용하거나 꿀을 섞어 볶아 사용한다.

황기는 강장·보신에 중요한 약재로 용도가 매우 넓다. 약성이 부드러워 부족한 것을 보하며 부작용이 없다.

각종 만성 질환으로 생기는 증상에 황기와 더불어 다른 보신약을 배합하여 복용하면 체질을 보강하고 두뇌 활동을 활발하게 하며 정신 안정의 효과가 있다.

승제의 작용이 있어 내장기능이 쇠퇴하면 위하수·자궁하수·탈항 등의 내장하수가 생긴다. 황기를 군약으로 한 〈보중익기탕〉은 하수증에 사용하는 유명한 처방이다.

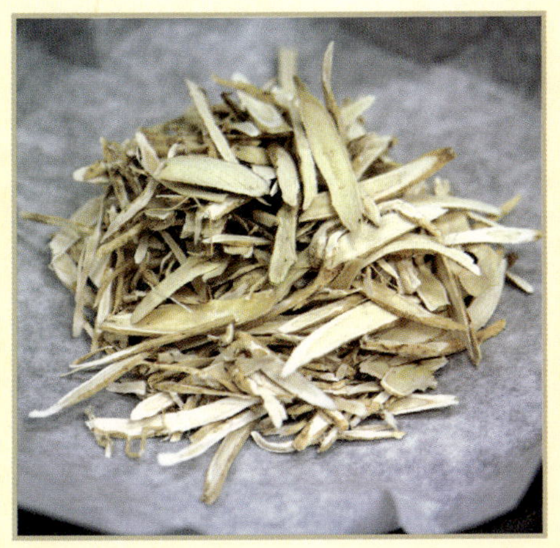

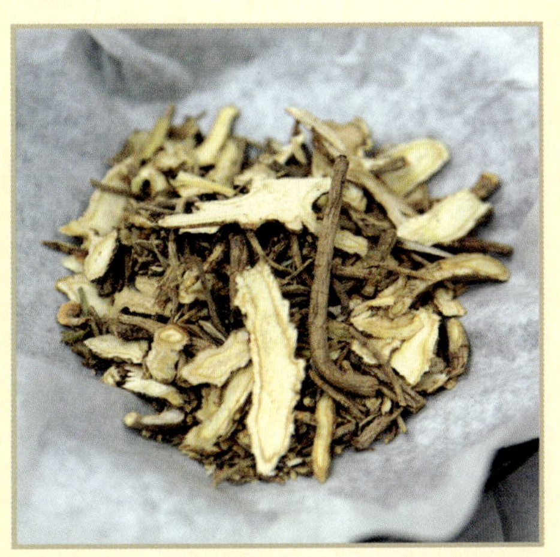

황기와 방풍을 함께 발효시키기 위해서는 방풍 전초와 황기의 뿌리를 잘 씻어서 잘게 썰어 물기를 제거한 다음 설탕을 넣어 담근다.

황기나 방풍 모두를 생재로 구하기 어려울 때에는 먼저 만들어 놓은 황기 발효액이나 방풍 발효액에 건재 방풍이나 건재 황기를 시럽으로 만들어 넣고 발효액을 만들 수도 있다.

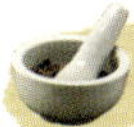

방풍은 풍을 제거하고 해표작용을 한다. 습을 없애고 통증을 완화시키며 경련을 멈추게 하는 작용이 있다.

또한 습을 말려 맑은 기운을 위로 올려 주는 작용도 있다. 성질은 따뜻하고 맛은 달고도 맵다. 독이 없는 약재이다.

황기 역시 기운을 보하는 대표적인 약재로 기를 위로 올리며 위기를 강하게 하여 체표를 튼튼하게 하며 창상이나 종기 등의 독을 배출하고 새살이 잘 나오게 한다.

또한 이수작용이 있어 수종이나 부종에 효과가 있고, 땀을 멈추게 하면 강심작용이 있으며 간을 보호하는 좋은 효능을 가지고 있는 약재가 황기이다.

장기간 설사가 낫지 않으면 증상에 따른 약재 이외에 황기와 백출·산약·복령을 배합해서 사용한다. 황기는 자신의 성질과 다른 지사약을 도와 치료 효과를 증가시킨다.

이러한 황기와 방풍을 합하여 발효액으로 만들면 보기해표(補氣解表)하는 효능이 더욱 커진다.

황기와 방풍 발효액은 부정거사(扶正祛邪)하므로 기허외감(氣虛外感)의 자한오풍(自汗惡風)·면색백광(面色白光)·설담태박백(舌淡苔薄白)·맥부완(脈浮緩) 등의 증상을 치료할 수 있다.

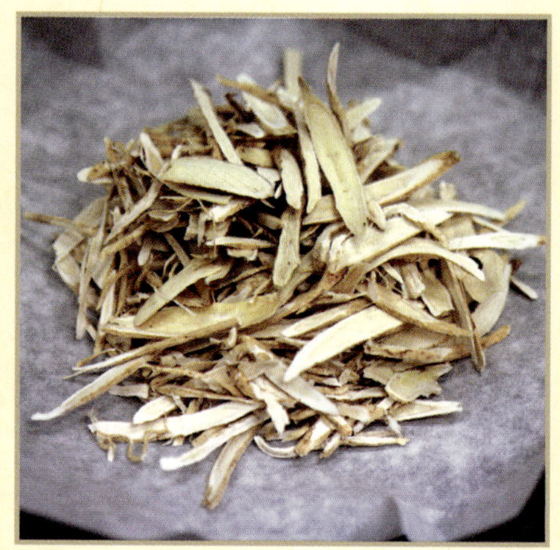

+

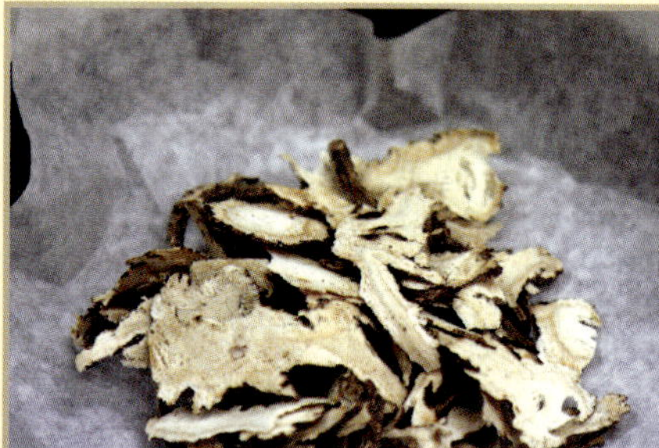

황기와 당귀의 뿌리를 채취하여 동량의 비율로 깨끗이 씻어 물기를 뺀 후 흑설탕과 섞어서 발효액을 담근다. 약재를 동시에 구할 수 없을 때에는 황기와 당귀 발효액을 따로따로 담아서 합방해도 된다.

단, 합방이 3개월 이상은 되어야 양약이 상수작용을 일으켜 약효를 높일 수 있다.

황기는 보기(補氣)하고 당귀는 양혈(養血)하니, 양약(兩藥)을 상사위용(相使爲用)하면 보기생혈(補氣生血)하는 효능이 있어서 실혈(失血) · 부녀붕루(婦女崩漏) · 산후혈허(産後血虛) · 발열(發熱) 및 창양궤후(瘡瘍潰後) · 구불유합(久不愈合) · 혈허기약자(血虛氣弱者)에게 사용하면 좋다.

당귀의 효능

당귀는 보혈의 약으로 상용된다. 단미로써도 뛰어난 효과가 있으며 그 용도도 넓어 복방의 약재로서 매우 많이 사용된다.

《신농본초경》에 '맛은 달고 성질은 따뜻하다. 기침이 상기하는 것을 치료한다. 온성 학질로 생긴 한열과 피부 속이 오싹오싹한 증상을 치료한다. 여성의 자궁출혈과 불임증을 치료한다. 여러 가지 악창과 외상이 있을 때 달여서 마신다.' 고 하였다.

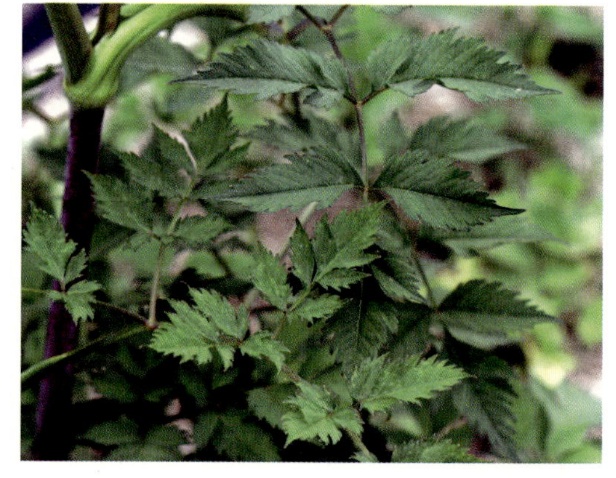

▼ 당귀의 잎

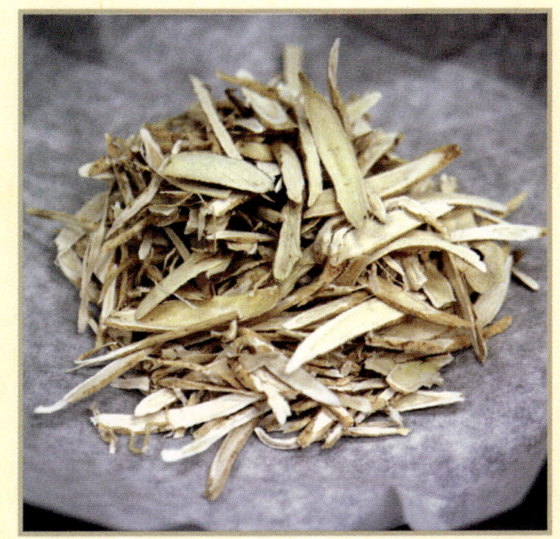

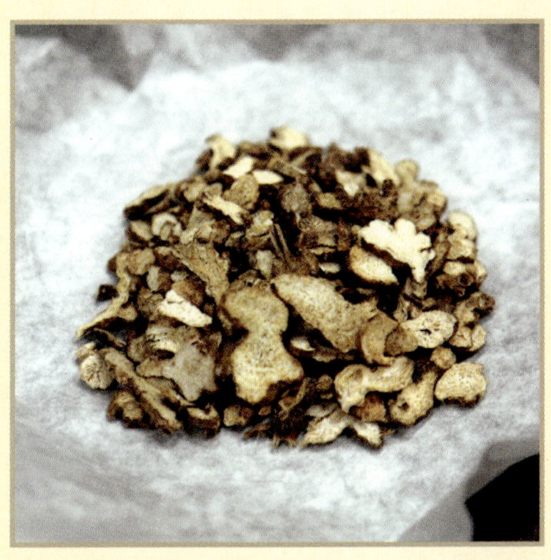

황기와 백출(창출) **발효액 담그기**

황기와 삽주의 뿌리를 채취하여 같은 양으로 하여 설탕과 함께 발효액을 담는다.

두 약재는 모두 발효액이 잘 안 나오는 편이라서 감초·대추·설탕을 넣고 진하게 다린 시럽을 좀 넣어서 발효액을 담그면 발효가 더 순조롭게 이루어질 수 있다.

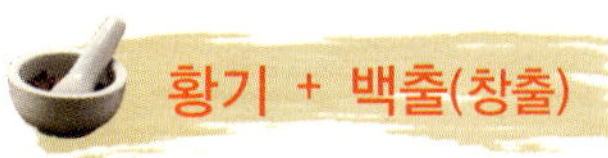
황기 + 백출(창출)

황기는 익기이수(益氣利水)하고 백출은 건비조습(健脾燥濕)해서 이수(利水)하니 양약(兩藥)을 상수위용(相須爲用)하면 보기건비(補氣健脾)하는 효능이 더 증강되어 기허비약(氣虛脾弱)으로 인한 권태핍력(倦怠乏力)·기단나언(氣短懶言)·소변불리(小便不利) 등의 증상을 치료할 수 있다.

Tip.

황기의 배합

❶ 허약해서 오는 다한·도한에는 마황근·부소맥·모려를 가미하면 수렴과 지한의 효과를 얻는다.

❷ 평소에 체질이 허약하여서 감기에 자주 걸리면 땀이 많이 나고 바람이 싫어지며 정신적으로 피곤해진다. 이때 백출과 방풍을 배합하여 복용한다.

❸ 신염 후기나 신기능 부전에는 보골지·당삼·파극천·육계를 더해 사용하면 신장 기능이 강화된다.

▼ 황기의 씨앗

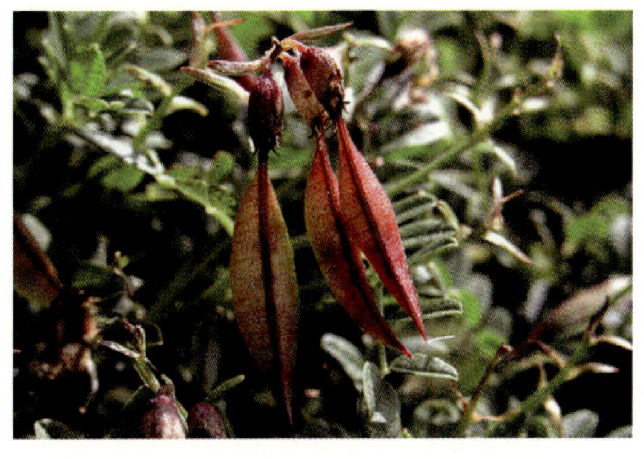

백출

- 기허증을 치료하고 비가 허한 것을 보한다
  (補氣健脾)
- 습을 말려 주며 소변이 잘 통하게 한다
  (燥濕利水)
- 체표를 튼튼하게 하여 한을 멈추게 한다
  (固表止汗)
- 허약한 원기를 돕고 임신부의 태아가 놀란
  것을 다스려 편안하게 한다 (益氣安胎)

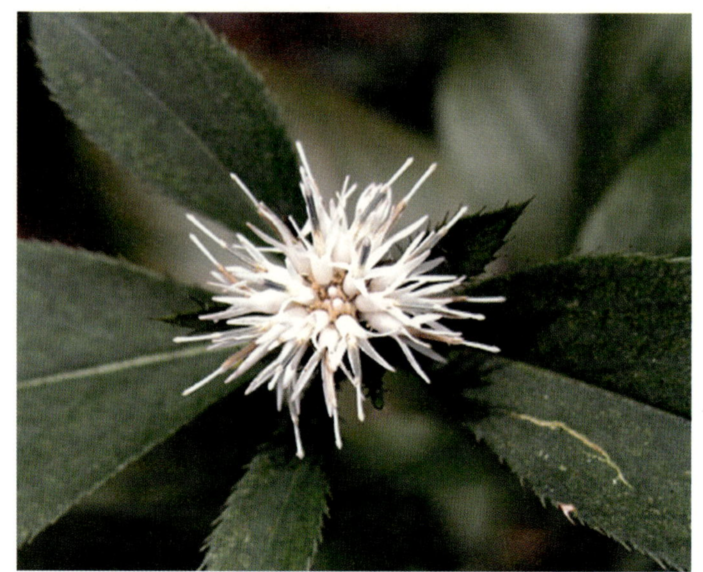

삽주의 꽃

삽주의 뿌리를 약으로 쓸 수 있도록 다듬은 것을 '백출' 또는 '창출' 이라 한다. 백출과 창출을 구별하는 기준에는 여러 가지가 있지만, 가을에 수염뿌리를 없애고 말린 것을 '창출', 그 껍질을 벗겨 말린 것을 '백출' 이라 한다. '출(朮)' 이라 하는 말은 '탁하다' 는 뜻으로 '뿌리의 속이 하얗다' 하여 붙인 이름이다.

백출 성질과 효능

성질은 따뜻하고[溫] 맛이 쓰며[苦] 달고[甘] 독이 없다. 비위를 튼튼하게 하고 설사를 멎게 하고 습을 없앤다. 또한 소화를 시키고 땀을 제거하며 명치 밑이 그득한 것과 곽란으로 토하고 설사하는 것이 멎지 않는 것을 치료한다. 허리와 배꼽 사이의 혈을 잘 돌게 하며 위(胃)가 허랭(虛冷)하여 생긴 이질을 낫게 한다.

《탕액》 《신농본초경》에는 삽주(蒼朮)와 흰삽주(白朮)의 이름이 없었는데 근래 와서 흰삽주(白朮)를 많이 쓴다. 흰삽주(白朮)는 피부 속에 있는 풍을 없애며 땀을 걷우고 트직한 것을 없애며 위(胃)를 보하고 중초를 고르게 한다. 허리와 배꼽 사이의 혈을 잘 돌게 하며 오줌을 잘 나가게 한다. 위(上)로는 피모(皮毛), 중간으로는 심과 위, 아래로는 허리와 배꼽의 병을 치료한다. 기병(氣病)이 있으면 기를 치료하고 혈병(血病)이 있으면 혈을 치료한다.

비위의 기가 허약하여 식욕이 없고 몸이 가라앉으며 무기력하고 만성설사를 하거나 소화흡수기 능이 저하된 사람에게 적합하고, 기허로 인해 수종이 있거나 폐기가 허약하여 숨이 가쁘고 해수 천식이 있고 식은땀이나 도한이 있는 사람에게 효과가 있다. 또한 어린이가 침을 자주 흘리는 증상에도 효과가 있다.

1) 비장이 허약한 사람은 만삼과 배합하면 효과가 좋다.

2) 식은땀이 많은 사람은 황기와 부소맥을 배합하면 좋다.

3) 《본초강목》에 '창출과 백출에는 참새고기를 금한다.' 라고 기재되어 있다.

:: 삽주 뿌리 발효액

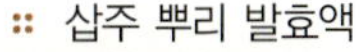

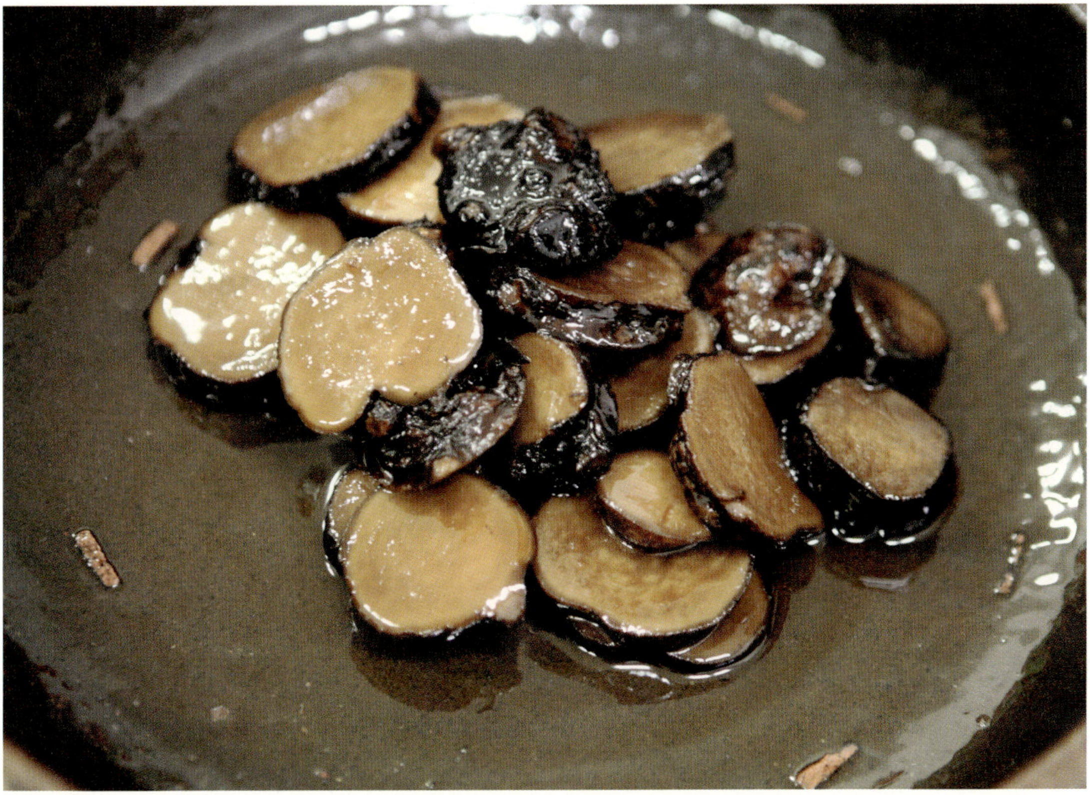

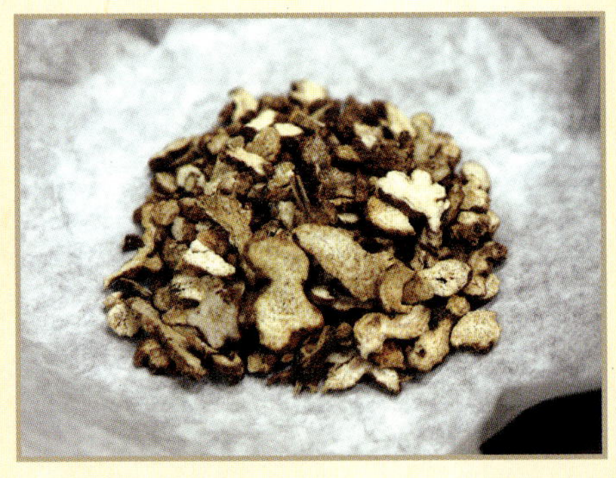

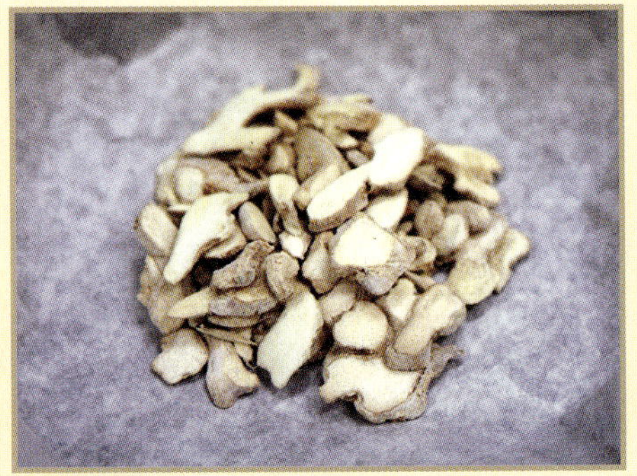

백출과 생강 **발효액 담그기**

가을철 백출 또는 창출(삽주) 뿌리를 채취하여 잘 씻어 물기를 말린다. 또한 생강을 잘라 흙을 잘 씻어내고 물기를 뺀다. 이때 생강은 껍질을 깨끗이 씻는 대신 벗기지는 않는다.

뿌리의 껍질은 나름대로 특성이 있다. 껍질이 있는 생강과 그렇지 않은 것은 약성이 다르다. 발효액을 만들 때는 식물 재료를 가급적 다 사용한다.

준비된 삽주뿌리를 잘게 잘라서 동량의 생강과 함께 용기에 넣고 흑설탕을 더한다. 6개월 정도 발효시키면 향과 맛이 독특한 즙액이 나온다.

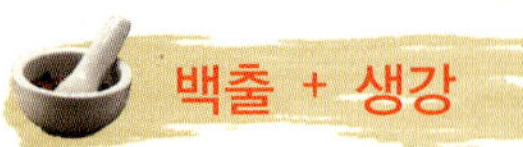

생강은 따뜻한 성질과 매운맛을 가진 향료이고 백출은 소화를 돕는 약재이다.

이 둘을 합방하면 소화가 잘 안되고, 몸이 차고 활성이 부족할 때 마시기 좋은 발효액이 된다.

이렇게 백출(창출)과 건강(생강)으로 발효액을 만들면 백출은 감온(甘溫)해서 건비(健脾)하고 건강은 신열(辛熱)해서 온중(溫中)하므로, 양약(兩藥)을 합용하면 온중보허(溫中補虛)하는 효능이 있어서 중초허(中焦虛)로 인한 복통창만(腹痛脹滿) · 구토설사(嘔吐泄瀉) 등의 증상을 치료할 수 있다.

> **Tip**
>
> ### 백출 발효액
>
> 발효액을 만들 땐 창출 · 백출 가리지 않고 달여낸 물에 엿기름과 흑설탕을 넣고 발효시켜 음용한다.
>
> 또는 생강 · 대추 · 감초를 진하게 달인 물에 삽주 뿌리를 잘게 썰어 흑설탕과 함께 넣고 밀봉하여 그늘에 놓고 7~8개월간 발효시킨 뒤 음용한다. 엿기름을 사용하는 경우는 발효가 조금 빠르고 소화기능이 약한 사람에 도움이 된다.

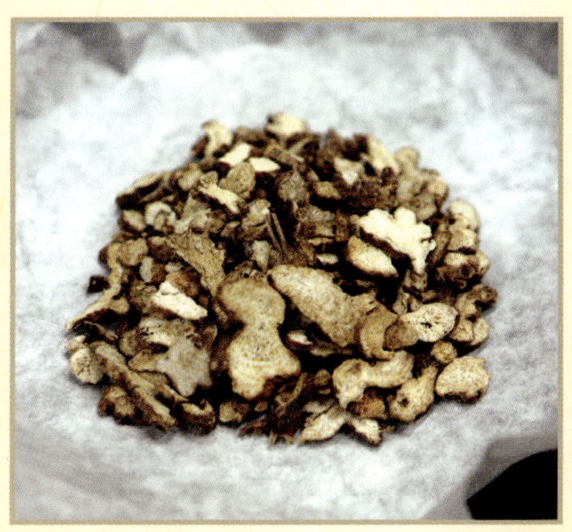

+

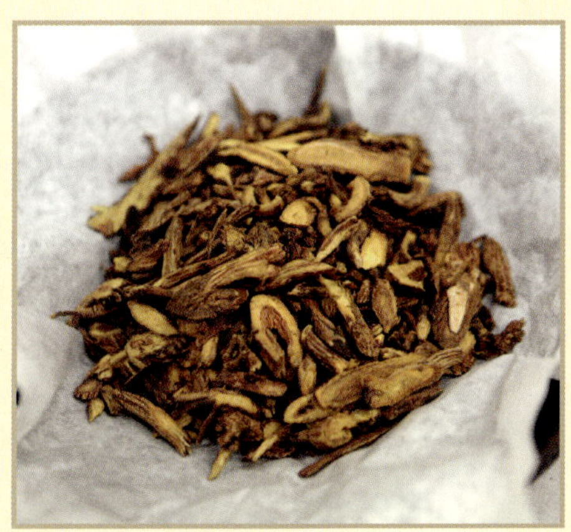

백출과 황금을 발효액으로 만들기 위해서는 백출과 황금의 신선한 뿌리를 채취하여 깨끗이 씻어 잘게 잘라서 설탕과 함께 발효를 시킨다.

두 약재를 발효시키면 발효액이 적게 나오므로 백출과 황금의 건재를 시럽으로 만들어 이미 만들어진 발효액에 넣어 발효시키는 방법을 쓰기도 한다. 이때 건재의 양은 생재의 1/3을 사용한다.

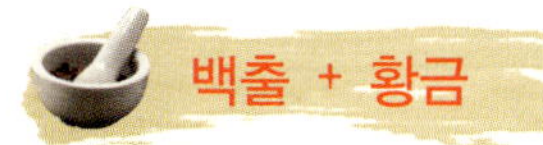

백출은 거담 · 건위 · 이뇨작용을 하는데, 비기를 보하고 입맛을 돋우며 음식물의 소화를 돕는다.

또한 습을 없애고 담을 삭이며 소변을 잘 누게 하고 담을 멈추며 태아를 안정시킨다. 또한 황금은 심은 지 3~4년 후 가을에서 봄에 채취하여 사용하는데, 항균 · 소염작용을 하며 장티프스 초기에 쓰면 열을 내리고 장내의 세균을 제거한다. 여러 형태의 간염에 나타나는 황달에도 좋은 효과가 있다.

백출은 감온(甘溫)해서 익기안태(益氣安胎)하고 황금은 고한(苦寒)해서 청열안태(淸熱安胎)하다. 두 약재를 합용하여 발효액으로 만들면 청보(淸補)가 결합되어 익기청열안태(益氣淸熱安胎)하는 효능이 있으므로 회태온열(懷胎蘊熱)로 인한 태동불안(胎動不安)을 치료할 수 있다.

백출과 황금 배합

❶ 항알러지작용을 할 때는 연교 · 황금 · 백출을 배합한다.

❷ 백출은 태아를 편안하게 하기 때문에 태동이 심할 때에 쓰는데, 이때 황금 · 두충 · 상기생 등을 배합하여 쓰는 것이 좋다.

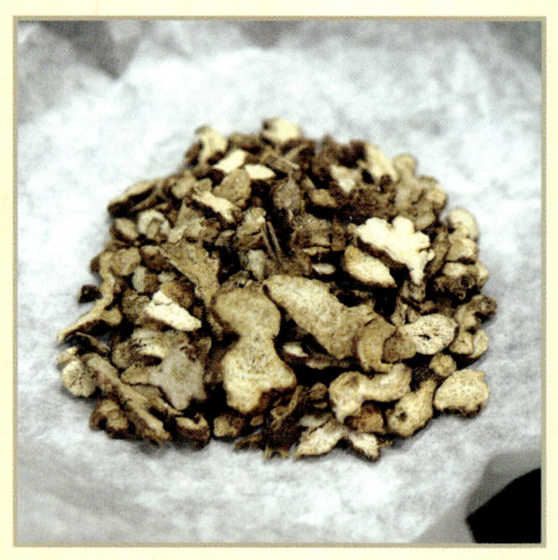

+

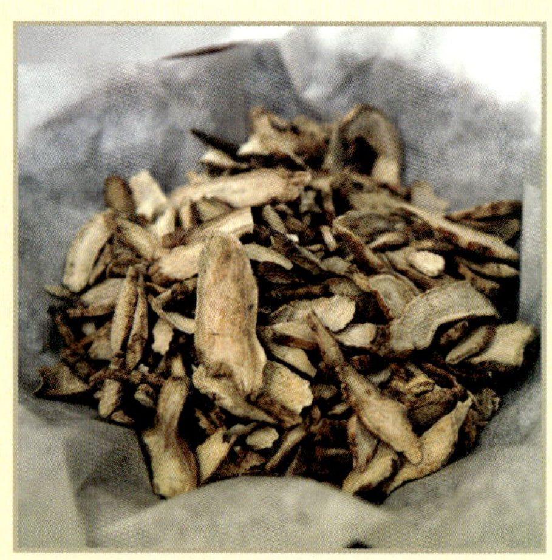

두 약재를 발효액으로 만들기 위해서는 삽주과 백작약의 신선한 뿌리를 채취하여 깨끗이 씻고 잘게 잘라서 설탕과 함께 발효를 시킨다.

이때 발효가 더 잘 되도록 약성이 원만한 미나리나 돌나물 발효액 등을 넣고 엿기름을 함께 넣어 발효를 시키기도 한다.

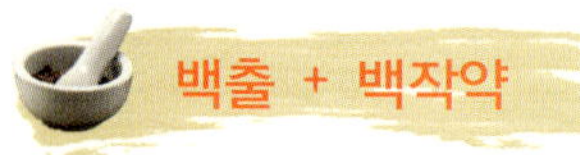

백출과 백작약은 기혈부족 현상에 쓰이는데 특히 백작약은 혈을 보충하고 간을 사하며, 땀을 막고 수렴(收斂)작용을 한다. 주로 자한(自汗)과 도한(盜汗)에 사용하는 약재이다.

백출은 보기안태(補氣安胎)하고 백작약은 산렴양혈(酸斂養血)하니, 두 약재를 섞어서 발효하여 발효액으로 만들면 보기양혈안태(補氣養血安胎)하는 효능이 있어서 기혈부족(氣血不足)으로 인한 면색위황(面色萎黃)·태동불안(胎動不安) 혹은 태위부장(胎萎不長) 등의 증상을 치료한다.

Tip.

백출작약탕

〈작약감초탕〉에 백출을 가한 것으로 물설사가 멈추지 않고 몸이 무겁고 피곤할 때에 쓴다.

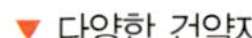

▼ 다양한 건약재

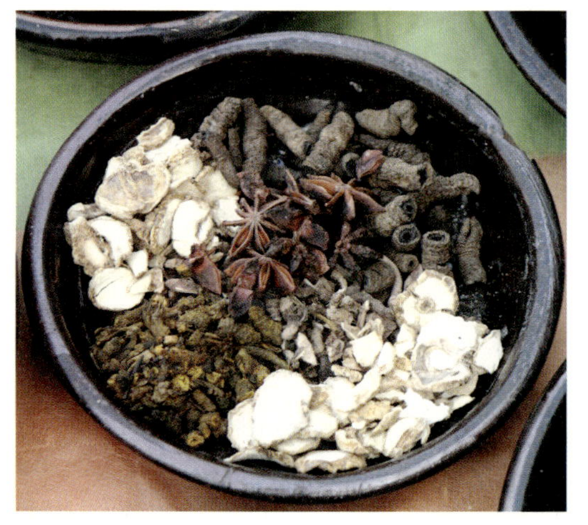

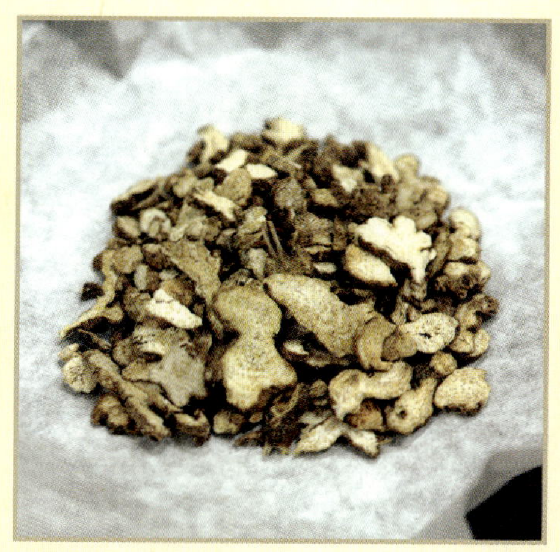

+

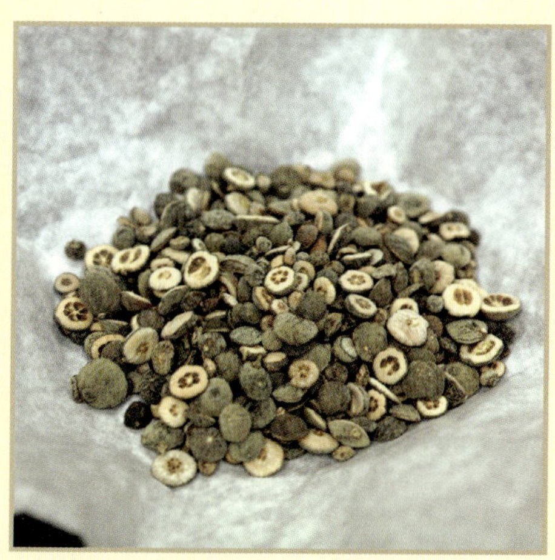

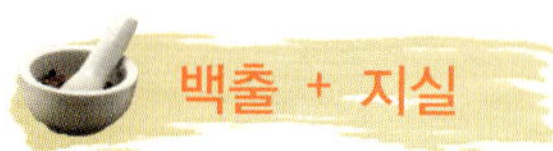
백출과 지실 발효액 담그기

백출은 뿌리를 채취하여 잘 씻어 잘게 자르고, 지실(탱자)은 잘 익은 열매를 골라 잘 씻어서 물기를 빼고 잘게 자른다.

동량의 설탕을 넣고 잘 버무려서 항아리에 담는다. 5~6개월쯤 발효 후에 걸러서 복용하면 음식이 정체되고 소화가 안될 때 쓰는 발효액이 된다.

백출 + 지실

두 약재로 발효액을 만들면 백출은 감고(甘苦)가 병존(幷存)해서 건비거습작용이 뛰어나고, 지실은 행기화체·소비제만하는 작용이 뛰어나서 서로 보(補)와 소(消)가 결합되어 건비소적(健脾消積)하는 효능이 생기므로 비위허약(脾胃虛弱)으로 인한 음식정체·완복비만·불사음식 등의 증상을 치료할 수 있다.

Tip

백출 이용법

11월경에 채취하여 잔뿌리와 경엽을 제거하고 가볍게 겉껍질을 벗긴 후 말린다. 약재는 크고 무겁고 빈 곳 없이 충실하며 진한 향기가 있는 것이 좋다.

▼ 삽주의 잎

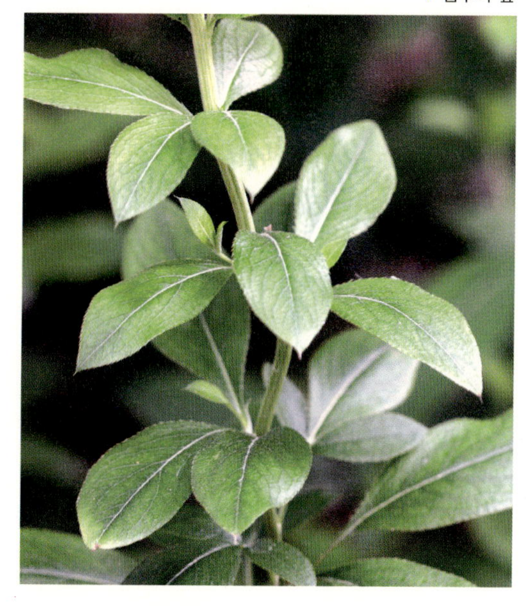

대조

- 비를 보양하고 아래로 쳐진 비기를 일으
  킨다(補中益氣)
- 혈을 자양하여 심신을 안정시킨다(養血安神)
- 약의 성질을 느슨하게 한다(緩和藥性)

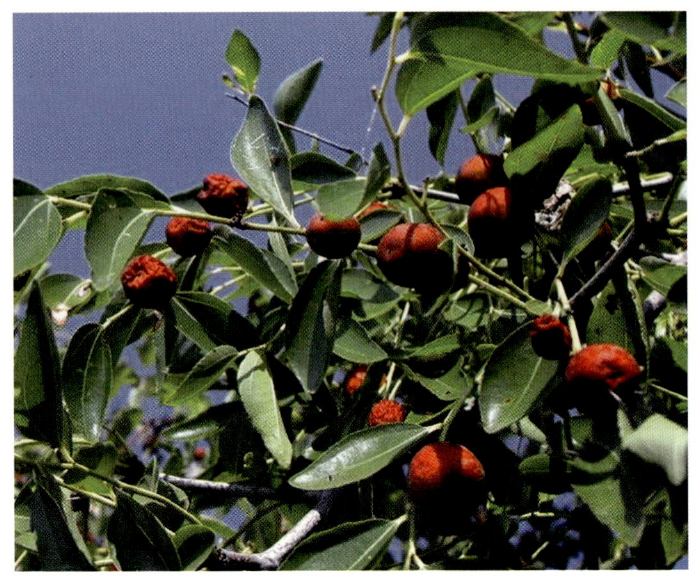

대추나무 열매

대추나무는 갈매나무과에 속하는 낙엽성 관목으로 키가 5m 정도 자란다. 잎 아랫부분에 있는 탁엽이 변해서 생긴 가시가 있다. 4월에 작은 잎이 나오고 6~7월에 연한 녹색의 꽃이 핀다. 9~10월에 열매가 암갈색으로 익으며 타원형이다. 외과피는 얇은 가죽 같은 겉감이고 점착성이 있으며 갯솜 같다. 내과피는 딱딱하고 속에 종자가 들어 있다. 모든 약재를 조화시키는 것으로 사용되어 왔다.

대조 성질과 효능

성질은 평[平]하고(따뜻하다(溫)고도 한다) 맛은 달며[甘] 독이 없다. 중초를 보하고 기운을 만들며 보혈작용(補血作用)이 있으며 정신을 안정시키고 비장(脾臟)을 튼튼하게 하고 위(胃)를 편하게 하는 효능이 있다. 속을 편안하게 하고 비(脾)를 영양하며 5장을 보하고 12경맥을 도와주며 진액(津液)을 만들고 9규(竅)를 통하게 한다. 의지를 강하게 하고 여러 가지 약을 조화시킨다.

《본초》 대추 살은 허한 것을 보하기 때문에 달임약에는 모두 쪼개 넣어야 한다.

《입문》 단맛으로 부족한 경락을 보하여 음혈을 완화시킨다. 혈이 완화되면 경맥이 살아나기 때문에 12경맥을 도울 수 있다.

위가 허약하여 음식을 많이 먹지 못하고 비장이 허약하여 변이 묽은 사람에게 적합하고 기혈이 부족하고 영양불량인 사람에게 좋다. 심황이나 불면증·신경쇠약·히스테리·빈혈·백혈구감소증·혈소판감소증(血小板減少症)에 효과가 있으며, 만성 간경화환자나 심혈관질환자에게도 좋고 방사선 치료를 받는 암환자에게도 도움이 된다. 또한 면역기능의 문란으로 인한 알레르기 즉 기관지천식·알레르기비염·두드러기 등에 효과가 있다.

1) 부인들의 히스테리에는 소맥·감초를 배합한다.

2) 우유와 대추를 배합하면 보혈작용과 비위를 튼튼하게 하는 효과가 있다.

3) 잉어와 대추를 배합하면 심장을 튼튼하게 하고 보혈작용이 강하고 수족부종에 효과가 있다.

4) 밤과 대추를 동시에 섭취하면 보음작용이 더욱 강해진다.

5) 대추와 잣을 배합하면 피부색을 좋게 하고 대추의 효과를 증대시킨다.

6) 식초와 대파를 배합하면 유행성감기에 효과가 있다.

7) 임신부의 자양강장제로 임신부가 대추를 구워 먹으면 태아가 튼튼하게 자란다. 대추는 오장을 보하고 12경맥을 돕는다고 한다.

:: 대조와 인삼 발효액

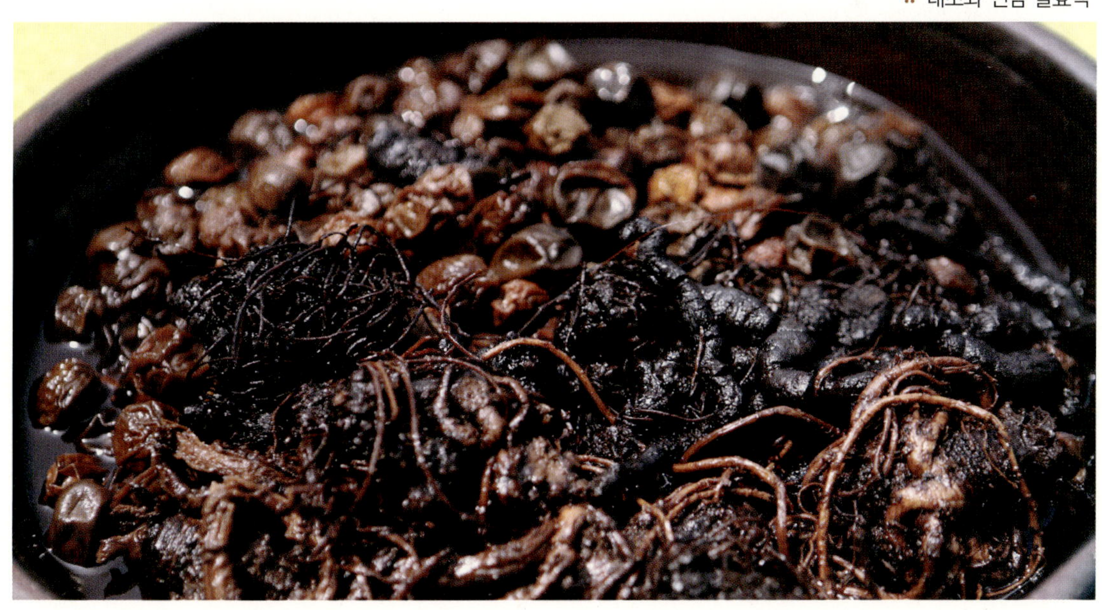

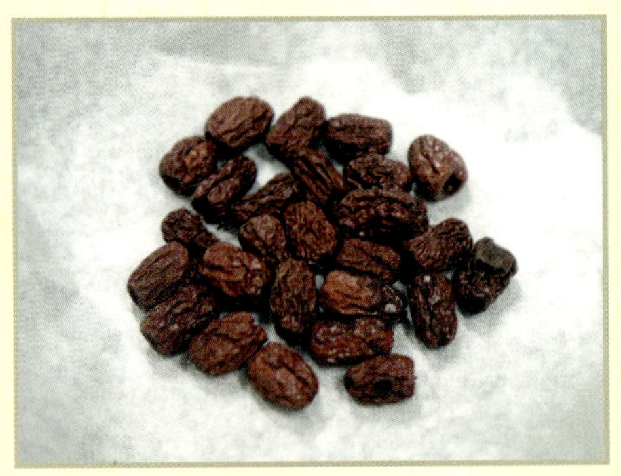

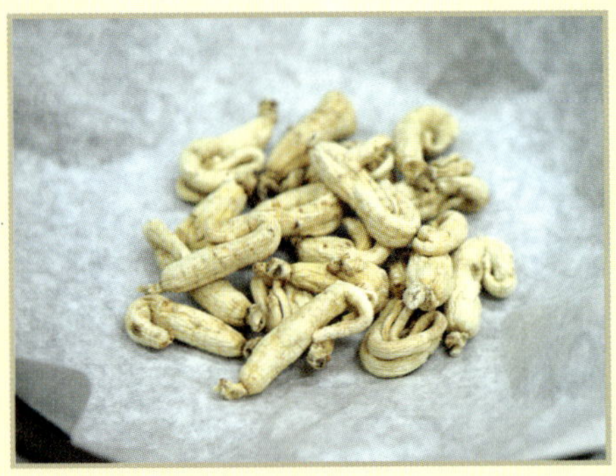

대조와 인삼(만삼) 발효액 담그기

　두 약재를 발효시키기 위해서는 가을에 인삼(몸에 열이 있는 사람은 만삼으로 대체함)을 채취하여 잘 씻어 놓고, 잘 익은 대추를 잘 씻어서 잘게 잘라서 설탕과 함께 발효액으로 담그면 된다.

　이때 대조(대추)는 마른 대추가 아니라 잘 익은 싱싱한 생대추를 넣어 발효액으로 만들어야 한다. 마른 대추를 넣어 발효액을 만들려면 감초와 생강 등을 넣고 설탕과 함께 시럽으로 만들어 인삼과 함께 효소 발효액으로 만들 수 있다.

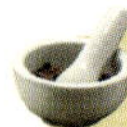

대조 + 인삼(만삼)

　비위허약이나 양혈안신하는데 쓰는 대조는 맛이 달고 따뜻하며 비와 위경으로 들어간다.

　이러한 대조를 대보원기하는 인삼과 합방을 하면 기혈부족한 사람에게는 좋은 보약이 될 것이다.

　대조는 익기양혈(益氣養血)하고 안신(安神)하며, 인삼은 대보원기(大補元氣)하고 보비익폐(補脾益肺)하는 효능이 있으므로 두 약재를 합하여 발효액으로 만들면 기혈부족(氣血不足)인 사람을 치료할 수 있다.

인삼대추차

　인삼은 피로를 회복시키고 정력을 증진시키는 효능이 있으며, 대추 역시 노화를 방지하는 효과를 지니고 있다.

재료　건삼 2뿌리, 대추 10개, 물 1000㎖, 꿀 약간

❶ 건삼과 대추를 깨끗이 씻어 물기를 뺀다.

❷ 인삼과 대추를 넣고 물을 부어 끓인다.

❸ 물이 끓으면 불을 줄이고 오래 달인다.

❹ 건더기는 체로 걸러 내고 국물만 찻잔에 따라 꿀을 타서 마신다.

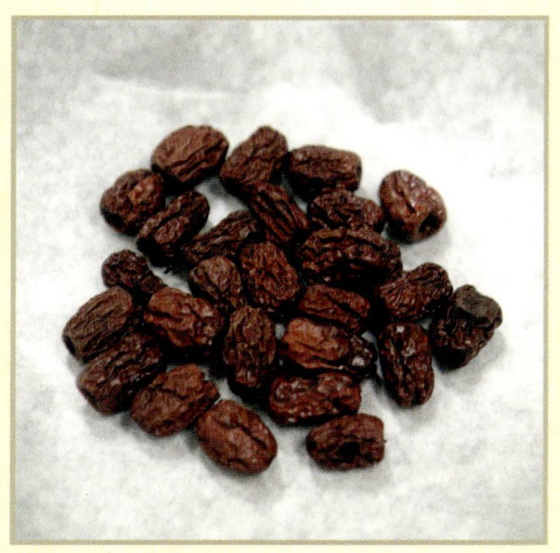

+

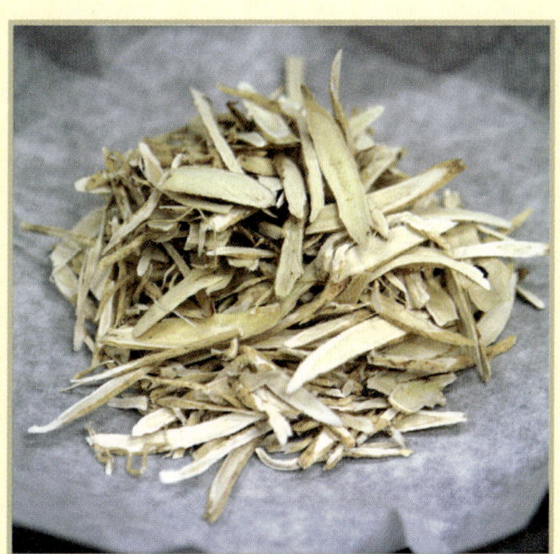

두 약재를 발효시키려면 가을에 캔 생황기와 잘 익은 대추를 잘 씻어서 잘게 잘라서 설탕과 함께 발효액으로 담그면 된다.

건재로 발효액을 만들기 위해서는 황기 발효액에 마른 대추를 시럽화해서 넣거나 대추 발효액에 건재 황기를 시럽으로 만들어 넣어서 발효액으로 만들 수도 있다.

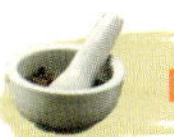

대조 + 황기

비위를 보하는 대추가 약중의 약으로 모든 약의 어른으로 불리는 황기와 합해지면 기허를 보하는 좋은 발효액이 될 수 있다.

황기의 성질은 따뜻하고 맛은 달며, 강장·익기·생기·소종작용을 하는 효능이 있다. 대조는 모든 약재를 조화시키는 약으로 사용되어 왔으며 풍요와 다산의 의미가 내포되어 있다.

활혈·진해작용이 있으며, 심장을 도와 혈액을 잘 돌도록 하고, 신경을 안정시키며 기침을 멎게 하고 변비를 없앤다.

비위허약(脾胃虛弱)하거나 양혈안신(養血安神)하는데 쓰는 대조와 보기승양(補氣升揚)하는 황기가 결합하면 기허(氣虛)로 감기에 걸린 사람에게 적합한 발효액이 된다.

> **Tip**
>
> ### 황기 이용법
>
> 황기는 노두와 잔뿌리를 제거하고 햇볕에 말려 그대로 썰어 사용하거나 꿀을 섞어 볶아 사용한다.
>
> 황기는 강장·보신에 중요한 약재로 용도가 매우 넓다. 약성이 부드러워 부족한 것을 보하며 부작용이 없다.

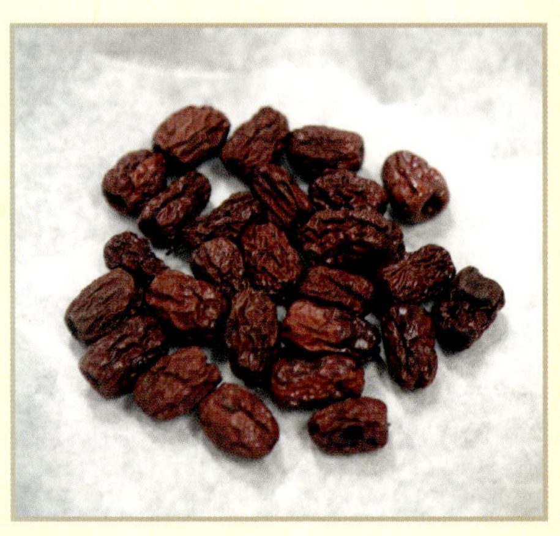

+

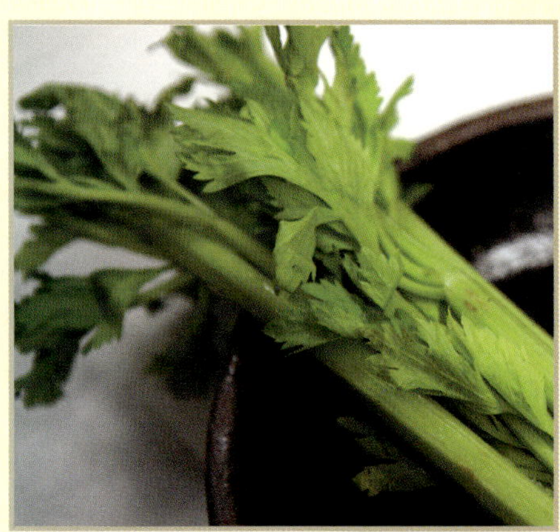

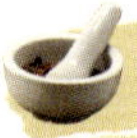
대조 + 샐러리

대조와 샐러리는 뇌신경을 강화하고, 혈액을 깨끗이 하여 순환계에 도움을 준다고 한다. 또한 마그네슘과 철분이 많아 혈구생성을 도우므로 신결석·관절염·기관지천식·신경쇠약·빈혈 등에 효과적이다.

샐러리에는 비타민 $A·B_1·B_2·C$, 칼륨, 칼슘, 섬유소가 풍부해 변비의 예방과 개선 그리고 신경의 안정은 물론 피로회복과 스테미너 증진에도 효과적이다.

대조는 단맛으로 부족한 경락을 보하여 음혈을 완화시키므로 심혈관질환자에게 좋으며, 혈압을 낮추는 샐러리와 배합하면 혈지방과 콜레스테롤의 함량을 낮추는데 도움이 된다.

대조와 샐러리 발효액 담그기

싱싱한 샐러리와 대주를 채취하여 잘 씻고 잘라서 설탕과 함께 발효액을 담는 것은 다른 발효액을 담그는 것과 같다.

또한 싱싱한 샐러리를 확보하여 발효액을 담그고 나서 마른 대추를 시럽화하여 함께 넣고 발효를 시키는 방법도 있다.

발효액에 사용되는 샐러리

샐러리를 발효시키려면 잘 익은 대추와 농약을 치지 않고 무공해로 생산된 샐러리를 확보하는 것이 급선무이다. 샐러리는 생식용으로는 엽병이, 그 밖의 다른 요리에는 잎자루와 어린 잎이 쓰인다.

▼ 샐러리의 잎

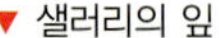
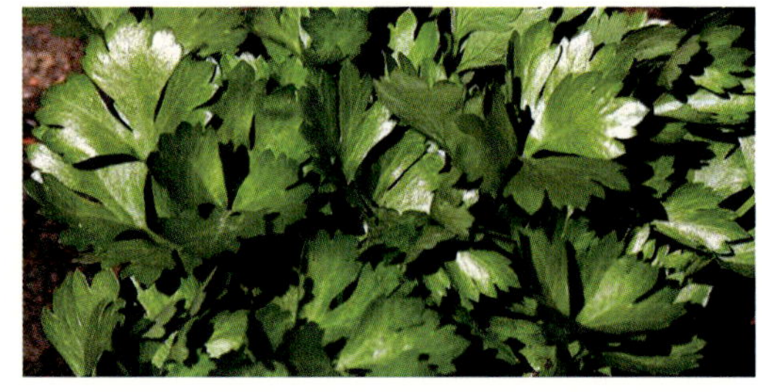

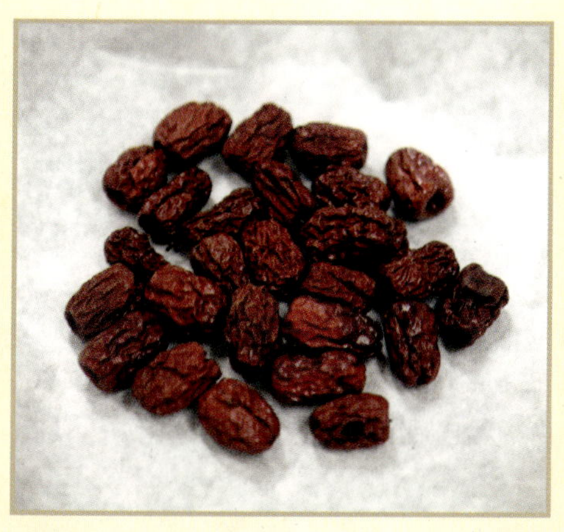

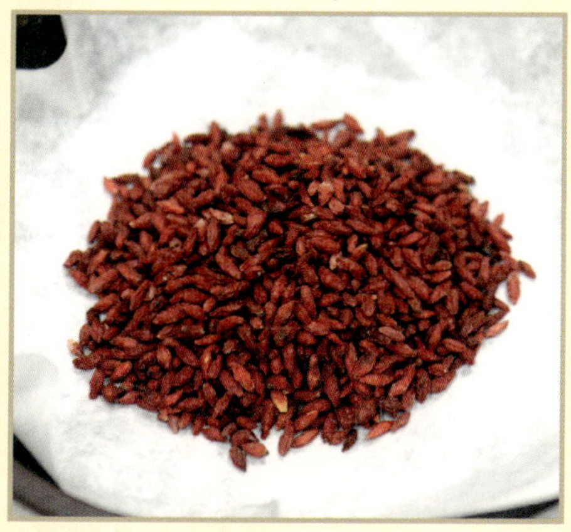

요즘 구기자는 비닐하우스 속에서 저농약으로 길러서 재배를 하는데, 수확 후 바로 세척을 하여 물기를 제거하고 발효액으로 담근다.

이렇게 만든 구기자 발효액에 싱싱한 대추를 넣어 함께 만들고자 하면 대추를 별도로 발효시켜 합방시키거나 대추 시럽을 만들어 처음에 만든 구기자 발효액에 전체 양 이내의 수준으로 넣어 준다.

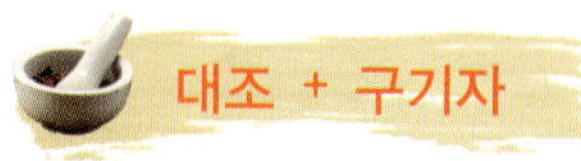

대조 + 구기자

구기자는 잎·열매·뿌리·줄기 어느 것 하나도 버릴 것이 없는 자양보익 식품이다. 이러한 구기자는 청양 등지에서 많이 재배되는데 농약을 많이 치면 발효액으로 담기에는 적당하지 않다.

대조와 구기자 발효액은 발효액을 만들면 대조의 양혈안신(養血安神) 효능과 구기자는 보혈안신(補血安神) 작용이 합해져서 보혈작용(補血作用)이 강해진다.

Tip.

발효액에 사용되는 구기자

구기자는 신장을 보하고, 폐를 유택하게 하고, 간을 보하며, 눈을 밝게 하는 효능이 있다. 간음과 신음이 부족한 증세, 허리와 무릎이 시큰시큰 쑤시고 연약한 증세, 어지럼증, 눈 앞이 아찔한 증세, 눈이 침침하고 눈물이 많이 흘러나오는 증상, 폐결핵으로 인한 잦은 기침, 소갈증, 유정을 치료하는 작용이 있으며 간질환 치료에도 사용한다.

▼ 건구기자

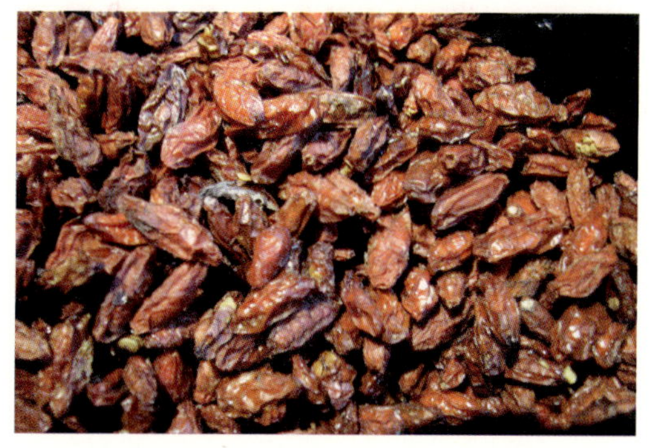

연자

- 비를 보하여 설사를 멈춘다(補脾止瀉)
- 신을 보익하고 정을 튼튼히 하여 대하를 그치게 한다(益腎固精(止帶), 補腎澁精)
- 심신이 불안한 증상을 다스린다(養心安神)

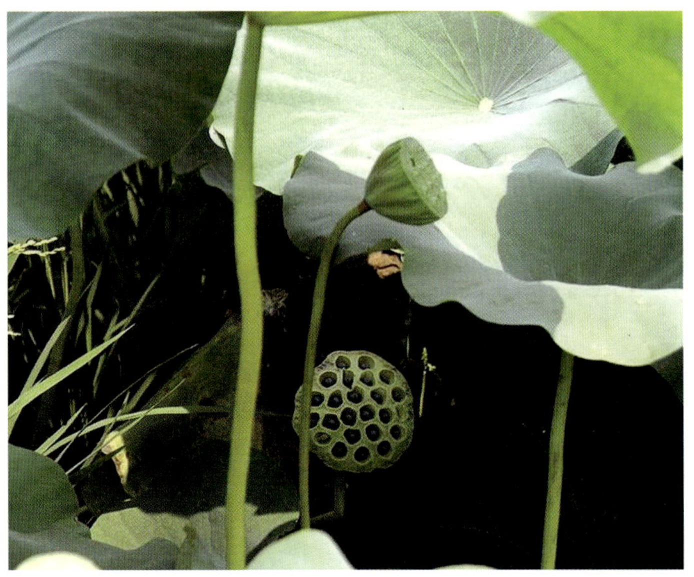

연꽃의 열매

연못에서 자라는 수련과의 여러해살이풀로서 뿌리가 옆으로 길게 뻗는다. 모양은 원추형이고 마디가 많으며 특히 가을철에 끝부분이 굵어진다. 열매는 9월에 맺히는데 타원형이고 꽃이 진 후, 벌집처럼 생긴 구멍에 한 개씩 들어 있다.

연자 성질과 효능

연자의 약성은 맑고 맛은 달다. 정신을 안정시키고 혈액을 도우며 비장을 튼튼하게 하고 설사를 멈추게 한다.

보익작용 신장을 강하게 하여 정기가 새어나가지 않도록 하는 작용이 있다. 이 약의 감평한 성미는 보양작용이 있으며, 비를 보하고 또한 심신을 보익하는 효능이 있다. 또한 감삽한 미는 위장의 기능을 강화하고, 정기를 고섭하는 작용이 있다. 그러므로 이 약은 비허로 인하여 발생하는 하리, 심신부족으로 인한 심장동계 · 불면 · 유정증을 치료한다.

자양강장제 연자는 단백질이 많은 영양식품으로 자양강장 · 신체허약 · 설사병 · 몽정 등의 치료를 위한 약재로 쓴다. 연자의 껍질과 연자 속의 싹을 버리고 가로로 낸 뒤 쌀을 섞어 죽을 쑤어 먹으면 자양강장제로 좋다. 뿐만 아니라 내장을 보호해 주고 마음을 안정시켜 주며 정신력을 강하게 만들어 줄 뿐 아니라 눈과 귀를 맑게 해 주는 효능이 있다.

　체질이 허약하고 심기가 부족하여 가슴이 황망하며 불안해 하고 잠을 잘 자지 못하고 꿈이 많은 사람에 적합하다. 또한 비장과 신장이 약하여 설사를 자주 하고 변이 항상 묽게 나오는 사람, 유정이 있는 남자와 냉대하가 많은 여자에게 효과가 있다.

1) 용안육과 배합하면 정신을 안정시키며 혈액을 보하는 작용이 강해진다.

2) 산약이나 백편두와 배합하면 비장을 튼튼하게 하고 설사를 멈추게 하는 작용이 강해진다.

3) 감실과 배합하면 신장을 튼튼하게 하여 정기가 새어나가지 않게 하는 작용이 강해진다.

4) 산약을 배합하면 건비보신 · 항노익수작용이 있어 체력이 허약한 사람이나 노인들에게 좋다.

:: 연근 발효액

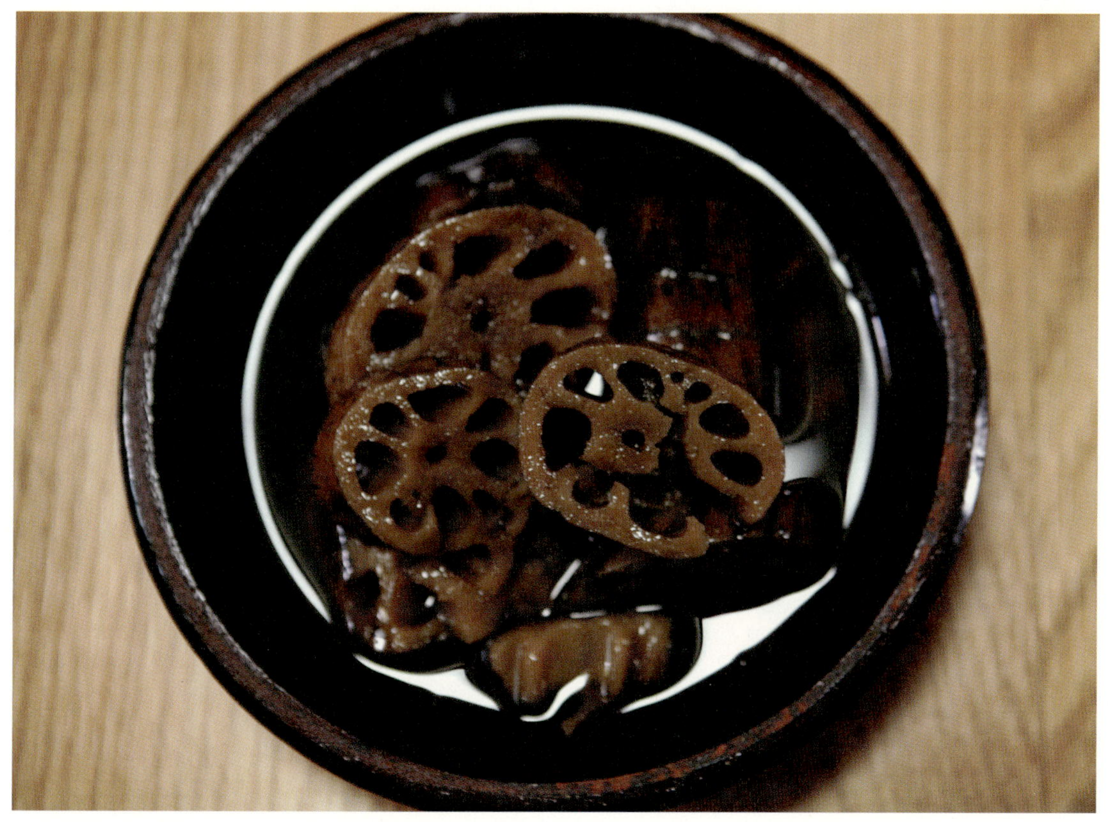

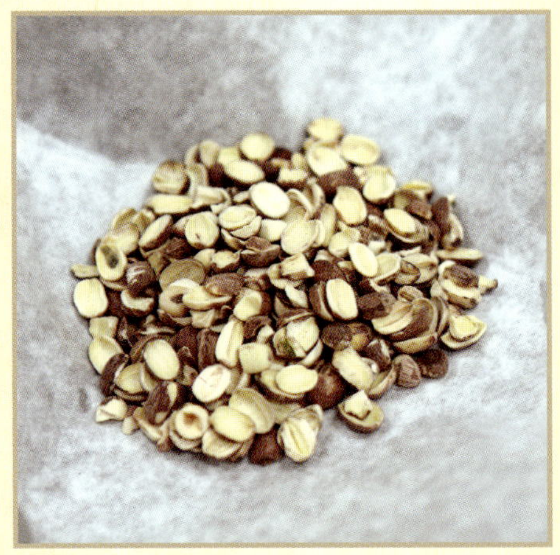

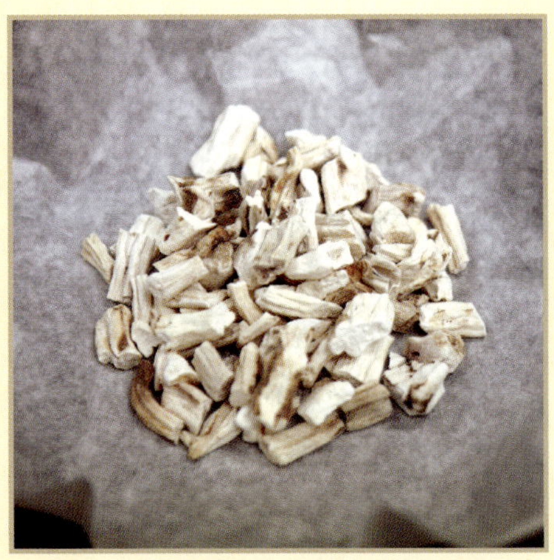

연꽃의 열매인 연자로 발효액을 담그기 위해서는 연자의 껍질과 연자 속의 싹을 버리고 속 알맹이만 잘게 잘라서 설탕과 함께 담근다.

여기에 산약을 넣고 연자와 함께 발효액을 담그면 연자육과 산약 발효액이 된다. 또는 산약(마) 발효액을 담글 때 연자육을 말린 후 가루를 내어 넣고 함께 발효액으로 담근다.

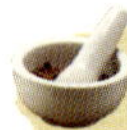

연자는 단백질이 많은 영양식품으로 자양강장 · 신체허약 · 설사병 · 몽정 등의 치료를 위한 약재로 쓴다.

이것을 먹으면 자양강장제로 좋다. 뿐만 아니라 내장을 보호해 주고 마음을 안정시켜 주며 정신력을 강하게 만들어 줄 뿐 아니라 눈과 귀를 맑게 해 주는 효능이 있다.

연자육과 산약은 모두 비를 보익하고 지사하는 작용이 있다. 연자육과 산약 발효액에 비의 기능을 조절하여 이수(利水)하는 복령과 비를 보하여 습을 제거하는 백출을 배합하면 비허(脾虛)를 보익하여 하리를 멈추게 하는 효능이 좋으므로 비허로 인한 하리의 치료에 좋은 효과를 얻을 수 있다.

산약의 성분

산약(마)의 성분은 전분 · 당류 · 무친 · 글루코사민 · 타이로신 · 로이신 · 글루타민산 · 아르기닌 · 디아스타제 등이 들어 있다.

디아스타제는 소화효소이고 무친은 위점막에서 분비되는 점액질이다. 아르기닌은 세포의 신진대사와 증식에 필요한 영양분이다. 연자와 산약을 함께 이용하면 건비보신 · 항노익수작용이 있어 체력이 허약한 사람이나 노인들에게 좋은 약이 된다.

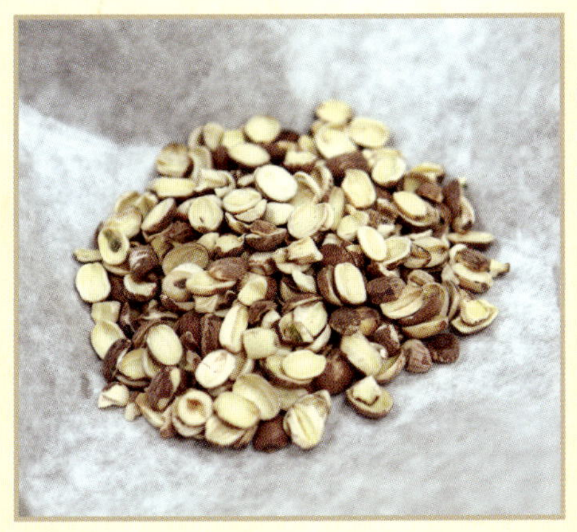

+

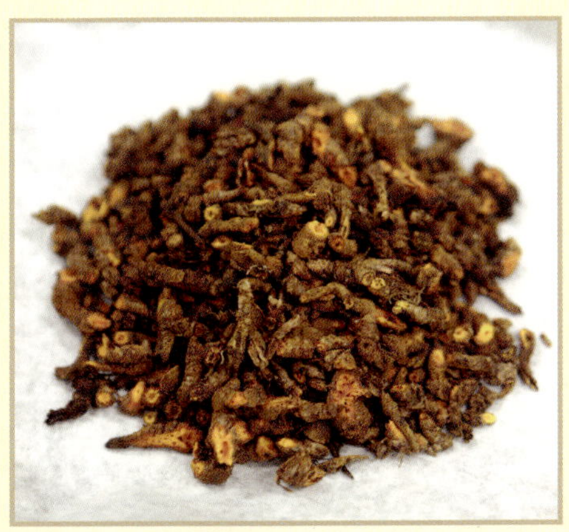

　연자육과 황련을 합해서 발효액을 담그기 위해서는 싱싱한 연자육과 황련이 필요하다.

　황련은 보호종이기 때문에 자연산 채취는 어렵고 재배를 한 것을 채취해서 그 뿌리를 깨끗이 씻은 다음 잘게 잘라서 연자육 알맹이와 함께 설탕을 넣어서 발효액을 담근다. 이때 연자육도 으깨서 담는 것이 발효가 쉽게 이루어진다.

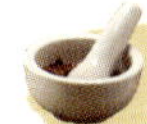

연자육 + 황련

　연자육과 황련으로 발효액을 담그면 연자의 위장기능을 강화하고 하리를 멈추게 하는 작용과 황련의 청열하고 습을 제거하여 하리를 멈추게 하는 작용이 합해져서 상수작용이 일어난다.

　이러한 연자육과 황련 발효액에 보기건비작용을 가진 인삼을 더하면 건비조습으로 지사작용을 나타나므로 만성화된 하리, 또는 소화흡수불량을 치료할 수 있다.

> **Tip**
>
> ### 발효액에 사용되는 연자육
>
> 　연꽃의 열매인 연자는 연꽃의 씨방에서 바로 따온 것이 연자육으로 분리하기가 쉽다. 오래된 것은 껍질이 육질과 붙어서 분리해 내기가 어렵고 발효액으로 담그기도 어려우니 주의해야 한다.
>
> ▼ 연꽃의 열매
>
> 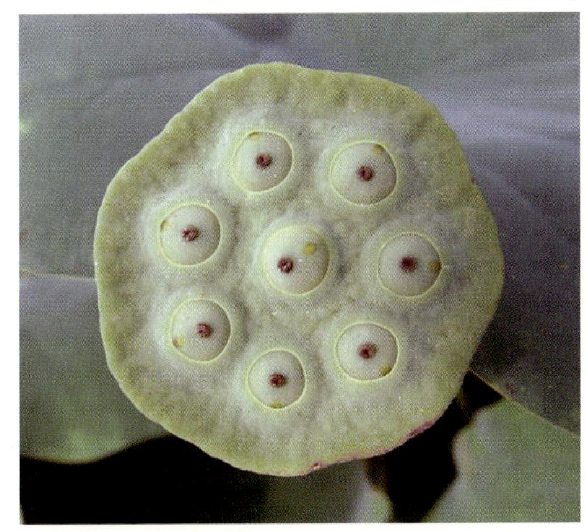

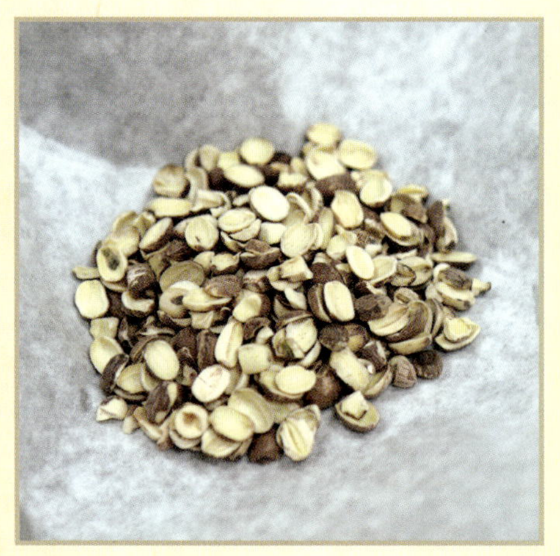

+

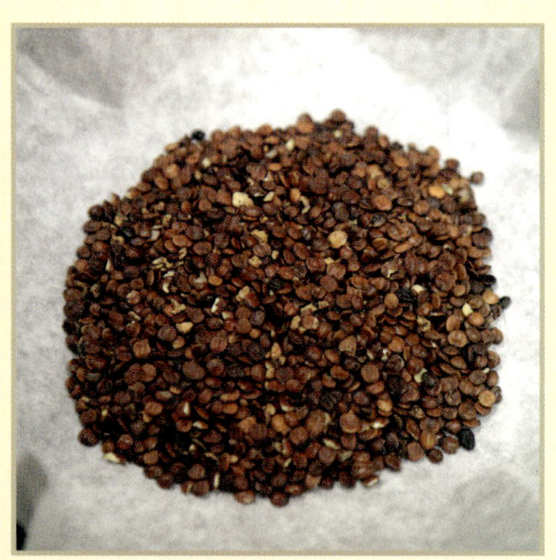

연자육과 산조인을 합해서 발효액을 담기 위해서는 싱싱한 연자육과 산조인의 씨앗이 필요하다. 산조인은 9월에 채취하여 껍질을 벗긴 후에 그 씨앗만을 쓴다. 건재일 경우 산조인의 씨는 볶아서 연자육 분량의 3분의 1을 감초와 생강 그리고 대추·설탕을 넣고 끓인 다음 그것을 식혀서 연자육과 함께 발효액을 담는다.

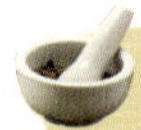

연자육 + 산조인

연자육과 산조인 발효액은 연자의 심비를 보익하는 작용과 산조인의 보혈하고 정신을 안정시키는 작용과의 배합이다.

이 두 약재를 배합하면 심비를 보양하고 정신을 안정시키는 효능을 나타낸다. 그러므로 심비가 부족하여 발생하는 심장동계·불면·심계항진·건망증을 치료하며, 일반적으로 여기에 복령·원지를 배합하여 사용한다.

이때 연자는 가을철 종자 성숙시에 채취한 후 햇볕에 말려 둔 것을 쓴다. 생것을 그대로 쓰면 헛배가 부르므로 익혀서 쓴다.

Tip.

산조인 이용법

산조인(멧대추의 씨앗)에는 대량의 지방유가 함유되어 있어 사용할 때는 약간 볶아서 쓰는 것이 좋다. 너무 많이 볶으면 오히려 효능이 감퇴되니 주의한다.

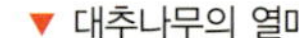

▼ 대추나무의 열매

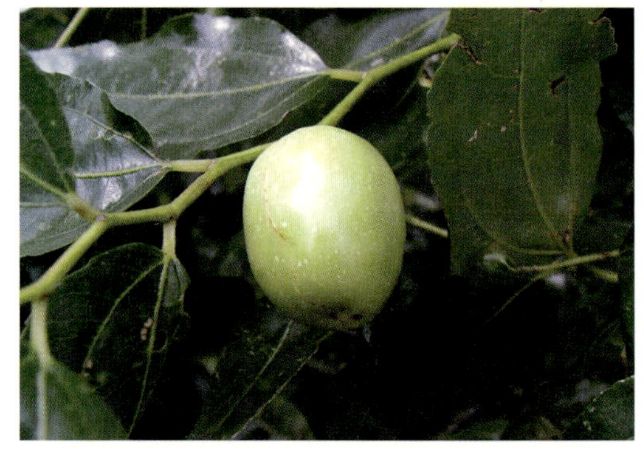

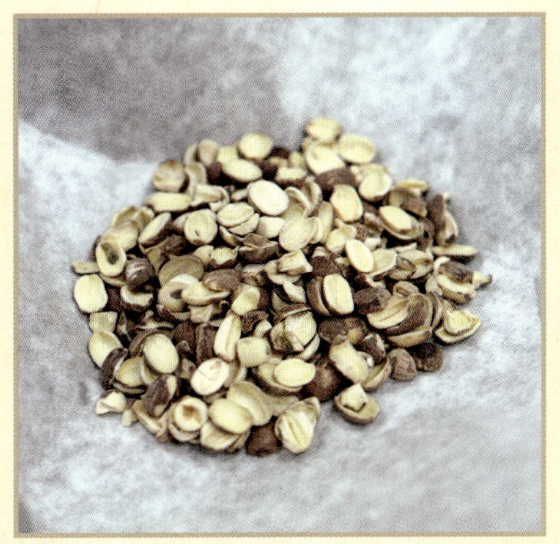

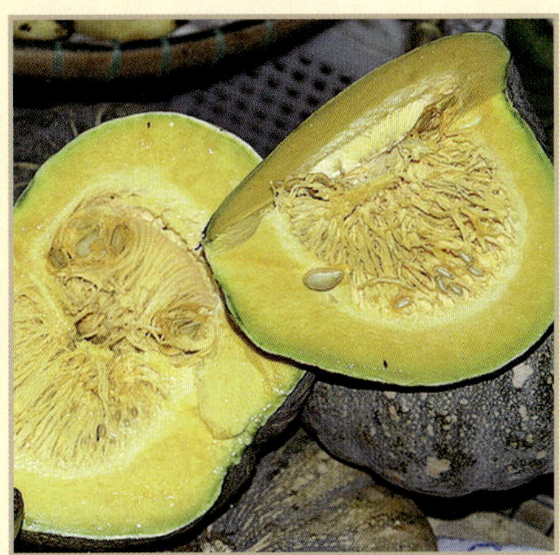

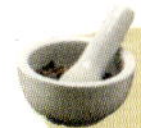

연자육은 정신을 안정시키고 혈액을 도우며 비장을 튼튼하게 하고 설사를 멈추게 한다. 신장을 강하게 하여 정기가 새어나가지 않도록 하는 작용이 있다.

이 약의 감평한 성미는 보양작용이 있으며, 비를 보하고 또한 심신을 보익하는 효능이 있다. 또한 감삽한 미는 위장의 기능을 강화하고, 정기를 고섭하는 작용이 있다.

단호박은 폐와 중초를 보하고 기운을 내며 부기를 가라앉히고 해독작용을 한다. 또한 혈지방과 혈당을 낮춘다.

고혈압이나 관상동맥경화, 고지혈증, 콜레스테롤이 높은 사람에게 적합하고 비만이나 당뇨·암환자에게 좋다. 중노년의 비만에도 효과가 있으며 비뇨기결석이나 납·수은 등의 금속 중독을 치료하는데도 쓰인다.

이렇게 담근 연자와 단호박 발효액은 보중익기·청심이뇨작용이 있어 심장병·고혈압·당뇨·비만·변비환자에게 효과가 좋은 발효액이 될 것이다.

연자육과 단호박 **발효액 담그기**

잘 익은 단호박을 반으로 갈라서 씨를 발라내고, 적당한 크기로 잘라 연자육과 함께 설탕을 넣고 발효액을 담근다.

이때 연자육도 으깨서 담는 것이 효소로 분해되어 발효가 쉽게 이루어진다.

Tip.

연자박속탕

연자와 단호박을 함께 찜을 해 먹으면 보중익기·청심이뇨작용이 있어 신장병·고혈압·당뇨·비만·변비환자에게 효과적이다.

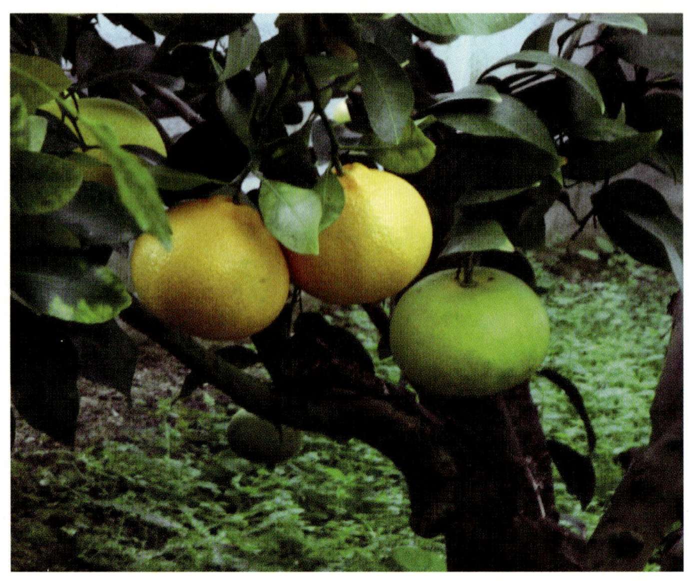

귤나무

귤나무는 제주도 지역에서 재배하는 운향과의 늘 푸른 작은키나무로 키가 5m 정도 자란다. 잎은 어긋나며 피고 뾰족하다. 끝은 둔하고 길이가 5~7cm이다. 열매는 작은 공 모양이고 지름은 5~8cm이다. 10월에 등황색으로 열매가 열리며 과피가 잘 벗겨지고 가운데 축이 비어 있다.

진피 성질과 효능

성질이 따뜻하며[溫] 맛은 쓰고 매우며[苦辛] 독이 없다. 기의 흐름을 조절하고 비장을 튼튼하게 하며 습을 제거하고 담을 없애며 소화를 촉진시킨다. 가슴에 기가 뭉친 것을 치료한다. 음식 맛이 나게 하고 소화를 잘 시킨다. 이질을 멈추며 담연(痰涎)을 삭히고 기운이 위로 치미는 것과 기침하는 것을 낮게 하고 구역을 멎게 하며 대소변을 잘 통하게 한다.

《탕액》 가슴에 막힌 기를 치료하려면 흰 속을 긁어 버리고 써야 한다. 그 빛이 벌겋기 때문에 '홍피(紅皮)'라고 한다. 오래된 것이 좋은데 이것을 '진피(陳皮)'라고 한다. 흰 속이 그대로 있는 것은 위(胃)를 보하고 속을 편안하게 한다. 흰 속을 버린 것은 담을 삭히고 체기를 푼다.

《단심》 흰삽주(백출)와 함께 쓰면 비위를 보하고 흰삽주와 함께 쓰지 않으면 비위를 사(瀉)한다. 감초와 함께 쓰면 폐를 보하고 감초와 함께 쓰지 않으면 폐를 사한다.

1) 이기(理氣)·행기관중(行氣寬中)하여 흉복창만(胸腹脹滿)을 치료한다.

2) 담습옹체(痰濕壅滯)로 인한 흉격만민·천해담다·담음구토와 습사저중(濕邪阻中)로 인한 복창·대변당박·설태후부를 치료한다.

3) 비위허약·완복창만·오심구토·애기·불사음식 등을 치료한다.

4) 가슴이 답답하고 배가 더부룩하며 식욕이 없는 사람에게 적합하고 소화불량이나 구토·구역질이 나는 사람에게 좋다.

5) 콜레스테롤이 높은 사람이나 고지혈증에 도움이 되며 협심증·동맥경화·고혈압에도 효과가 있고 비만·지방간·담낭염·담석증에 효과가 있으며, 급만성 기관지염·가래가 많은 기침에 좋고 급성 유선염에도 효과가 있다.

6) 게와 동시에 요리하면 게에 들어 있는 독을 제거하는 효능이 있다.

처방명 : 〈평위산〉, 〈이진탕〉

1) 유선염에는 감초와 배합하면 좋다.

2) 식욕부진에는 곡아·대맥아와 배합하면 효과가 좋다.

3) 가래가 많은 기침에는 반하·복령과 배합한다〈이진탕, 화제국방〉.

4) 구토에는 생강·죽여·대추를 배합한다〈진피죽여탕, 금궤요략〉.

5) 가슴이 답답한 증상에는 지실·생강을 배합한다〈진피지실생강탕, 금궤요략〉.

6) 단피와 굴껍질을 배합하면 허열을 내리고 간을 보호한다.

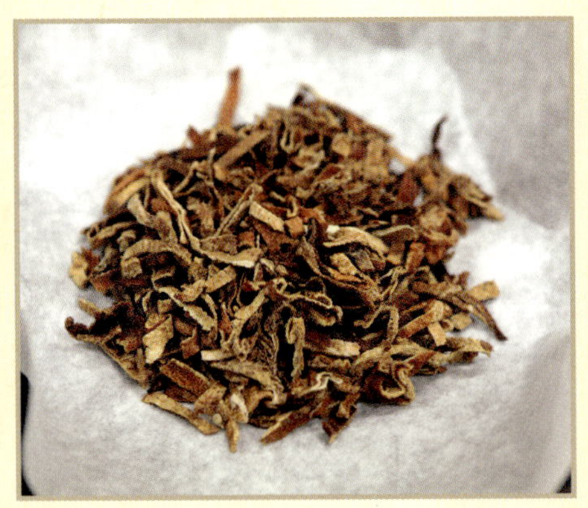

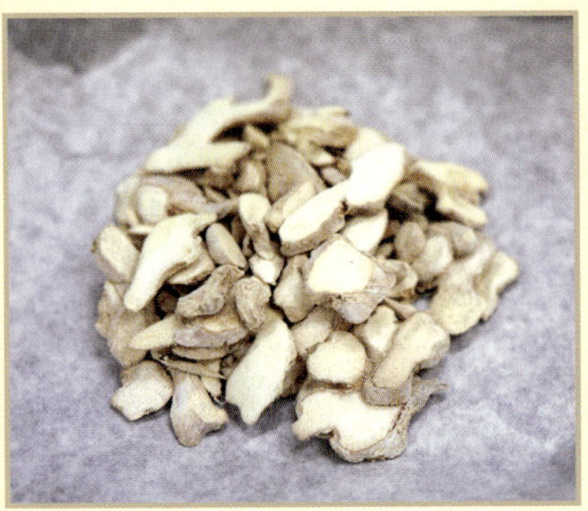

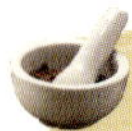 진피(귤피) + 생강

진피는 귤피를 묵힌 것으로 소화촉진작용을 하는 약재이다. 보신약을 복용한 후 자보약품이 체내에 머물러 좀처럼 소화가 되지 않아 발생하는 식욕감퇴를 방지한다.

진피와 생강 발효액을 만들면 비위의 기능을 조절하여 기역(氣逆)을 하강시키고 구토를 멈추게 하는 작용이 한층 강해진다.

그러므로 위 기능의 정체, 기역으로 발생하는 구토와 애기 등을 치료할 수 있게 된다.

진피(귤피)와 생강 발효액 담그기

진피와 생강 발효액을 만들기 위해서는 가을철에 싱싱한 생강을 채취하여 잔뿌리를 제거하고 잘 씻어 잘게 자른다.

여기에 소금물에 씻어서 물기를 말린 귤껍질과 동량의 설탕을 넣어 발효액으로 담그면 된다.

또는 생강 발효액을 담글 때 건재 진피를 잘 씻어 함께 넣어서 발효액을 만들 수도 있다. 이때 건재의 양은 생강의 1/3만 넣으면 된다.

Tip

발효액에 사용되는 생강

요즘 시장에 가보면 중국산 생강이 많이 들어와 있다. 또한 중국산 종자를 우리 땅에 심어서 우리 고유의 생강인 것처럼 판매하는 것이 대부분이다.

중국산 생강이 훨씬 크고 소출이 많이 나기 때문이라고 하지만 향과 맛뿐만 아니라 약효면에서도 우리 고유의 생강이 훨씬 더 좋다는 사실을 알아야 할 것이다.

▼ 생강 발효액

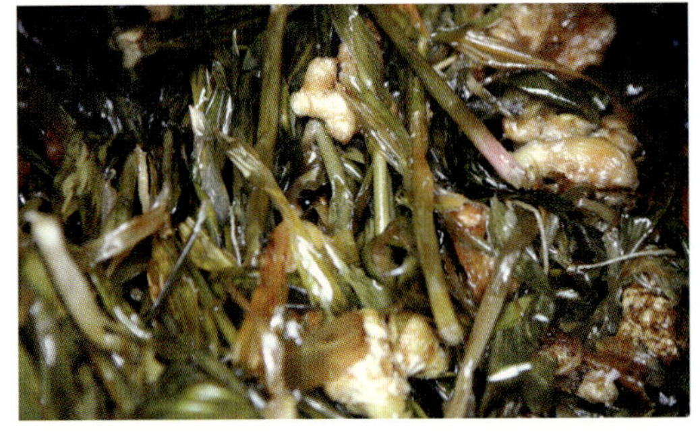

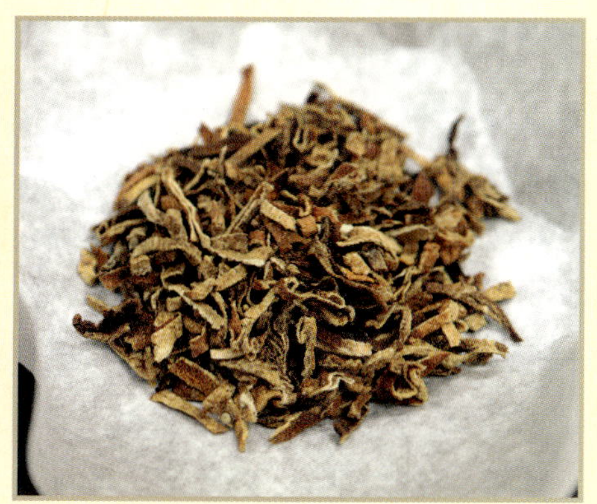

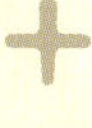

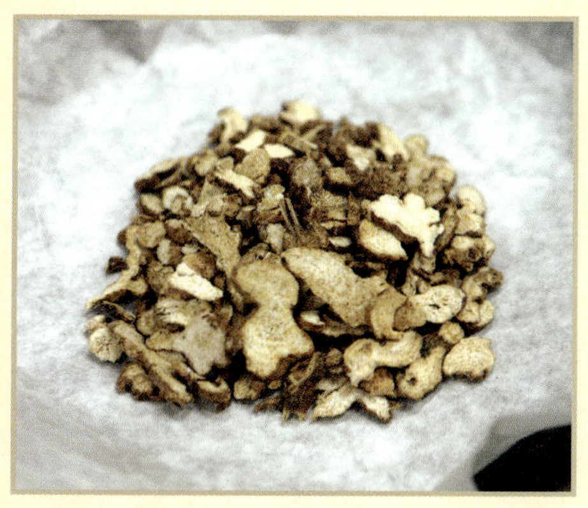

귤의 껍질을 소금물에 헹구어 씻어서 유해 성분을 제거하고 삽주(백출)와 잘 씻고 잘 섞어서 설탕과 배합하여 발효액을 담근다.

발효액의 양이 적어 재료들이 잠기지 않을 때는 감초와 대추 그리고 생강을 설탕과 함께 달여서 시럽을 만들어 부어 주면 된다. 시럽을 만들 때는 설탕을 1 : 1로 충분히 넣고 진하게 달여야 발효액이 상하지 않는다.

발효액에 넣을 시럽의 양은 원발효액보다 적어야 한다.

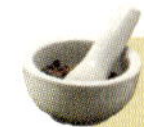

진피(귤피) + 백출(삽주)

귤피는 크게 소화를 돕고 통기·통변하는 효능이 있기 때문에 대부분의 현대인들에게 인삼보다도 더 필요한 약재인지도 모른다.

진피와 백출 발효액은 비위를 보익하고 기의 작용을 조절하는 효능을 나타낸다. 또한 보하면서도 정체를 일으키지 않게 하며, 행기하면서도 산하는 일이 없으므로 비허로 인하여 습의 정체에서 발생하는 위의 소화불량 증상에 상용할 수 있다.

Tip.

발효액에 사용되는 귤의 껍질

보통 밀감을 먹으면 알맹이만 먹고 껍질을 모두 버린다. 하지만 앞으로는 껍질 속에 더 좋은 성분이 있다는 것을 알고 귤피를 버리지 말고 잘 활용해 보자. 요즘 무농약이나 저농약 밀감이 많이 나와 있고 소금물에 헹구어서 씻으면 껍질에 묻은 대부분의 유해 성분들은 없어진다. 또한 발효액으로 담가 6개월 이상을 두면 농약 성분들이 분해되어 사라질 수도 있다.

▼ 귤피

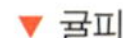

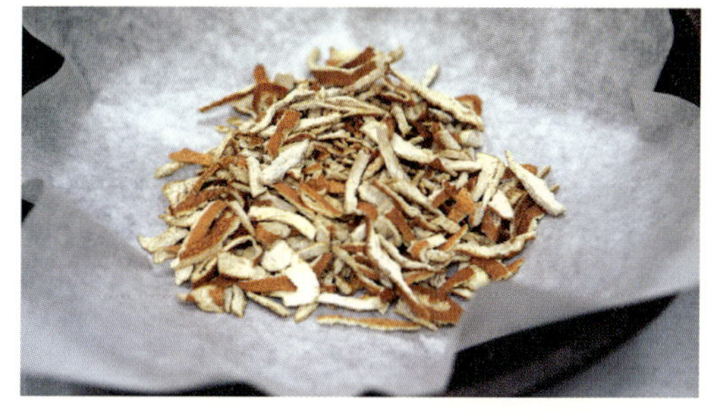

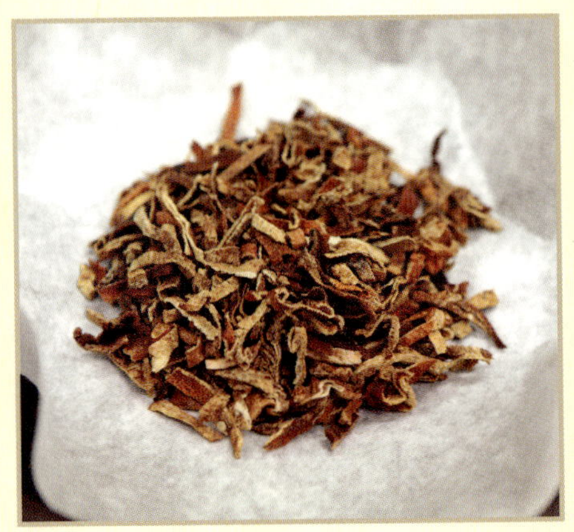

+

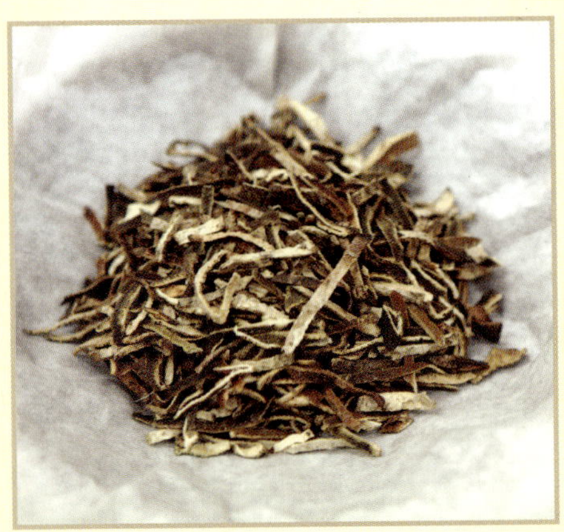

　잘 익은 귤과 덜 익은 귤의 껍질을 구하여 잘 씻고 물기를 말려서 설탕과 함께 발효액을 담근다. 두 가지 약재는 보통 건재로 사용하기 때문에 발효액으로 담글 때도 약성이 강하지 않는 다른 발효액을 활용해서 발효액을 만드는 것이 좋다.

　진피와 청피의 건재를 시럽화해서 발효액으로 만드는 방법은 다른 것들과 같다.

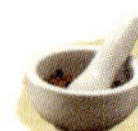

진피 + 청피

　청피는 작고 덜 익은 청색 귤의 껍질로 진피에 비해 소간파기(疏肝破氣)·산결화체(散結化滯)시키는 효능이 강하다. 이기지통이 강하므로 기울로 일어나는 통증이나 복부가 팽만할 때 쓴다. 또한 진피는 건비조습(健脾燥濕)·이기화담(理氣化痰) 하는 작용이 강하므로 간기울체로 인한 통증을 없애는 발효액이 될 것이다.

　이렇게 만들어진 발효액은 간기의 울체를 소산하며 위의 기능을 증진하여 기를 선통산결하므로 통증을 멈추게 하는 효능을 나타낸다. 그러므로 간기의 울체와 위기불화로 인한 양협부의 창통, 흉복부의 만민에 상용할 수 있다.

Tip.

진피와 청피 이용법

　진피는 소화기 계통의 각종 질환에 나타나는 기체증상에 대해 좋은 효과를 가진다. 소금·식초·술·감초·생강 등을 가미해 각반한 후 밀봉 저장하고 시간이 경과하면 효과가 좋아진다.

　청피는 진피에 비해 이기지통이 강하므로 기울로 일어나는 통증이나 복부가 팽만할 때 쓰며, 위에 격렬한 통증이 있고 양쪽 옆구리까지 아플 경우에도 쓴다. 또 식욕을 증진하며 간경변을 방지하는데 도움이 된다.

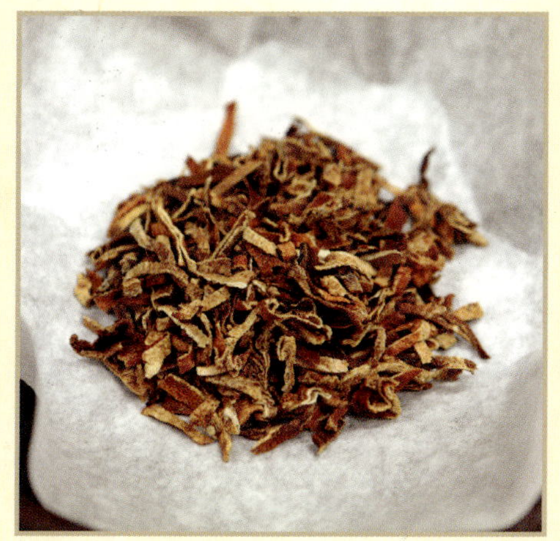

+

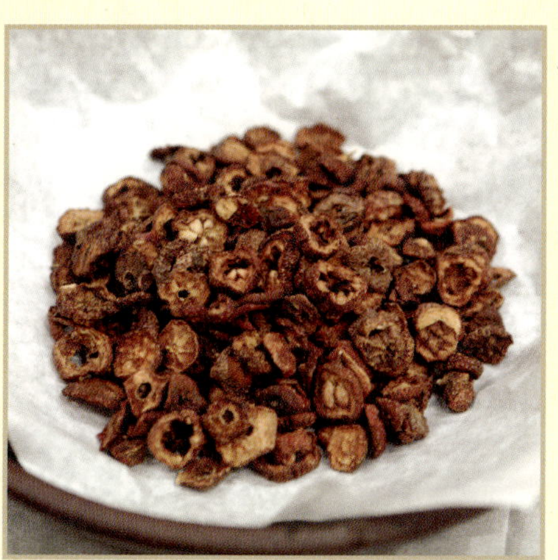

귤피(진피)와 산사 **발효액 담그기**

귤피와 산사를 합방한 발효액을 만들기 위해서는 싱싱한 귤껍질과 산사의 열매를 채취하여 잘 씻고 잘게 잘라서 동량의 설탕과 함께 용기에 넣고 발효액을 담근다.

산사 발효액에 마른 귤피를 시럽화하여 넣고 발효액을 만들기도 한다.

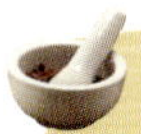

귤피(진피) + 산사

산에서 나는 과일이라는 의미의 '산사'는 맛이 시고 떫다. 이러한 신맛 때문에 위산부족으로 인한 소화불량, 특히 계란 썩은 트림이 올라올 때 쓰는 약재이다.

이러한 산사 열매와 행기지제인 진피를 합하여 발효액을 만든다면 소화를 돕는 좋은 발효액이 될 것이다.

귤피와 산사 발효액은 고지혈증과 지방간 그리고 비만를 치료할 수 있는 좋은 효소 발효액이 된다.

Tip

산사 이용법

한방에서는 아가위나무를 '산사'라 부른다. 약용으로 쓸 때는 서리가 내리면 열매를 따서 살짝 찐 후, 씨를 빼고 말려 약간 볶아 쓰거나 태워서 쓴다.

알이 크고 껍질이 붉고 단단하고 살이 많은 것이 좋다. 삶아서 즙을 마시면 설사를 멎게 하고 삶은 물로 머리를 감고 몸을 씻으면 종기나 염증을 치료한다.

▼ 아가위나무 열매

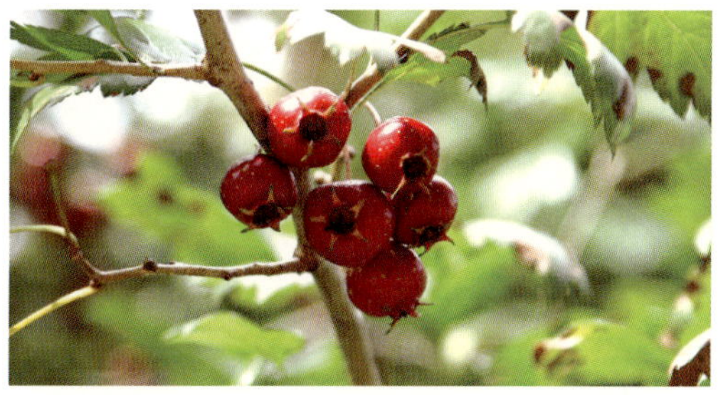

맛은 쓰고 매우며 성질은 약간 차다
(苦 · 辛, 微寒)
비장과 위, 대장으로 들어간다
(入脾 · 胃 · 大腸經)

지실

- 기가 몰린 것을 헤치고 뭉친 것을 풀어
  주며 적취를 제거한다 (破氣消積)
- 가래를 삭인다 (化痰)

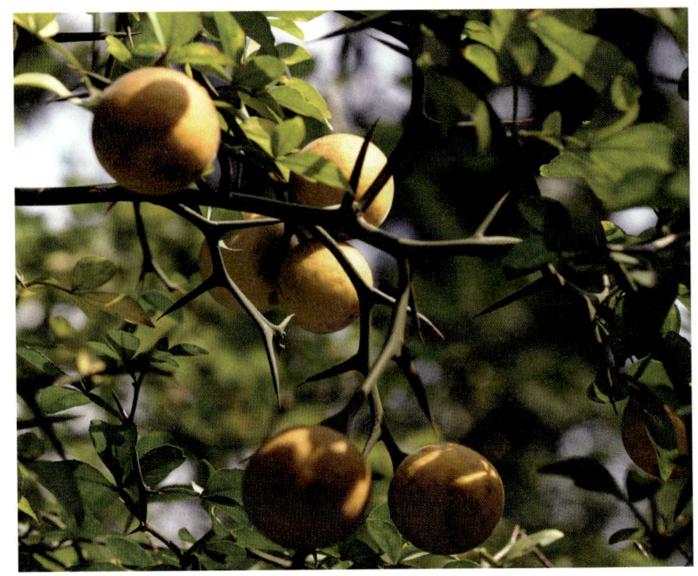

탱자의 열매

탱자나무의 익지 않은 푸른 열매를 '지실' 이라 부른다. 껍질 말린 것을 '지각' 이라 하여 건위 · 지사제로 쓴다. 지실과 지각이 같은 것인지 다른 것인지에 관해서 옛날부터 많은 논란이 있었다. 현재는 '어린 과실을 썰어 말린 것' 을 지실이라 하고, '성숙한 과실의 껍질을 말린 것' 을 지각이라 한다. '지(枳)' 라는 의미는 '가시가 많아 피해를 준다' 는 뜻이다.

지실 성질과 효능

성질은 차며[寒](약간 차다(微寒)고도 한다) 맛은 쓰고[苦] 시며[酸](쓰고(苦) 맵다(辛)고도 한다) 독이 없다. 피부의 심한 가려움과 담벽(痰癖)을 낫게 하며 창만과 명치 밑이 묵직하면서 아픈 것을 낫게 하고 오랜 식체를 삭인다. 기운이 뭉치거나 뱃속이 결리거나 덩어리가 뭉쳐 있는 것을 풀어 주며 가래를 없애는 작용이 있다.

《입문》 지실은 담을 삭이는 데서 담장을 찌르고 벽을 넘어 뜨릴 만큼 힘이 세다. 물에 담갔다가 속을 긁어 버리고 밀기울과 함께 볶아서 쓴다.

《단심》 속을 버리지 않은 지실은 효력을 더 빨리 나타낸다.

1) 고강하행(苦降下行) · 약성한량(藥性寒凉) · 기예맹렬(氣銳猛烈)하여 파기제창(破氣除脹) · 소적
   도체(消積導滯)하여 비위기체실증(脾胃氣滯實證)와 습열정체(濕熱積滯)로 인한 사리부창(瀉痢
   不暢) · 이급후중(裏急後重)을 치료한다.

2) 음식으로 체하거나 뱃속이 결리고 더부룩하면서 소화가 잘 안 되는 사람에게 효과가 있으며
   변비에 좋고 가슴에 기운이 뭉쳐 답답하고 기체로 인해 옆구리에 통증이 있거나 산후복통 ·
   위확장증 · 위하수 · 자궁하수 · 탈항 등에 배합하여 사용하면 다른 약의 효능을 강하게 한다.

1) 식체에는 산사 · 맥아 · 신곡을 배합하면 효과가 좋다〈의학정전〉.
2) 흉비 · 결흉에는 사백 · 계지 · 과루인을 배합한다〈금궤요략〉.
3) 만성 변비에는 대장에 조열이 적체하면 만성 변비가 되는데, 이때 괴화 · 지실 · 대황을 배합
   하여 사용한다.
4) 지실은 탱자의 어린 과실을 썰어 말린 것을 말하며, 지각은 탱자의 성숙한 과실 껍질을 말린
   것을 말한다.

:: 지실 발효액

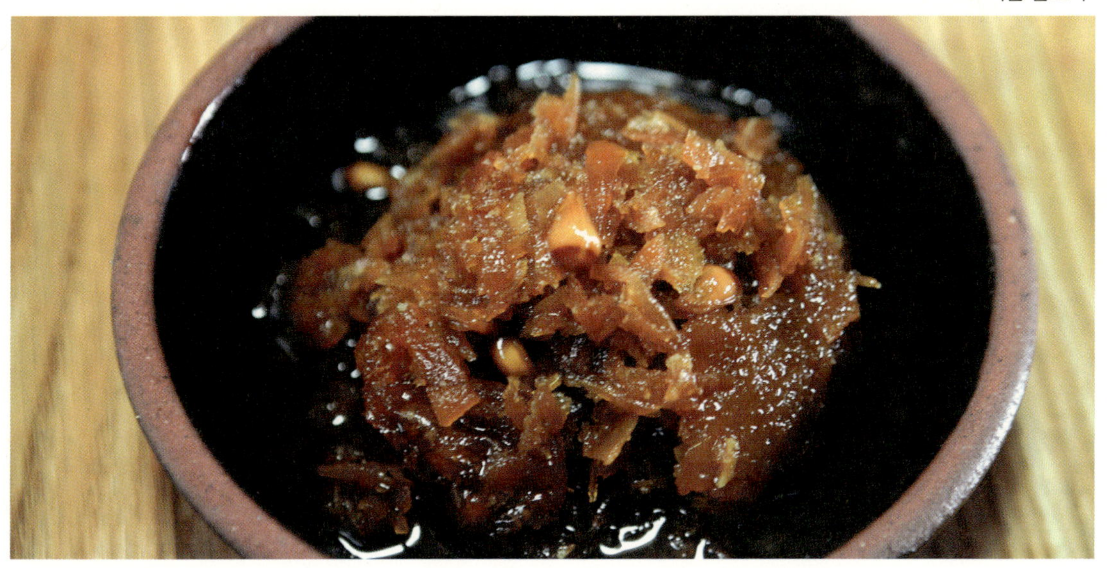

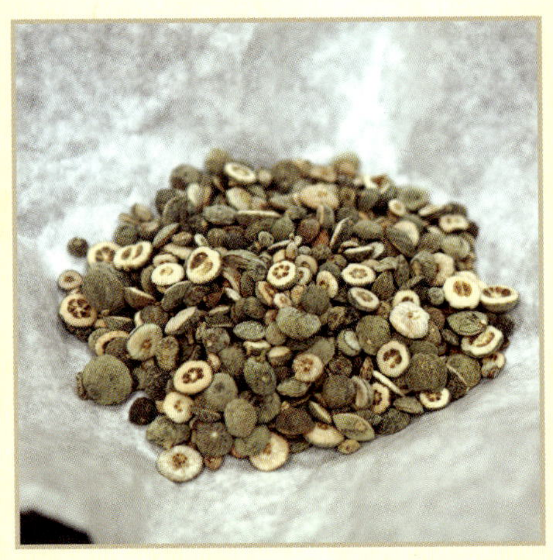

+

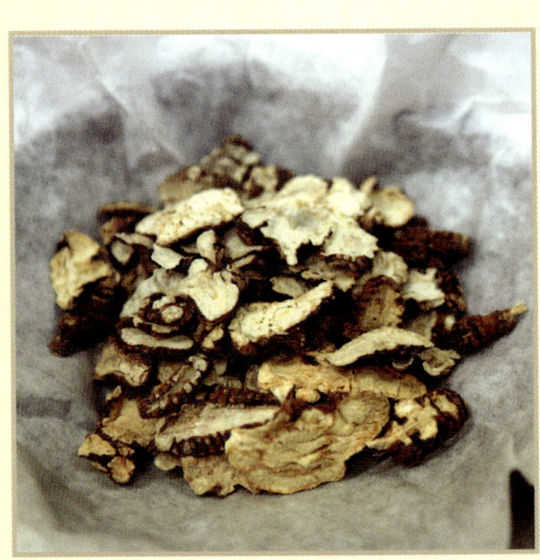

발효액을 담그기 위해서는 가을에 잘 익은 탱자(원래는 탱자의 어린 열매로 만들어야 함)와 싱싱한 천궁의 뿌리가 필요하다.

탱자는 잘 씻고 잘라서 씨를 빼내고, 천궁은 잔뿌리를 제거하고 잘 씻어 자른 후에 두 약재를 같은 양으로 넣고 설탕과 섞어서 발효액을 담근다.

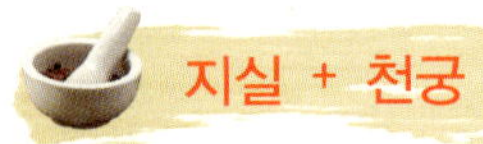

지실 + 천궁

지실은 탱자의 어린 열매로 기체로 인해 복부가 팽만하고 더부룩하면서 아프고, 메스껍고 트림이 나며, 대변이 시원치 않은 경우에 쓰는 약재이다. 또한 천궁은 활혈행기(活血行氣)시키는 약재로 두 약재를 배합하면 기혈이 막힌 것을 풀어 주는 역할을 한다.

기와 혈이 막혔을 때는 지실과 천궁을 배합하여 쓴다《제생방》.

지실의 효능

지실은 맛이 쓰고 성질이 약간 찬 편이다. 기체로 인해 복부가 팽만하고 더부룩하면서 아프고, 메스껍고 트림이 나며, 대변이 시원치 않은 경우에 쓴다.

소화기의 각종 급성 염증에 쓰며, 담적을 제거한다. 파기작용이 강해 기(氣)를 손상하므로 실증이 아니면 쓰지 않고 허약자나 임신부는 주의하여 쓴다.

▼ 탱자나무의 열매

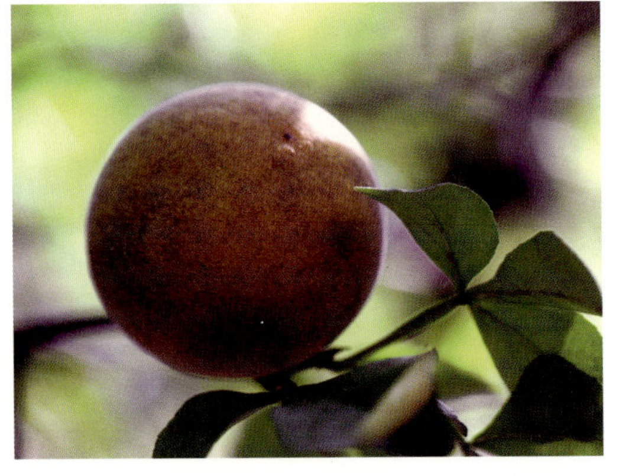

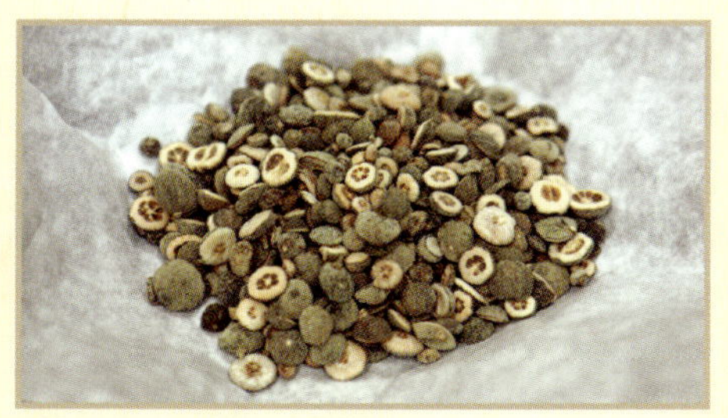

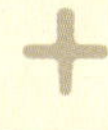

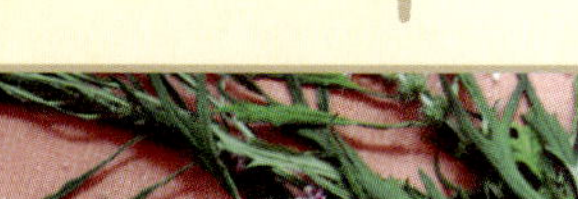

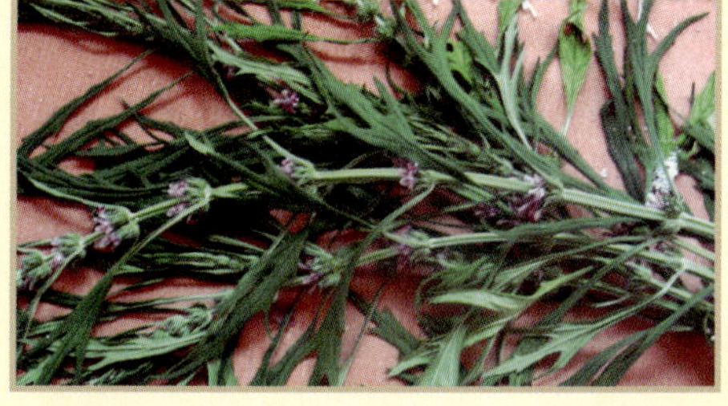

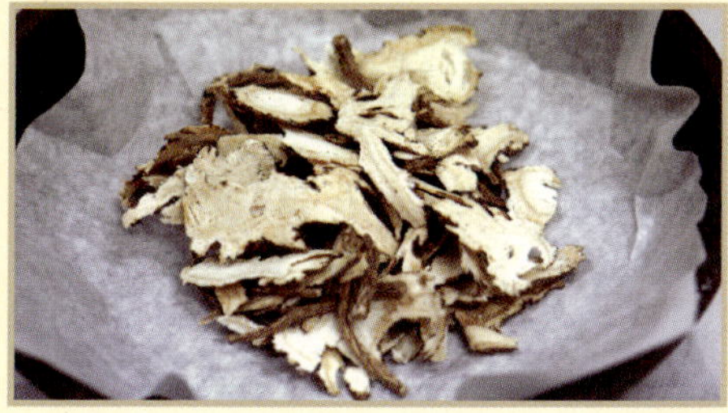

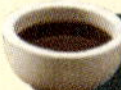 지실과 익모초와 당귀 **발효액 담그기**

여름철에 싱싱하게 올라온 익모초를 베어서 잘 씻어 설탕과 함께 발효액으로 담근 후, 가을철에 잘 익은 탱자와 싱싱한 당귀의 뿌리를 채취하여 합방하여 발효액으로 담가 잘 섞어 주면서 6개월쯤 기다린다.

또는 탱자 발효액에 익모초의 전초와 싱싱한 당귀의 뿌리를 잘 씻어 잘게 잘라서 넣고 설탕과 함께 발효액을 담근다.

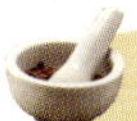 **지실 + 익모초 + 당귀**

지실과 익모초 그리고 당귀를 배합하여 발효액을 만들면 산후복통에 좋은 발효액이 된다 《금궤요략》.

Tip

토당귀(土當歸)와 일당귀(日當歸)

참당귀를 '조선당귀', '토당귀'라고 하는데, 원산지는 우리나라이다. 토당귀의 어린 잎은 식용하고 뿌리는 약용한다. 꽃이 8월에 자줏빛으로 핀다.

왜당귀를 '일본당귀', '일당귀'라고 하는데, 원산지는 일본이다. 토당귀와 같이 잎은 식용하고 뿌리는 약용한다. 꽃이 5~6월에 흰색으로 핀다.

▼ 토당귀의 꽃(위)과 일당귀의 꽃(아래)

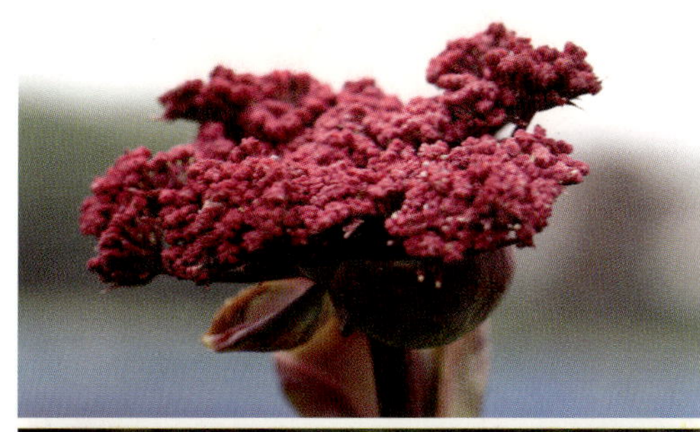

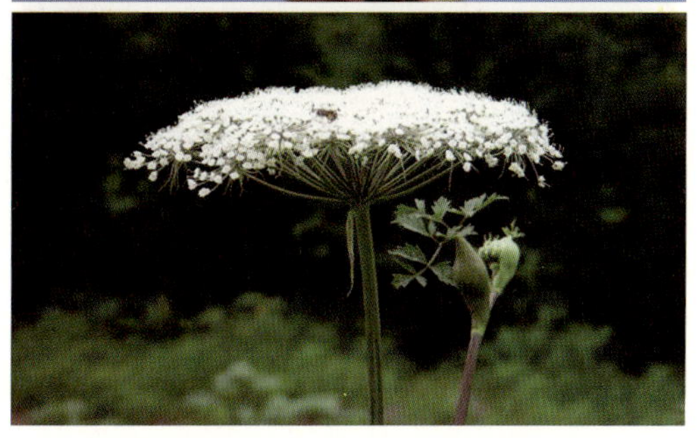

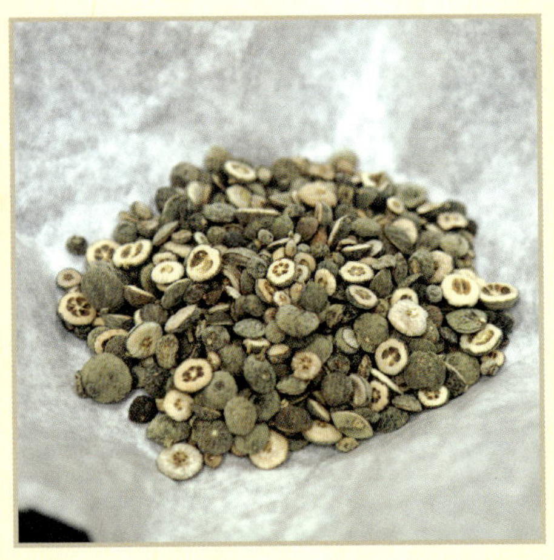

+

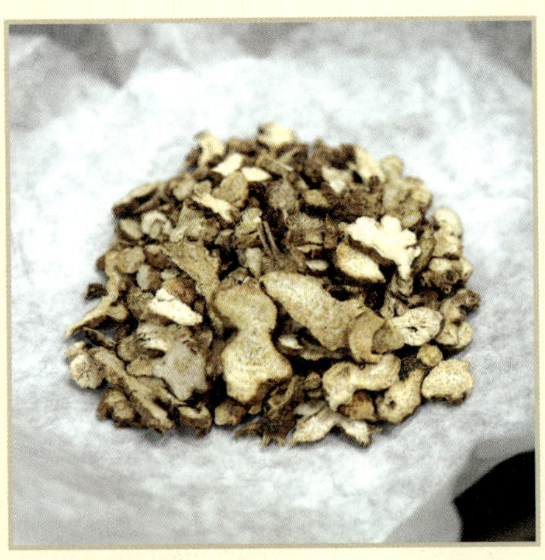

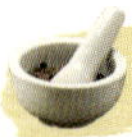 지실과 백출 발효액 담그기

　지실과 백출의 발효액을 담으려면 싱싱한 지실(탱자의 열매)과 백출(창출)의 뿌리를 잘 씻고 잘라서 물기를 빼고 설탕과 함께 항아리에 넣어 담그면 된다.

　두 약재 중 하나를 건재로 넣고 발효액을 담그는 방법은 다른 것들과 같다.

지실 + 백출

　지실과 백출을 합방하면 그 유명한 소화제인 '지출환'이 된다. 여기에 귤피와 반하를 넣으면 '귤반지출환'이 된다.

　요즘은 시골에서도 탱자나무 울타리가 많이 없어져서 탱자가 귀해졌다. 잘 익은 노란 탱자는 향이 좋아서 발효액으로 담그면 향기가 좋은 발효액이 되는데, 소화가 잘 되지 않을 때 탱자 발효액을 희석해서 한 잔 먹으면 소화가 잘 된다.

　탱자 발효액에 야산에서 많이 나는 삽주(창출)의 뿌리를 캐서 잘 씻어 물기를 빼고 잘라서 설탕과 함께 넣으면 '지출환 발효액'이 된다.

　비위가 허약하거나 습열로 소화가 잘 되지 않아 헛배가 부르며 명치 밑이 그득하고 뜬뜬한 데에 지실과 백출을 배합하여 쓴다.

Tip.

소화불량에 쓰이는 지실과 백출

　헛배가 부르고 메스꺼우면 지실(밀기울에 넣고 볶은 것)·인삼·백출·백복령·(포)건강·(자)감초를 같은 양으로 가루 낸 뒤 꿀을 넣어 오동나무 열매 크기의 알약을 만들어 1일 2~3회, 1회 한 알씩 따뜻한 물로 복용한다.

동의보감의 내경편에 보면 '비(脾)가 허하면 익황산(益黃散)과 보비탕(補脾湯)을 쓰고, 실(實)할 때는 사황산(瀉黃散)과 조위승기탕(調胃承氣湯)을 쓴다.'고 했다.

1) 익황산(益黃散)

효능 : 비장의 허랭 증상와 복통설사를 치료한다.

처방 : 진피 1냥, 청피 · 가자육 · 감초구 각 5돈, 정향 2돈을 각각 가루로 하여 매회 2돈을 달여 먹거나 또는 5돈씩 썰어 물에 달여서 먹는다. 일명 〈보비산〉이라고 한다.

2) 보비탕(補脾湯)

효능 : 비장의 허랭, 구토, 설사, 소화불량 등을 치료한다.

처방 : 맥아초 · 감초구 1냥 반, 인삼 · 백복령 · 초과 · 건강포 각 1냥, 후박 · 진피 · 백출 각 7돈 반을 썰어서 5돈씩 하여 물에 달여서 먹는다.

3) 사황산(瀉黃散, 사비산)

효능 : 비열, 구창, 구취를 치료한다.

처방 : 치자 1돈 반, 곽향 · 감초 각 1돈, 석고말 8푼, 방풍 6푼을 썰어서 1첩으로 하여 밀주(꿀술)에 살짝 볶은 다음 물에 달여서 먹는다.

갈근

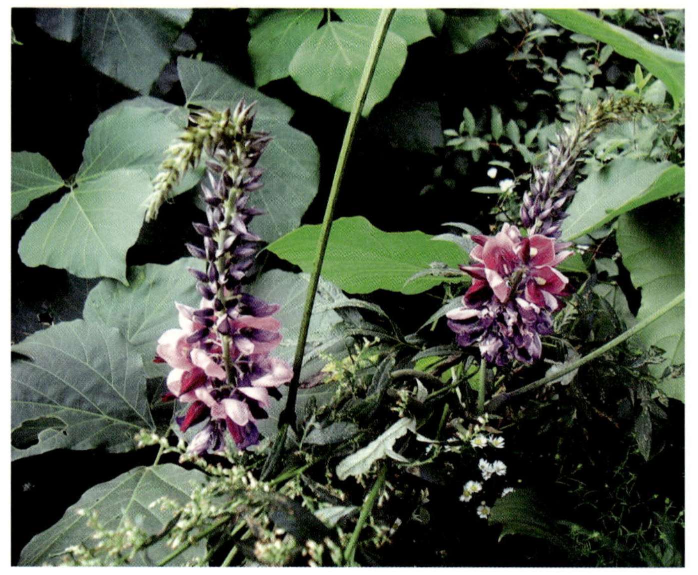

칡의 꽃

칡의 뿌리를 '갈근'이라 한다. 칡은 나무이지만 겨울이면 가는 가지 끝은 말라 죽는다. 잎겨드랑이에서 나오는 꽃도 10cm 정도 되는 꽃차례를 이루고 보랏빛 꽃봉오리가 차례로 벌어진다. 열매에도 꼬투리가 달린다. 작은 노란 콩 같은 가지를 형성하며 털이 있다. 씨앗은 녹색이고 날것을 씹으면 비린내가 나는데 이것을 '갈곡'이라 한다.

갈근 성질과 효능

성질은 평[平](서늘하다(冷)고도 한다)하고 맛은 달며[甘] 독이 없다. 풍한으로 머리가 아픈 것을 낫게 하며 땀이 나게 하여 표(表)를 풀어 주고 땀구멍을 열어 주며 술독을 푼다. 번갈을 멈추며 음식 맛을 나게 하고 소화를 잘 되게 한다. 가슴에 열을 없애고 소장을 잘 통하게 하며 쇠붙이에 다친 것을 낫게 한다.

갈증과 숙취해소 족양명경에 들어가서 진액이 생기게 하고 갈증을 멎게 한다. 허해서 나는 갈증은 칡뿌리(갈근)가 아니면 멈출 수 없다. 술로 생긴 병이나 갈증이 있는데 쓰면 아주 좋다. 또한 온학과 소갈도 치료한다. 마황이나 계지와 달리 기열을 해열하며 발한시킨다. 갈증을 멈추게 하고 생진시키므로 당뇨병에 사용하며 갈화 · 갈분과 같이 숙취에 사용한다.

1) 외감풍열(外感風熱)로 인한 발열(發熱)·두항강통(頭項强痛)·무한(無汗) 등을 치료한다.

2) 마진초기투발부양(麻疹初起透發不暢)을 치료한다. **예〉**승마갈근탕(升麻 추가)

3) 열병(熱病)에 진액이 상하여 생긴 구갈(口渴)·소갈(消渴)을 치료한다.

4) 비허설사(脾虛泄瀉)와 습체사리(濕滯瀉痢) 등을 치료한다.

5) 번열이 있으며 갈증이 나는 사람에게 효과가 있고 두통이나 고혈압으로 목 뒤가 뻣뻣한 사람에게 좋은 효과를 낸다.

6) 여름철에 더위를 먹어 설사하는 사람에게 도움이 되고 어린이가 홍역을 앓을 때 적합하다.

7) 여름철의 감기몸살이나 내장하수에 좋고 고혈압환자에게 적합하다.

1) 갈근탕(갈근·마황·계지·생강·감초·작약·대추) : 발한해표(發汗解表)·승진서경(升津舒經)

2) 갈근해기탕(갈근·시호·황금·적작·강활·석고·승마·백지·길경·감초·생강·대추) : 양명경병을 치료하는데 눈이 아프고 코가 마르며 가만히 누워 있지 못하는 것을 기표를 풀어주어 낫게 한다(方藥合編).

3) 갈근은 신량승산(辛凉升散)하고 감량이윤(甘凉而潤)하여 기주경유의 사(邪)를 제거하고 승양투진(升陽透疹)하며 아울러 생진지갈(生津止渴)하므로 외감(外感)으로 인한 항강(項强)·마진(麻疹)·구사(久瀉)·진상구갈등증(津傷口渴等證)에 좋다.

4) 승마·작약·감초와 배합하면 홍역을 앓는 어린이들에게 효과가 좋다《염씨소아방론》.

5) 국화·박하·만형자와 배합하여 풍열감기를 치료한다《상한육서》.

6) 생지황·천화분·맥문동과 배합하면 열을 내리고 갈증을 없애는 효과가 강하다《인재직지방》.

7) 오매·천화분·맥문동·당삼·황기를 배합하면 기음이 부족한 사람에게 효과가 좋다. 《심씨존생서》

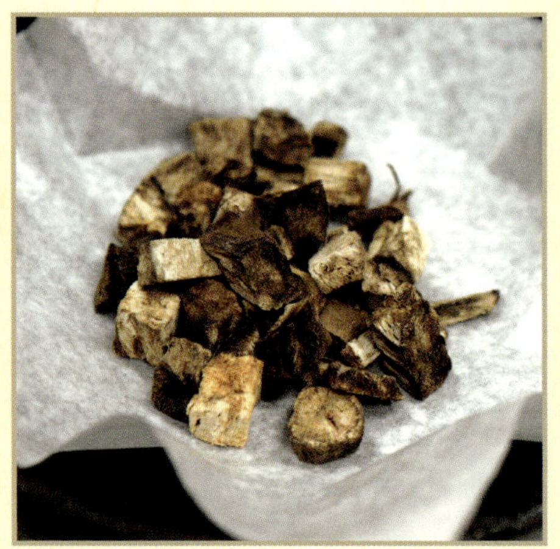

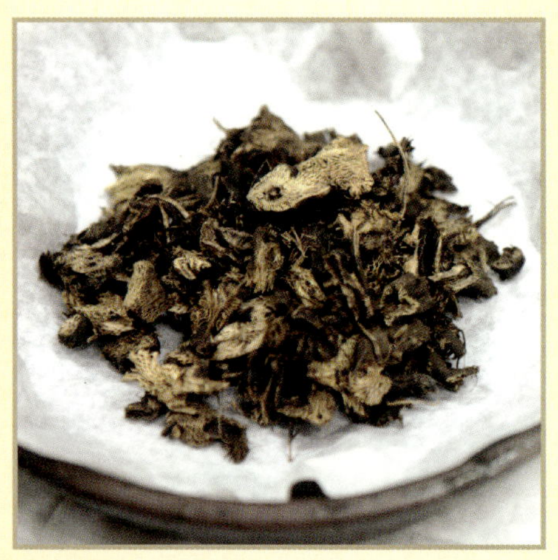

갈근과 승마 발효액 담그기

두 약재를 발효시키기 위해서는 칡뿌리와 승마의 뿌리가 필요하다. 가을에 두 약재의 신선한 뿌리를 채취하여 설탕과 함께 발효액으로 담그면 된다. 또는 갈근 발효액을 담글 때, 건재인 승마를 잘 씻어 감초·대추·생강 등을 함께 달여서 시럽을 만들어 넣고 담그면 갈근과 승마 발효액이 된다.

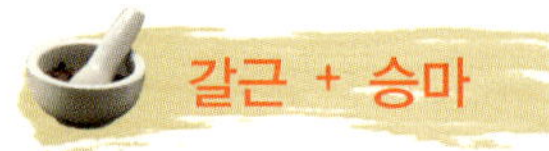

갈근 + 승마

발한해기(發汗解肌, 땀을 내어서 근육을 풀어 줌)하고 해열생진(解熱生津, 열을 내리고 진액을 만들어 줌)하는 갈근과 발표투진(發表透疹, 땀을 내서 표에 있는 사기를 없애고 반진을 체표로 배출시키는 기능)하는 효능이 있는 승마와의 결합이다.

이렇게 만들어진 효소 발효액은 홍역과 같은 붉은 발진이 돋는 피부병 등에 발진이 잘 돋지 않거나 돋다가 속으로 들어가는 증상을 치료한다.

갈근과 승마, 이 두 약재를 배합하면 상승하여 병사를 표에 투달·발산하는 효능이 있으므로 마진 초기에 사용해서 발진이 불충분한 증상을 치료한다. 또한 이 갈근과 승마 발효액에 형개와 박하를 넣으면 더욱 좋은 효과를 얻을 수 있다.

Tip

갈근 이용법

약재로 쓸 때는 봄이나 가을에 뿌리를 캐서 물에 씻어 겉껍질을 벗긴 후 잘라서 말린다. 위경에 작용하여 땀이 나게 하고 열을 내리며 진액을 불려 주고 갈증을 멈춘다.

또 발진을 순조롭게 하고 뇌와 관상혈관의 피 흐름량을 늘린다. 열이 나면서 땀은 나지 않고 가슴이 답답하고 갈증이 나고 목 뒤와 잔등이 뻣뻣해질 때 쓰면 좋다.

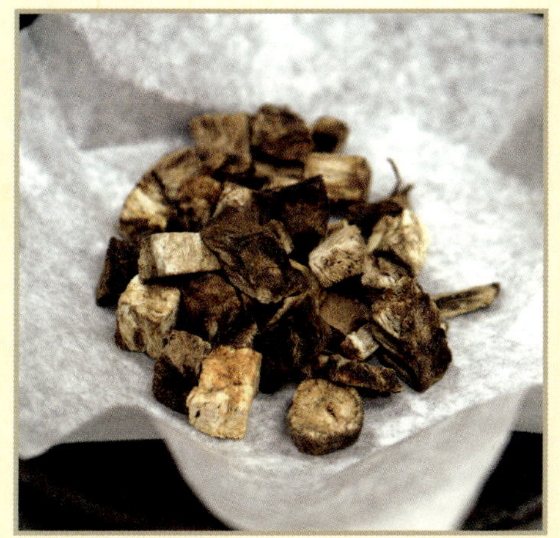

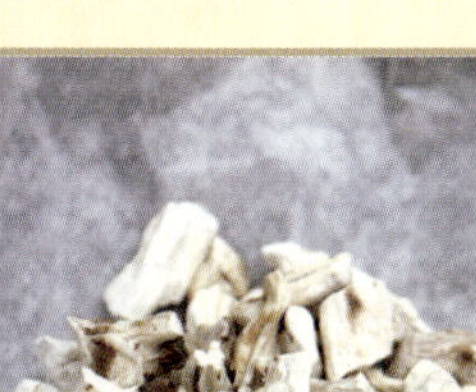

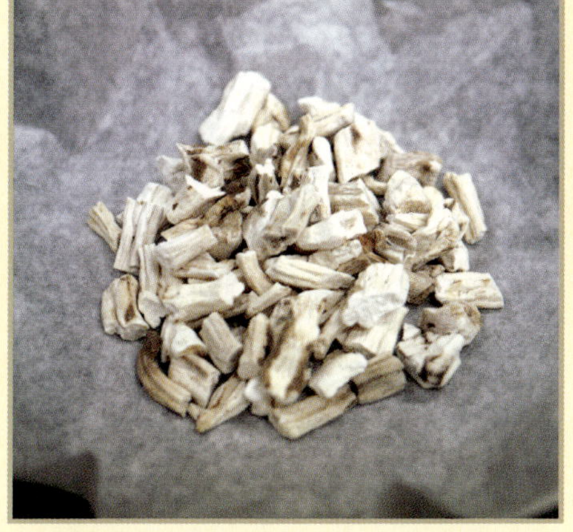

갈근과 산약 **발효액 담그기**

가을에 칡뿌리와 마를 캐어 잘 씻고 잘라서 물기를 제거하여 동량의 설탕과 함께 항아리에 넣고 담그면 몸에 좋은 효소 발효액이 탄생된다. 말린 갈근으로 발효액을 담글 때는 산약 발효액에 갈근 시럽을 만들어 넣는다.

위장의 기능을 활발하게 하여 진액을 생하게 하는 작용을 하는 갈근과 비장의 운화작용을 조절하여 설사를 멈추게 하는 산약과의 결합인 두 약재의 발효액은 설사를 멈추게 하는 기능이 있다.

이 두 약재는 갈근의 위(胃)기의 기능을 활발하게 하여 진액을 만드는 작용과 산약의 비 운화기능을 조절하여 하리를 멈추게 하는 작용과의 배합이다.

갈근과 산약을 발효시키면 비의 기능을 조절하고 진액을 생하게 하는 효능을 나타낸다. 이러한 갈근과 산약 발효액에 건비제습하는 백편두를 배합하면 열성병의 하리에서 발생하는 진액부족 및 비위허약으로 발생하는 하리를 치료할 수 있다.

Tip.

갈근의 효능

갈근은 양기를 발산시키고 설사를 중지하게 하는 작용이 있다. 여름에 급성 장염으로 복통이 일어나면서 설사의 횟수가 많고 냄새가 독하고 항문이 작열감을 느낄 때 쓰는데 이때는 갈근을 주로 하고, 황련·황금·복령을 가하여 사용한다.

심장·뇌혈관·순환장애·협심증 등에도 쓰는데, 자단삼·천궁·계혈 등을 배합하면 활혈산어의 효과가 더욱 현저하다.

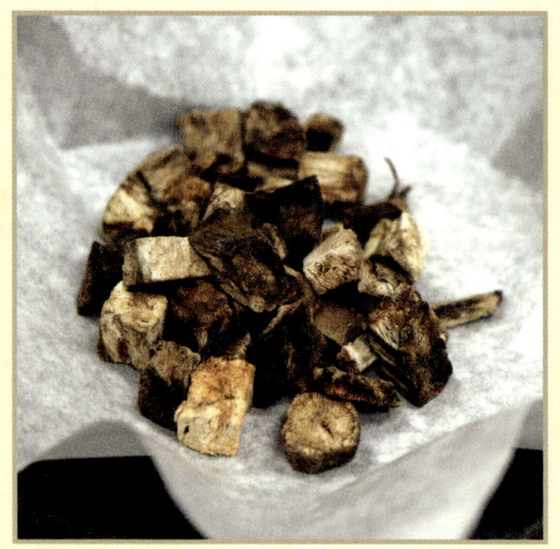

+

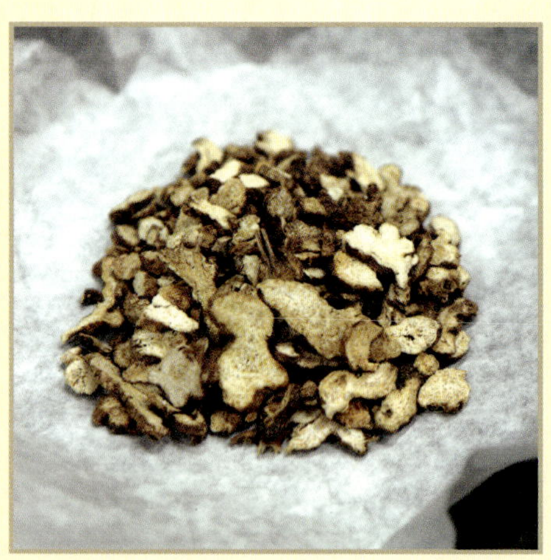

이 두 약재를 발효액으로 만들기 위해서는 삽주와 칡의 신선한 뿌리를 채취하여 깨끗이 씻고 잘게 잘라서 설탕과 함께 발효를 시키면 된다.

갈근과 백출 중 하나를 건재로 쓸 경우, 시럽화하여 발효액에 합방시키는 방법은 다른 방법과 동일하다.

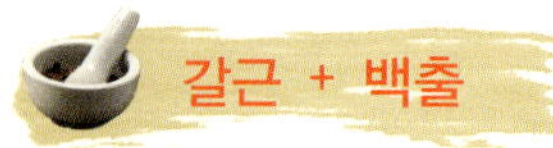

백출은 비의 운화를 조절하여 습을 제거하고, 갈근은 기혈부족 현상에 쓰인다. 갈근은 진액의 소모를 방지하여 위음의 부족을 보하고, 백출은 비의 운화기능을 조절하여 습을 제거하는 작용이 있다.

그러므로 이 두 약재를 배합하여 발효액으로 만들면 비의 기능을 건전하게 하여 하리를 멈추게 하는 효능을 나타낸다.

여기에 당삼·복령을 배합하면 비의 작용을 보하고, 이뇨를 도와 습을 제거하는 효능을 나타내며, 비허로 발생하는 하리를 치료할 수 있다.

Tip

갈근을 배합한 처방

갈근을 쓴 처방에는 계지·감초·작약을 배합한 〈갈근탕〉이 있으며, 태양병에 목덜미가 뻣뻣하고 땀이 나오지 않으며 바람이 싫은 증상에 쓴다. 〈계지가갈근탕〉은 땀이 나면서 바람이 싫은 증상에 쓴다. 이 외에 〈분돈탕〉, 〈죽엽탕〉 등이 있다.

▼ 칡

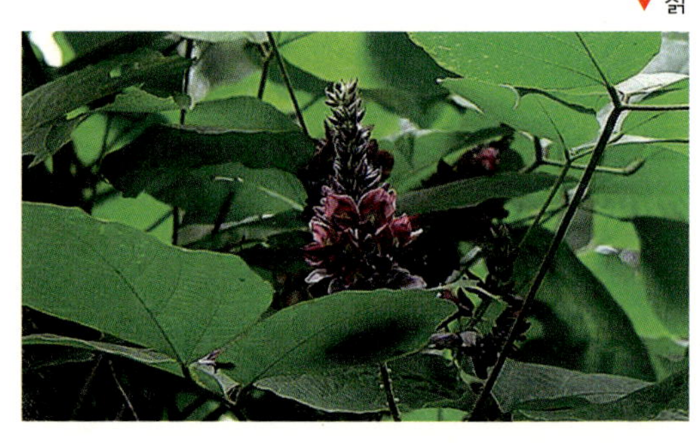

1) **창출** : 건비하고 습을 마르게 하니 뜨물에 담가서 하룻밤을 재운 뒤 썰어 말려 가루로 하여 복용하거나 달여서 복용한다. 산정환 즉, 창출을 뜨물에 담가 가루로 해서 신국호에 환을 지어 만든 것이다.

2) **백출** : 보비를 하며 먹는 방법은 창출과 같다.

3) **승마** : 비의 마비를 없애는 데는 이 약으로만 치료가 되니 썰어서 물에 달여 먹는다.

4) **곽향** : 조비와 온비를 하니 가루로 하거나 달여서 먹거나 모두 좋다.

5) **정향** : 비를 따뜻하게 하고, 비가 냉해서 기가 부드럽지 않은 증상을 치료한다. 달이거나 가루로 하여 먹거나 모두 좋다.

6) **후박** : 비를 따뜻하게 하고 비기를 잘 통하게 하니 물에 달여서 먹는다.

7) **귤피** : 소화를 시키지 못하는 증상을 치료하니 달이거나 가루로 먹거나 모두 좋다.

8) **대조** : 비를 다스리고 속을 편하게 하니 삶은 물을 마시거나 또는 달여서 살을 따로 하여 비위의 환약에 넣어 쓰면 더욱 좋다.

9) **건시** : 비기를 건장하게 하고, 비가 허약해서 소화가 되지 않는 증상에 쓰니 우유와 꿀을 섞어 달여서 먹는다.

10) **이당** : 비를 건강하게 한다. 즉, 흑설탕을 자주 먹으면 좋다.

11) **대맥아** : 비를 보하고 소화를 시키니 삶아서 그 물을 자주 마신다.

12) **신국** : 비를 건강하게 하고 소화를 시키니 가루로 먹거나 삶아서 먹거나 모두 좋다.

13) **밀** : 비기를 길러 주니 비약에 넣어도 좋고 미음에 타서 자주 먹으면 더욱 좋다.

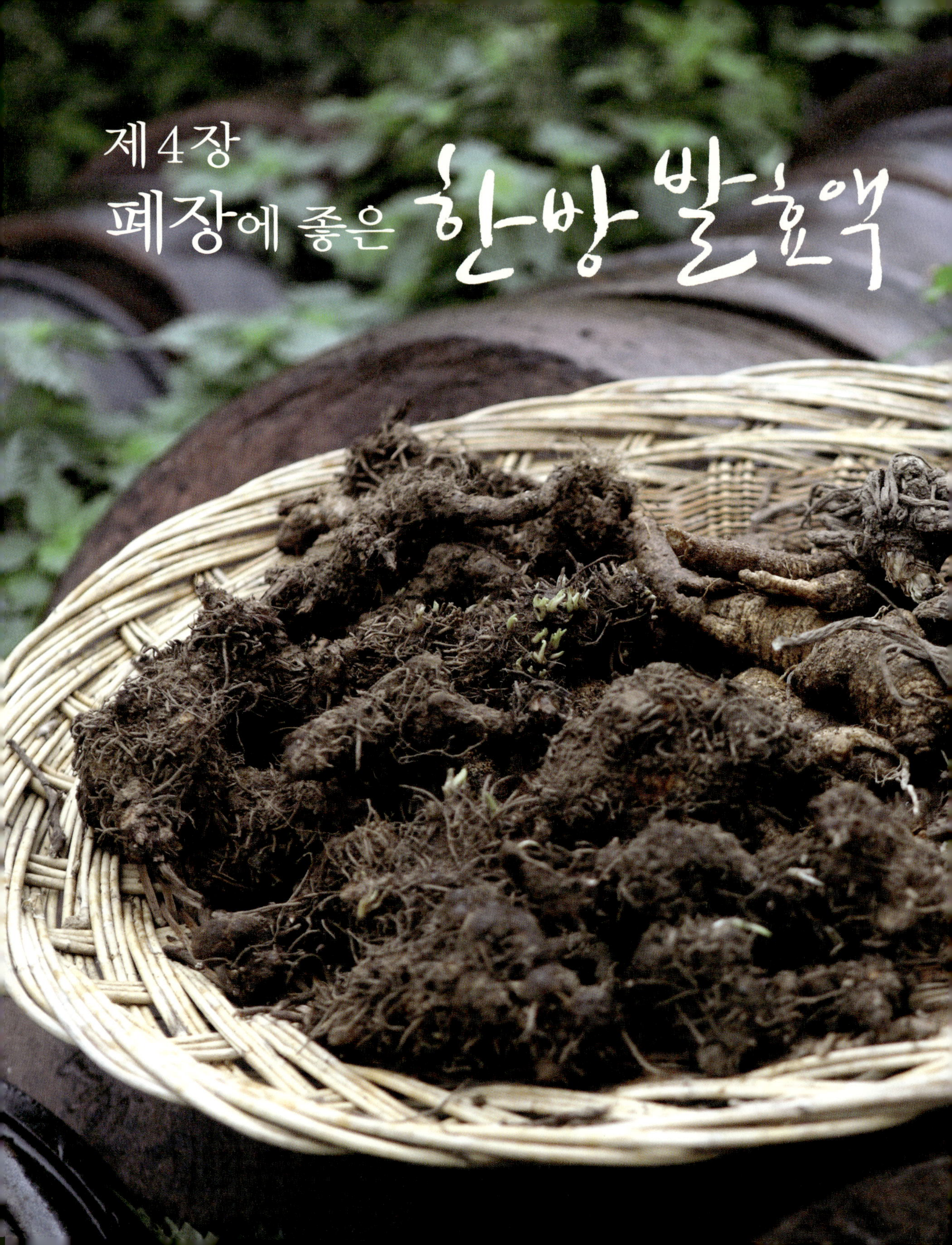
제4장
폐장에 좋은 한방 발효액

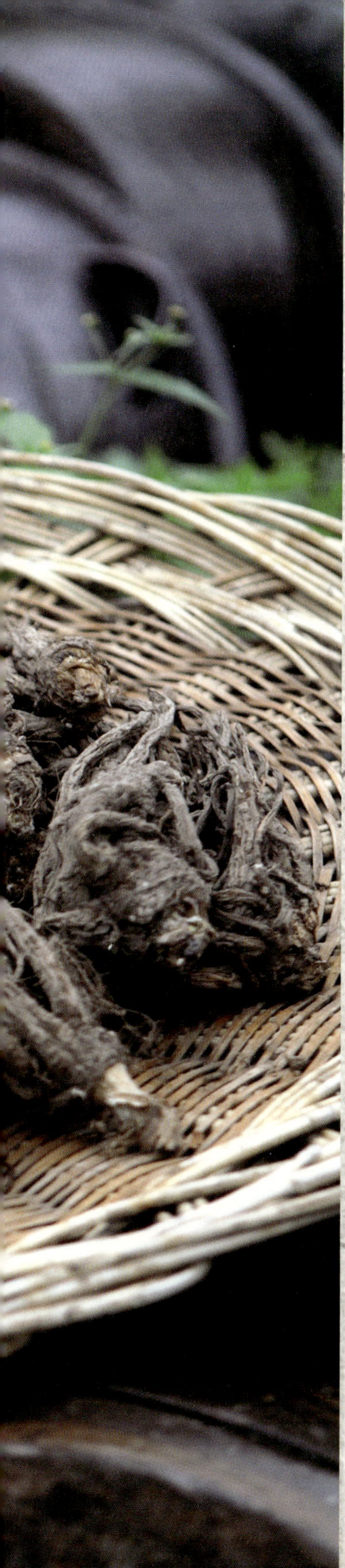

폐장(肺臟)이란

폐장(肺臟)은 흉강(胸腔)의 좌우에 하나씩 위치하고 있다. 가장 높이 있는 장이라 하여 '화개(華蓋)'라는 별명을 가지고 있다. 폐엽(肺葉)은 여리고 야들야들하여 한열(寒熱)을 잘 견뎌내지 못해 사기의 침습을 받으므로 '교장(嬌臟)'이라고도 한다.

백(魄)이 기거하는 곳으로 기(氣)를 주관하며 오행(五行) 중에서는 금(金)에 배속된다. 폐(肺)의 주요 생리기능으로는 주기(主氣), 사호흡(司呼吸), 주선발숙강(主宣發肅降), 통조수도(通調水道), 조백맥(朝百脈), 주치절(主治節) 등이 있으며, 심장(心臟)을 도와 기혈(氣血)의 운행을 조절한다.

폐(肺)는 위로는 후두부와 연계되어 있고, 밖으로는 피모(皮毛)와 합해지며, 비(鼻)에 개규(開竅)하고 있다. 지(志)는 우(憂)·비(悲)이고, 액(液)은 체(涕)이다. 수태음폐경과 수양명대장경은 폐(肺)와 대장(大腸)간을 서로 연계하고 있으므로 폐(肺)와 대장(大腸)은 표리관계를 이루고 있다.

《약선식료학개론(장상학설편)》

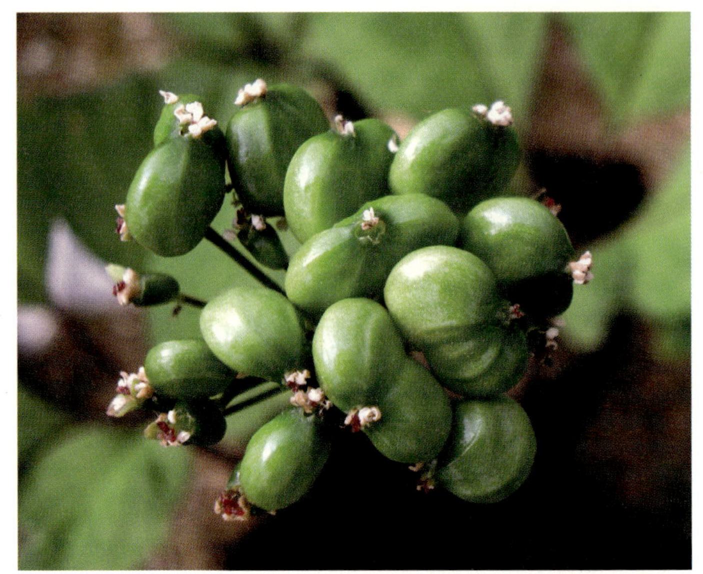

인삼의 열매

인삼은 우리나라의 특산물로서 세계적으로 알려져 있다. 맛이 달고 약간 쓰며 성질은 따뜻하다. 인삼은 예로부터 불로·장생·익기·경신의 명약으로 일컬어진다. 한국에서 재배되는 인삼의 뿌리는 비대근(肥大根)으로 원뿌리와 2~5개의 지근(支根)으로 되어 있고 미황백색이다. 뿌리에 사포닌 성분이 들어 있어 중추 신경의 흥분과 피로를 해소시키며, 정력과 체력을 증진시킨다.

인삼 성질과 효능

성질은 약간 따뜻하고[微溫] 맛이 달며[甘](약간 쓰다고도 한다) 독이 없다. 주로 오장의 기가 부족한데 쓰며 정신을 안정시키고 눈을 밝게 하며 심규를 열어 주고 기억력을 좋게 한다. 원기를 크게 보하고 보비익폐작용이 있으며, 심장을 강하게 하고 정신을 안정시킨다. 지력에 도움이 되며 진액을 만들어 준다. 허손된 것을 보하며 곽란으로 토하고 딸꾹질하는 것을 멎게 하며 폐위로 고름을 뱉는 것을 치료하며 담을 삭힌다.

《단심》 인삼은 폐화(肺火)를 동하게 하므로 피를 토하거나 오랫동안 기침을 하거나 얼굴빛이 검고 기가 실하며 혈이 허하고 음이 허해진 사람에게는 더덕(사삼)을 대용으로 쓰는 것이 좋다.

《본초》 여름철에는 적게 써야 한다. 그것은 심현(명치 밑이 그득하고 아픈 것)이 생기기 때문이다. 쓸 때에는 노두(蘆頭)를 버려야 하는데 버리지 않고 쓰면 토할 수 있다.

적응증

신체가 허약하고 말랐거나 기혈이 부족하고 영양이 불량한 사람에게 유익하고, 비장이 허약하여 배가 자주 아프고 설사를 하며 식사량이 적고 힘이 없으며 정신이 피로한 사람에게 좋은 효과가 있다.

심폐기능부전으로 인한 심황이나 가슴이 두근거리는 증상에 좋고 기가 부족하거나 급박할 때 효과가 있으며, 신경쇠약이나 불면증·건망증·성기능 감퇴에 좋고 암으로 인해 몸이 허약해졌거나 방사선 치료 후 백혈구가 감소한 사람에게 적합한 식품이다.

응용

1) 고대 의학자들의 경험에 의하면 인삼은 차·산사·무·검정콩·여로·오령자와 배합하면 안 된다고 한다.
2) 인삼을 약으로 달여 먹을 때에는 미역·다시마·파래·생선회·녹두음식 등을 피해야 한다. 복용 후 일정기간 동안은 개고기도 삼가는 것이 좋다.

:: 인삼 발효액

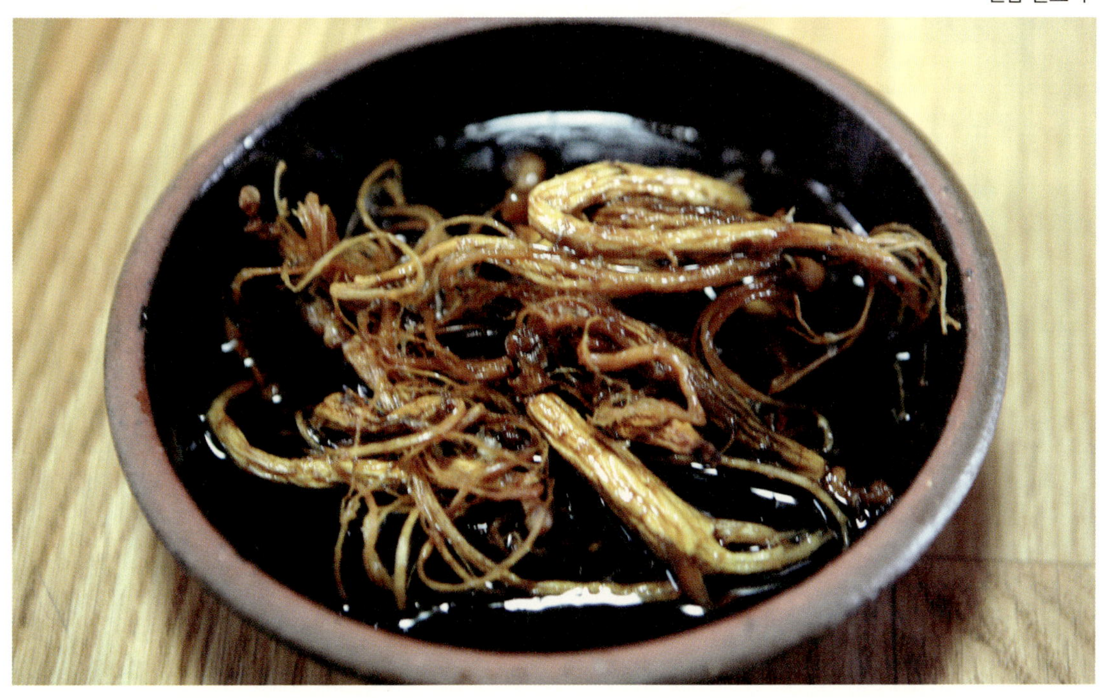

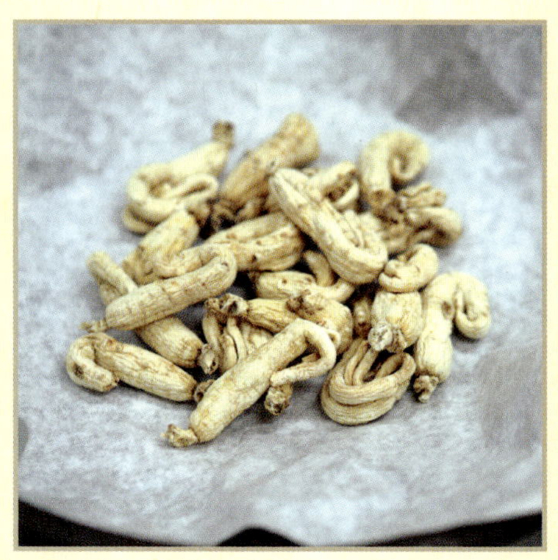

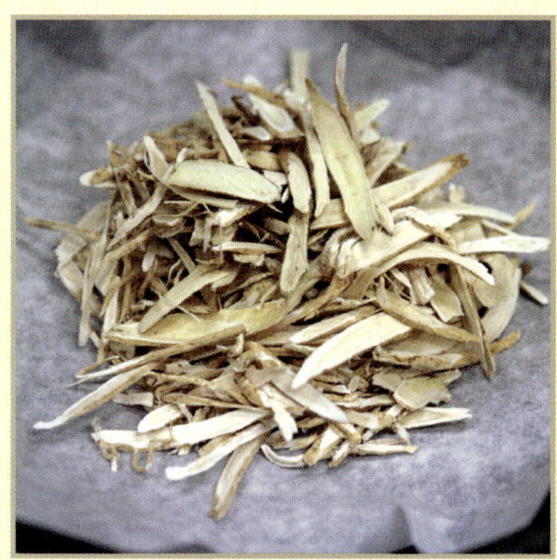

이 두 약재를 발효시키려면 가을에 인삼의 생뿌리와 황기의 생뿌리를 잘 씻어 잘게 자르고 물기를 말려 설탕과 함께 잘 섞어 담그면 된다.

건재를 발효시키려면 발효가 잘된 인삼 발효액에 마른 황기를 시럽으로 만들어 넣고 발효시키면 된다.

대보원기하는 인삼과 기혈허약을 치료하는 황기와 만나면 보중익기탕의 주약이 된다.

인삼은 기(氣)를 보하는데, 주로 비기(脾氣)와 폐기(肺氣)를 보하며, 진액(津液)을 불려 주고 갈증을 멈추며, 정신을 안정시키고 눈을 밝게 한다.

황기는 성질이 따뜻하고 맛이 달다. 강장·익기·생기·소종작용을 한다. 강장·보신에 중요한 약재로 용도가 매우 넓으며, 약성이 부드러워 부작용이 없다. 각종 만성 질환으로 생기는 증상에 다른 보신약에 배합하여 복용하면 체질을 보강하고 두뇌 활동을 활발하게 하며 정신 안정의 효과가 있다.

이렇게 만들어진 인삼과 황기 발효액은 인삼이 비기(脾氣)를 익(益)하고, 황기는 비양(脾陽)을 승(升)하니 함께 중기(中氣)를 보익(補益)하고 승양(升陽)해서 중기부족(中氣不足)·기허하함(氣虛下陷)으로 인한 권태핍력(倦怠乏力)·구설구리(久泄久痢) 및 기허탈항(氣虛脫肛) 등의 증상을 치료할 수 있다.

인삼 이용법

깨끗한 물로 세척하여 통째로 생식하거나, 꿀과 함께 복용한다. 술에 담가 복용할 때에는 산삼 크기만한 병에 넣고 최소 3개월이 지난 후 복용해야 한다.

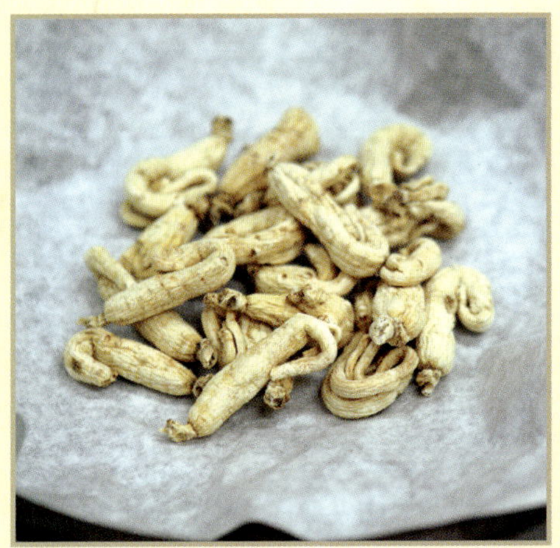

+

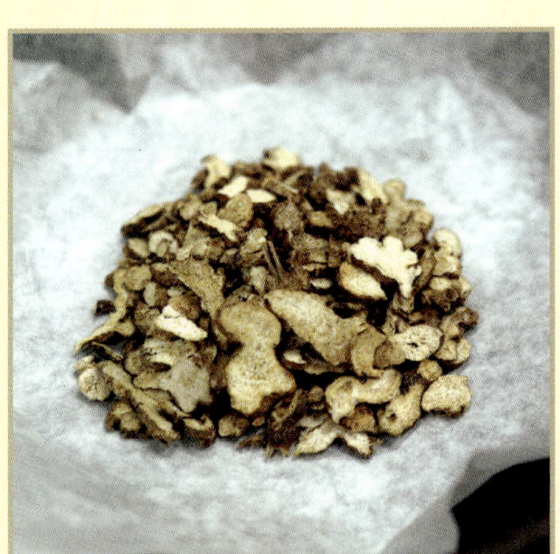

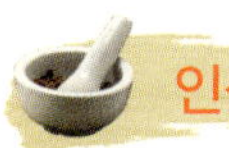

인삼과 백출 **발효액 담그기**

두 약재를 발효시키려면 두 약재의 신선한 뿌리를 잘 씻어 설탕과 함께 담그면 된다.

백출은 생재를 구하기 어려우므로 인삼 발효액을 만들 때 마른 백출을 함께 섞어서 만드는 방법과 건재 백출을 끓여서 시럽을 만들어 넣는 방법 모두 쓸 수가 있다.

인삼은 스트레스·피로·우울증·심부전증·동맥경화·빈혈·당뇨 등을 비롯해 피부건강과 건조를 막아 주는 효능을 가지고 있다. 또한 백출은 중추신경의 흥분을 억제하여 진정작용을 하며 과도한 위산분비를 억제하여 제산작용도 한다.

이러한 인삼은 보비기(補脾氣)하고 백출은 보비(補脾)·건비(健脾)하고 조습(燥濕)한다. 이 두 약재를 합방하여 발효를 시키면 인삼과 백출이 상수(相須)작용을 일으켜 공히 보기건비(補氣健脾)해서 조습(燥濕)하므로 비허실운(脾虛失運)해서 오는 식소납매·대변당사 등을 치료할 수 있다.

Tip.

인삼주

재료 인삼의 뿌리 250~300g, 소주 1000㎖, 설탕 10~15g

❶ 뿌리를 잘 씻은 다음 정성껏 물기를 제거하여 1~2일 그늘에 말린다.

❷ 재료를 용기에 넣고 밀봉한다.

❸ 시원한 곳에서 6개월 정도 숙성시킨다.

❹ 우러난 다음에 재료를 건져내지 않는다.

❺ 1일 1회 취침 전에 30㎖ 정도 마신다.

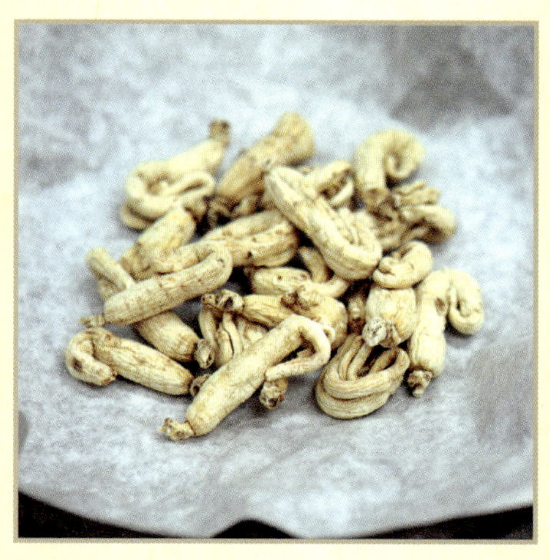

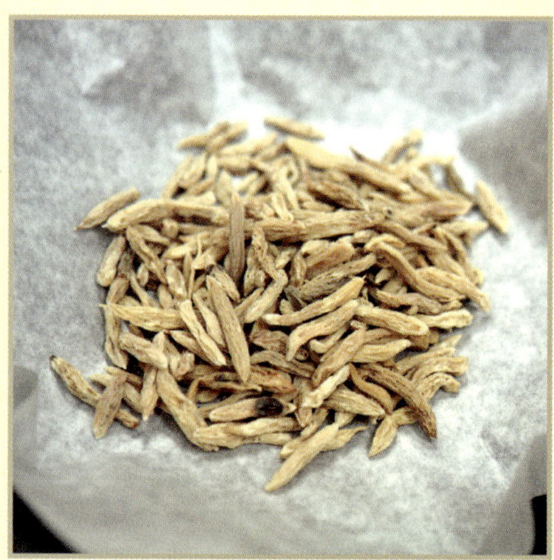

인삼의 생뿌리와 맥문동의 뿌리를 채취하여 발효액을 담근다.

맥문동은 우리나라 중부 이남의 산지에서 나는 백합과의 늘푸른 여러해살이풀로 성질은 차고 맛은 달고 약간 쓰다. 맥문동으로 발효액을 담글 때는 뿌리 속에 들어 있는 심을 제거하고 설탕과 함께 담근다.

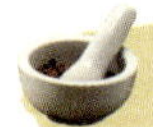

인삼 + 맥문동

인삼과 맥문동은 모두 우리 몸에서 진액을 만들어 주어 익기생진하는 역할을 한다.

인삼을 먹으면 정신 및 육체적 활동력이 강화되고 피로가 빨리 회복된다. 인삼의 강장작용은 잎·줄기·꽃·열매에도 나타난다. 또 면역글로블린의 양과 림프세포수를 늘려 몸에 나쁜 영향을 주는 물리적 및 화학적 요인에 대한 저항성을 높인다.

맥문동은 다량의 포도당과 점액질을 함유하고 있어 진액(津液)을 보충하고 항염증작용이 우수하다. 또한 자양·윤폐·진해·청심·생진작용을 한다. 따라서 체력이 저하되는 것을 막아 주며 노인이나 병후 회복기에 있는 사람 또는 몸이 허약한 사람에게 좋다.

인삼은 익기생진(益氣生津)하고 맥문동은 양음생진(養陰生津)하니 양약(兩藥)을 합방하여 발효액으로 담그면 익기생진(益氣生津)하는 효능이 나타난다. 따라서 열병후기(熱病後期)·기음모손(氣陰耗損)으로 인한 신피기단(神疲氣短)·구건구갈(口乾口渴)·맥허연(脈虛軟) 등의 증상을 치료할 수 있다.

더위를 이길 수 있는 한약들

▶ **익기환(益氣丸)** : 인삼(人蔘)·맥문동(麥門冬)·진피(陳皮)·오미자(五味子)·감초(甘草)

▶ **생맥산** : 인삼·맥문동·오미자

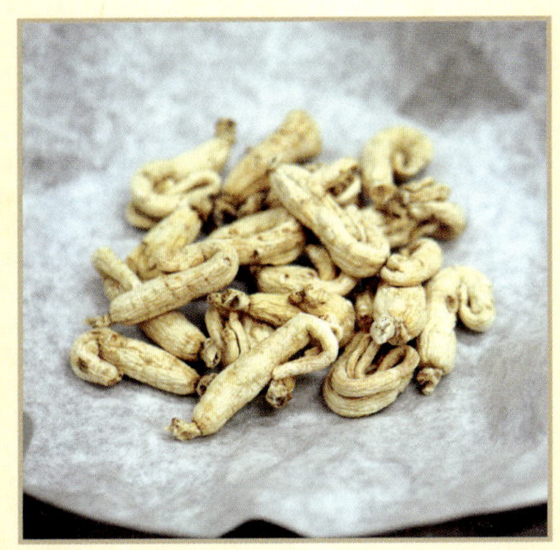

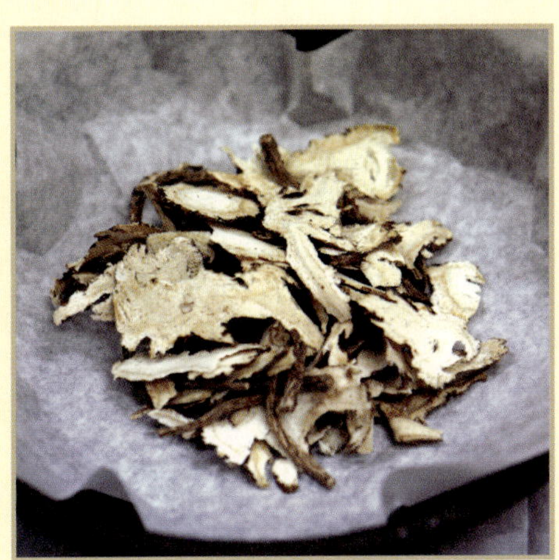

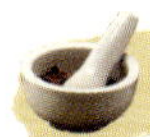

인삼은 불로(不老)와 장생(長生)의 명약으로 맛은 달고 약간 쓰며 성질이 따뜻하다. 신경의 흥분과 피로를 해소시키며, 정력과 체력을 증진시킨다. 맛은 달고 성질은 따뜻하다. 보혈·조경·진정 작용을 한다.

특히 보혈의 약으로 상용되는데, 단방과 복방의 약재로 매우 많이 사용된다. 부인과와 내과 질환의 중요한 치료제이며, 빈혈 치료의 주요한 약재이기도 하다.

여성의 상용약으로 보혈약의 대표격인 당귀와 원기를 크게 보하는 인삼과의 결합은 기와 혈을 동시에 보하는 발효액이 된다.

인삼은 감온(甘溫)하여 보기(補氣)하고 당귀는 감온(甘溫)하여 양혈(養血)하니 이렇게 만든 인삼과 당귀 발효액은 기혈쌍수(氣血雙補)하여 기혈양허증(氣血兩虛證)을 치료할 수 있을 것이다.

인삼과 당귀 발효액 담그기

가을철 인삼과 당귀의 뿌리를 채취하여 잘 씻고 잘라서 설탕과 함께 잘 발효를 시킨다면 기혈을 보하는 좋은 명약이 될 것이다.

두 약재는 모두 발효가 잘되는 장점이 있다. 두 약재 중 생재로 구하기 어려운 것이 있다면 건재를 함께 넣고 발효를 해도 좋다.

Tip

인삼죽

재료 인삼 30g, 대추 8개, 쌀 2큰술, 물 1.5ℓ

❶ 쌀을 먼저 씻은 후 물에 불린다.

❷ 인삼을 반나절 물에 담근다.

❸ 2에 대추와 물을 넣고, 중불에서 1시간 정도 끓인 후 식힌다.

❹ 3을 믹서기에 갈아 액으로 만든다.

❺ 불린 쌀과 함께 40분 정도 끓여 따뜻하게 복용한다.

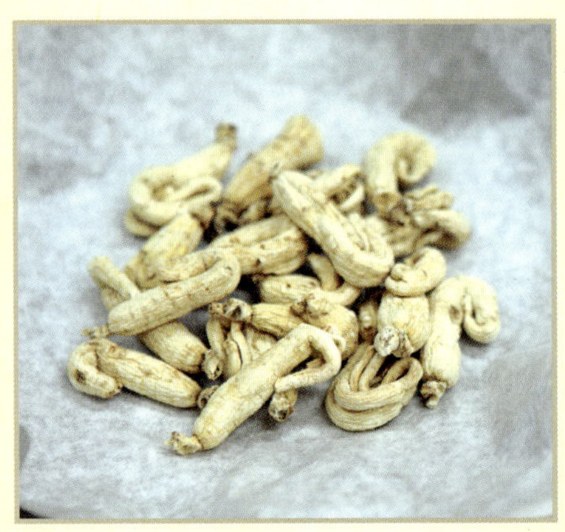

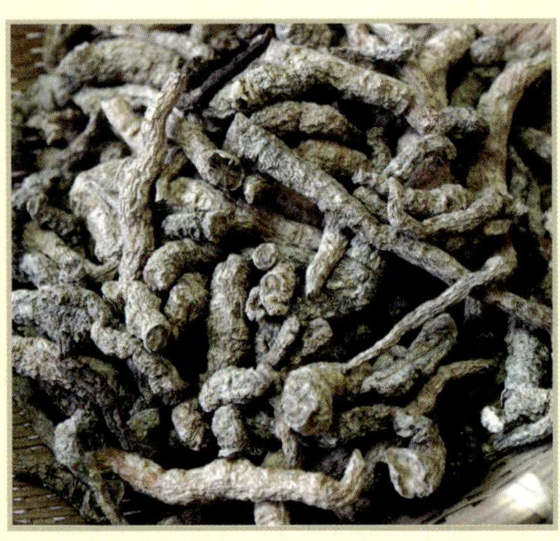

인삼을 가지고 발효액을 만들 때에는 주로 가을에 캔 생뿌리를 쓰는데 초봄에 인삼의 어린 잎과 함께 전초를 캐서 담그기도 한다. 깨끗이 씻어서 물기를 뺀 뒤에 적당한 크기로 잘라서 설탕을 넣고 담근다.

지황 역시 가을철에 생지황을 구해 그 뿌리를 잘 씻어 한 크기로 잘라서 역시 동량의 설탕을 넣고 담근다.

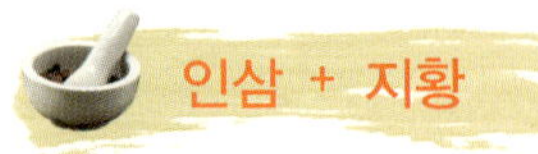

인삼은 사군자탕의 군약으로 익기보폐(益氣補肺)하고 지황은 사물탕의 군약으로 보혈자음(補血滋陰)하므로 이렇게 만든 인삼과 지황 발효액은 익기양혈(益氣養血)하는 요약이 될 것이다. 인삼과 지황 발효액에 백복령을 더하면 몸에 좋은 〈경옥고 발효액〉이 된다.

> **Tip.**
>
> ### 인삼과 지황 발효액
>
> 인삼과 지황으로 발효액을 담그면 하루쯤 지나 액이 우러나오는데, 가끔씩 저어 설탕이 잘 녹도록 해 주는 것이 좋다.
>
> 인삼과 지황을 처음부터 동량으로 함께 담가도 좋지만 따로따로 발효액을 담가 두었다가 서로 안정이 되었을 때 합방하는 것이 더 좋다. 그러나 기간이 너무 늦으면 서로의 성분 결합이 어려우므로 약 1개월쯤 뒤에 합치는 것이 유리하다.
>
> 약재를 함께 구할 수 없을 때는 한 가지를 먼저 담가 놓고 다른 약재를 구해서 합방을 해 주면 된다. 발효액을 담근 지 6개월 정도 지난 후에 걸러서 그 발효액을 다시 6개월 정도 후숙 발효시킨 다음 먹으면 된다.

▼ 생지황 발효액

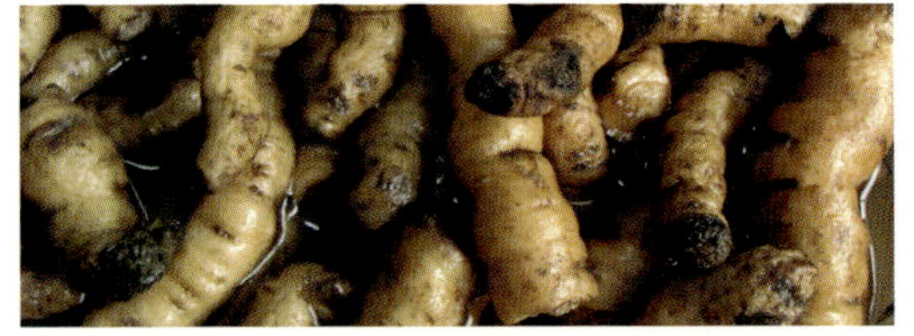

　　동의보감의 내경편에 보면 '폐(肺)가 허(虛)한 증상에는 보폐산(補肺散)과 독삼탕(獨蔘湯)을 쓰고, 실(實)한 증세에는 사백산(瀉白散)과 인삼사폐탕(人蔘瀉肺湯)을 쓴다'고 했다.

1) 보폐산(補肺散, 일명 '아교산' 이라고 한다)

효능 : 폐가 허한 증상을 치료한다.

처방 : 아교주 2돈, 서점자 · 나미초 각 1돈 2푼, 마두령초 7푼, 감초초 5푼, 행인부초 9개를 물에 달여서 먹는다.

2) 사백산(瀉白散, 일명 '사폐산' 이라고 한다)

효능 : 폐가 실한 증상을 치료한다.

처방 : 상백피 · 지골피 각 2돈, 감초 1돈을 썰어서 1첩으로 하여 물에 달여 먹고, 또는 지모 · 패모 · 길경 · 치자 · 맥문동 · 생지황을 가하기도 하는데 이것도 또한 좋은 방법이다.

3) 인삼사폐탕(人蔘瀉肺湯)

효능 : 폐의 실열을 치료한다.

처방 : 황금 · 치자 · 지각 · 박하 · 연교 · 행인 · 상백피 · 대황주증 · 길경 · 감초 각 7푼을 썰어 1첩으로 하여 물에 달여서 먹는다.

당삼

- 비장과 폐를 보한다(補益脾肺)
- 체액을 분비시키고 피를 보한다(生津養血)
- 바른 기운을 돕고 나쁜 기운을 없앤다
  (면역력을 증진시킨다)(扶正祛邪)

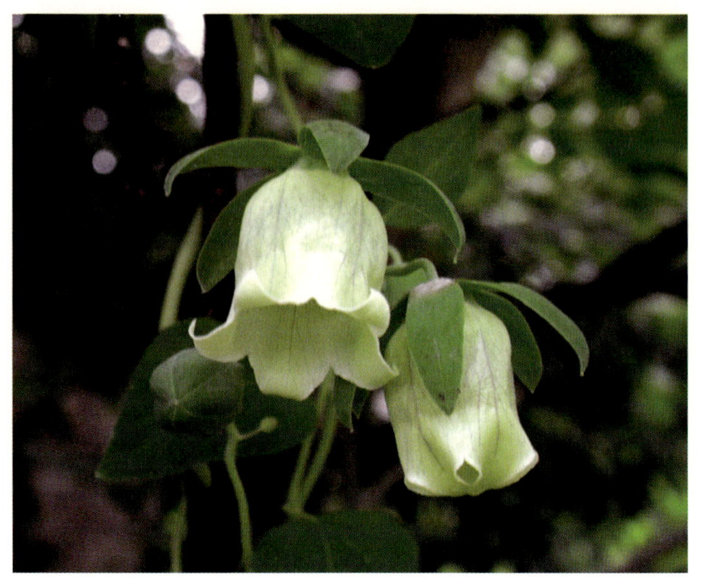

만삼의 꽃

만삼은 잎은 어긋나지만 짧은 가지에서는 마주나고, 달걀 모양 또는 달걀 모양 타원형이며, 양면에 잔털이 나고 뒷면은 흰색이다. 꽃은 7~8월에 피고, 곁가지 끝에 1개씩 달리며 바로 밑 잎겨드랑이에도 핀다. 화관은 종처럼 생기며 끝이 5개로 갈라진다. 열매는 삭과로서 10월에 익는다. 뿌리를 '당삼(黨蔘)' 또는 '삼'이라고 한다. 분포지는 한국(지리산 천왕봉 산정 근처, 강원도 이북) · 중국 · 우수리강 등지이다.

당삼 성질과 효능 당삼은 만삼의 뿌리를 건조한 약재로, 성질은 평하며 맛은 달고 독이 없다. 사포닌 · 이눌린 · 알칼로이드 등의 성분이 많아 기력을 늘리고 저항력을 키우며 혈압을 낮추고 위장을 튼튼하게 하며 진액을 늘리고 갈증을 없애는 효능이 있다.

보중 · 익기 · 생진 효능 인삼을 대신할 수 있는 보약으로 폐의 열을 없애고 기력을 키우며 비위를 튼튼하게 하는 효과가 있다. 비위의 허약 · 기혈의 부족 · 몸이 권태롭고 힘이 없는 증상 · 식욕부진 · 구갈 · 만성 설사 · 탈항을 치료한다.

1) 보혈제로 만성 빈혈·위황병·백혈병·구루병의 치료에 쓴다.

2) 허약한 사람이나 앓고 난 뒤, 만성 소모성 질병, 만성 호흡기 질병, 빈혈, 소화불량증, 만성 소대장염, 콩팥염, 당뇨병 등에 쓴다.

3) 빈혈·위장병·백혈병 등에 좋으며 콩팥염으로 단백뇨가 나오고 다리에 부종이 있을 때도 효과가 있다.

4) 비위를 보하고 진액이 생기게 하며 구갈을 멈추는 보약으로 비위가 약한 데, 입맛 없는 데, 설사, 맥이 없고 정신이 불안한 데, 피로한 데, 폐가 허하여 생긴 기침에 쓴다.

5) 온몸에 맥이 없고 나른할 때, 오랜 병으로 앓아누웠을 때, 정신이 불안하여 잠을 잘 자지 못할 때, 폐가 허약하여 기침을 심하게 할 때도 좋은 효과를 보인다.

:: 만삼 발효액

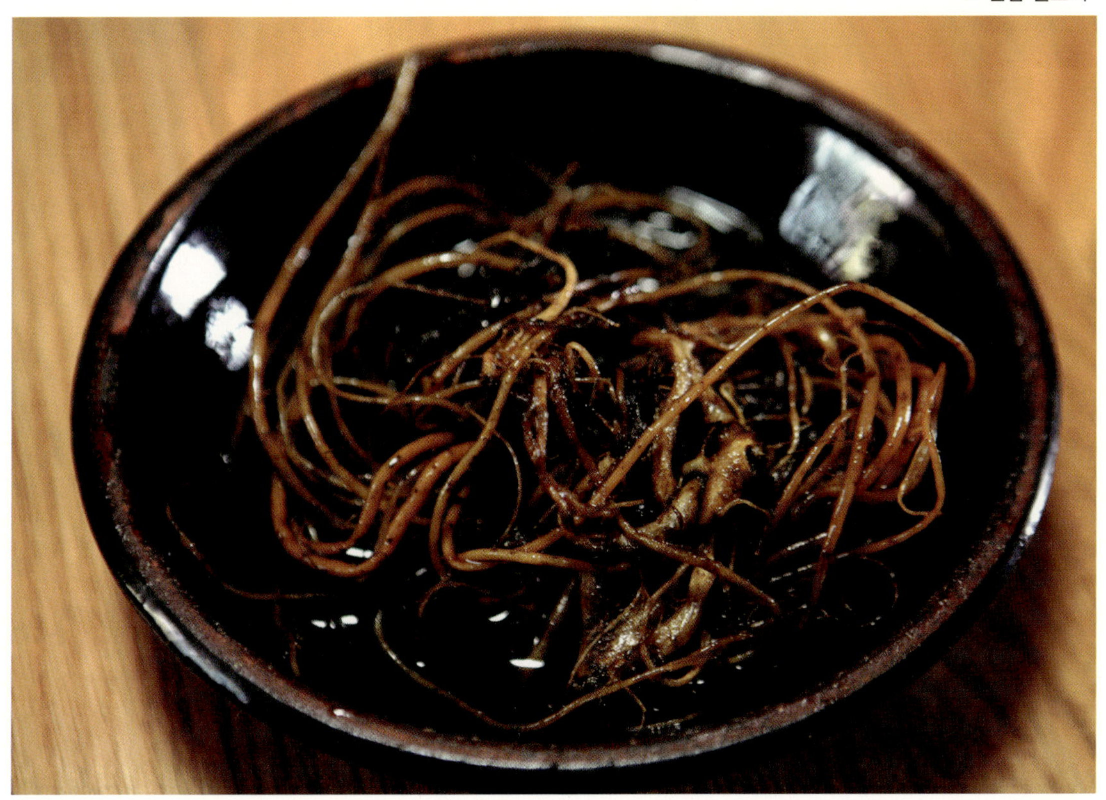

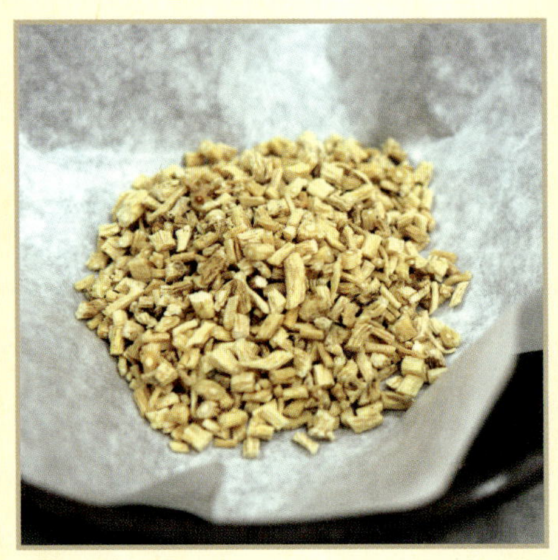

+

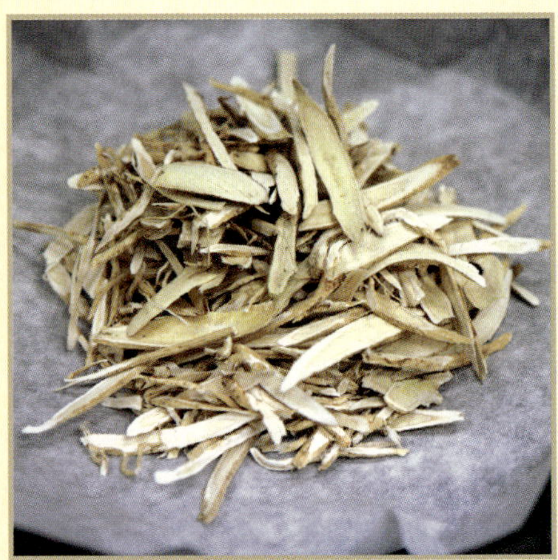

당삼(만삼)과 황기 **발효액 담그기**

당삼과 황기의 뿌리를 캐서 잘 씻고 잘라서 설탕을 넣고 발효액으로 담그면 된다.

당삼 발효액을 만들 때 마른 황기를 넣어 담그거나 황기 발효액에 담상 건재를 넣어 함께 발효액을 담기도 한다.

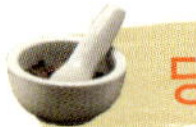 **당삼(만삼) + 황기**

당삼은 비위허약·기혈허약·폐기허증에 쓴다. 여기에 보기(補氣)하는 황기와 합하여 발효액을 만들면 양기를 끌어올려 보기(補氣)하는 능력이 더 세진다.

당삼은 감평(甘平)하고 보중익기(補中益氣)해서 건비(健脾)하고, 황기는 감온(甘溫)하고 보기승비양(補氣升脾陽)한다.

이러한 당삼과 황기 발효액은 서로 상수작용을 일으켜 보기승양(補氣升陽)의 힘이 크게 증강되므로 중기부족(中氣不足)·기허하함(氣虛下陷)으로 인한 식소핍력(食少乏力)·구설구리(久泄久利) 및 장기탈수(臟器脫垂) 등의 증상을 치료할 수 있다.

더덕과 닮은 만삼

줄기와 뿌리에서 나는 냄새도 더덕과 같고 잎 모양은 더덕을 닮았으나, 더덕보다 작고 줄기가 무성하며, 뿌리는 가늘고 길다.

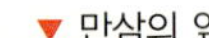 ▼ 만삼의 잎

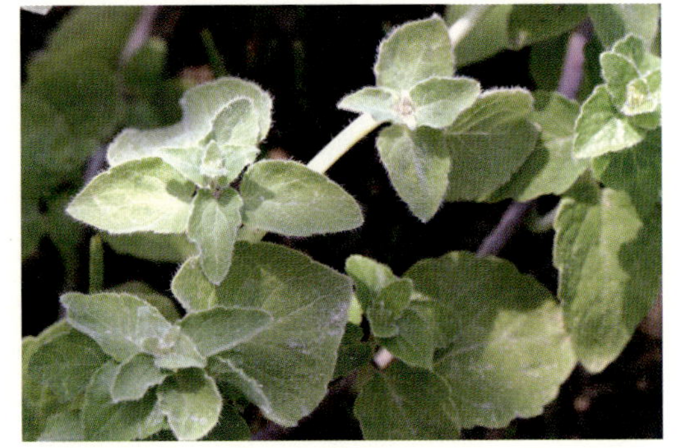

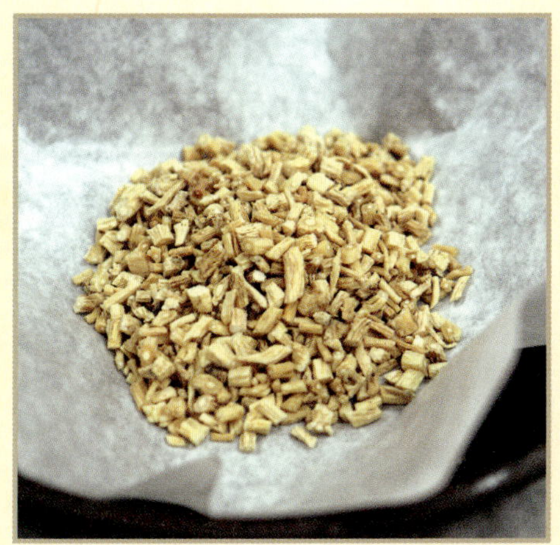

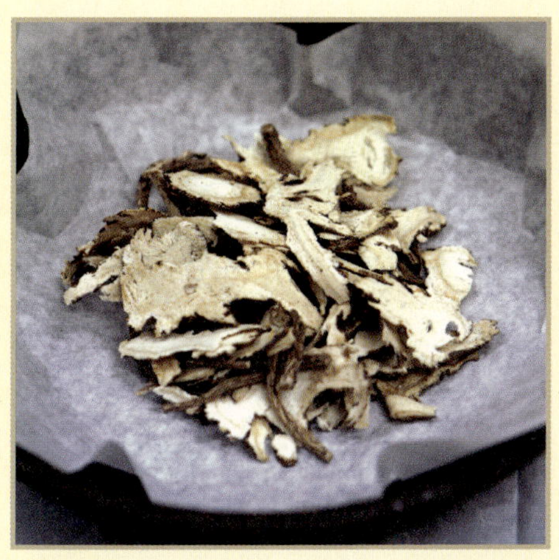

당삼(만삼)과 당귀 **발효액 담그기**

당삼과 당귀를 합방하면 당삼의 보중익기하는 기능과 당귀의 보혈하는 능력이 합하여 보기양혈(補氣養血)의 효능이 커지는 발효액이 된다.

가을에 당삼과 당귀를 채취하여 잘 씻어내고 잘라서 발효액을 담그는 방법은 다른 것과 비슷하다.

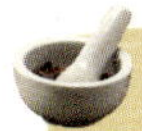

당삼(만삼) + 당귀

당삼은 인삼을 대신할 수 있는 보약이다. 폐의 열을 없애고 기력을 키우며 비위를 튼튼하게 하는 효과가 있다. 사포닌·이눌린·알칼로이드 등의 성분이 많아 기력을 늘리고 저항력을 키우며, 혈압을 낮추고 위장을 튼튼하게 하며, 진액을 늘리고 갈증을 없애는 효능이 있다.

당귀는 보혈(補血)과 동시에 활혈(活血)의 효능이 있으며, 항혈전작용(抗血栓作用)을 하여 혈액순환을 원활하게 하고 철분결핍에 의한 빈혈에 좋은 효과를 나타낸다.

당삼은 보중익기(補中益氣)해서 생진익혈(生津益血)하고, 당귀는 온윤양혈(溫潤養血)하므로 보기양혈(補氣養血)의 효능이 커진다. 심혈부족(心血不足)으로 인한 두훈(頭暈)·면색위황(面色萎黃)·핍력소기(乏力少氣) 등의 증상을 치료할 수 있다.

Tip.

당삼주

재료 당삼 200g(말린 것 150g), 소주 1.8ℓ

❶ 당삼을 씻어 물기를 뺀 후 용기에 넣고, 소주를 부어 밀봉한다.

❷ 서늘한 곳에서 4~5개월 정도 저장하면 술이 완성된다.

❸ 알맹이는 그대로 두고 사용해도 좋다.

❹ 하루 1~2회, 소주잔으로 한 잔씩 마신다.

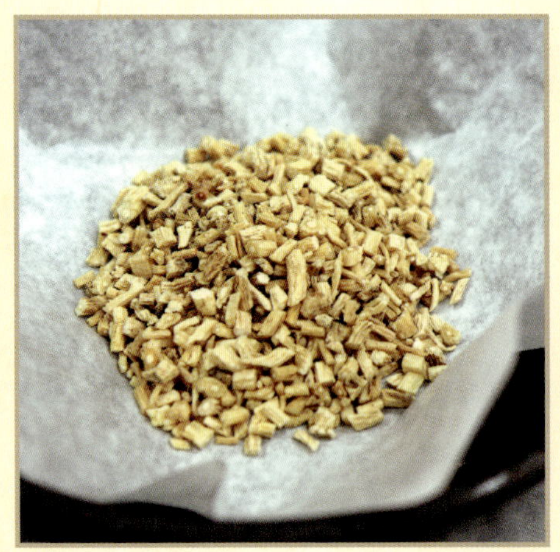

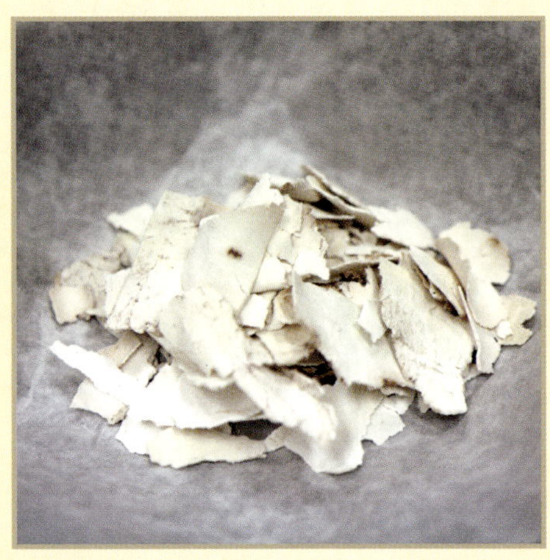

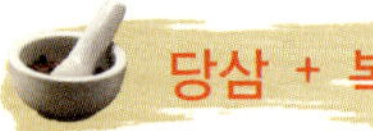

당삼과 복령 발효액 담그기

이 두 약재를 발효시키려면 신선한 당삼의 뿌리를 채취하고, 구멍버섯과에 속하는 복령의 덩어리를 구해야 한다. 두 약재를 잘 씻어 잘게 자른 뒤에 설탕과 함께 용기에 넣어 발효를 시키면 된다. 복령은 발효액이 많이 나오지 않으므로 당삼 발효액을 담글 때 건재 복령을 함께 넣어 발효시키기도 한다.

당삼(만삼)은 보익비폐하고 생진양혈하는 것은 인삼과 비슷하나 그 효능은 인삼에 미치지 못한다. 그러나 인삼처럼 처받는 것이 없어서 모든 사람에게 두루 쓸 수 있는 약재이다.

복령은 《신농본초경》에 이르기를 '맛은 달고 기는 평하다. 가슴과 옆구리에서 거꾸로 치미는 기를 다스린다. 우울·분노·놀람으로 인해 두려우면서 가슴이 두근거리는 증상을 치료한다.

명치 밑이 응결져 아프거나 한열이 생기면서 가슴이 그득하고 치밀어 오를 때 쓴다. 입·혀가 마르는 것을 치료하고 소변을 잘 내보낸다. 오래 복용하면 혼을 안정시키고 신을 기르며 허기를 느끼지 않게 하고 오래 살 수 있다.'고 한다.

당삼은 익기건비(益氣健脾)하고 복령은 감담(甘淡)하여 삼습건비하니 양약(兩藥)을 합용하면, 건비이습(健脾利濕)작용이 함께 하여 제습(除濕)하여 비(脾)의 운화기능을 도와주니, 비건(脾健)하여 습사(濕邪)가 저절로 사라지게 된다.

그러므로 비허(脾虛)로 인한 운화실직(運化失職)을 다스리고, 수습정체(水濕停滯)로 인한 식소변당·사지권태핍력·수종·소변불리 증상을 치료하는데 사용할 수 있다.

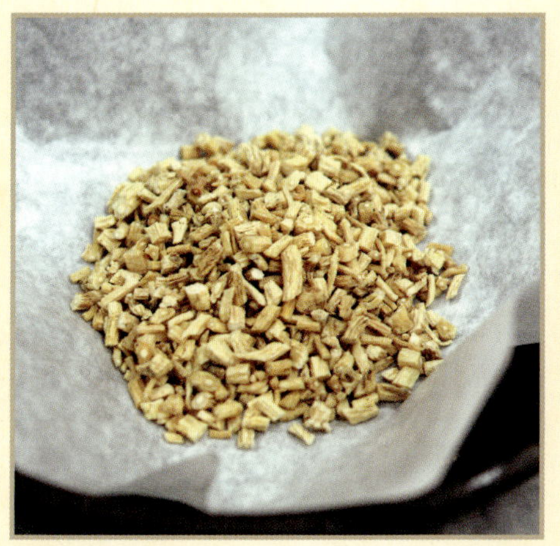

+

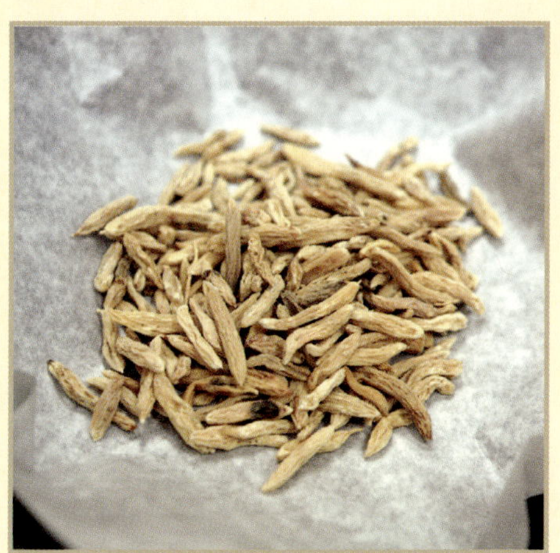

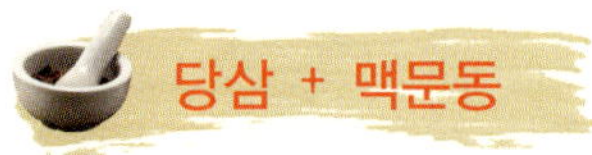

당삼과 맥문동을 발효시키는 방법은 인삼과 맥문동을 발효시키는 방법과 비슷하다. 단지 당삼의 효능이 인삼만 못하기 때문에 양을 더 많이 넣어 담그면 된다.

당삼 발효액에 맥문동을 건재로 넣어 발효액을 담그기도 한다.

당삼 + 맥문동

당삼(만삼)은 비위를 보하고 진액이 생기게 하며 구갈을 멈추는 보약으로 약한 비위·입맛 없음·설사·맥이 없고 불안한 정신·피로·폐가 허하여 생긴 기침에 쓴다. 또한 온몸에 맥이 없고 나른할 때, 오랜 병으로 앓아 누웠을 때, 정신이 불안하여 잠을 잘 자지 못할 때, 폐가 허약하여 기침을 심하게 할 때도 좋은 효과를 보인다.

맥문동은 체력이 저하되는 것을 막아 주며 특히 노인이나 병후 회복기에 있는 사람 또는 평소에 몸이 허약한 사람에게 좋다.

당삼은 감평(甘平)하여 보기(補氣)하고, 맥문동은 감한(甘寒)하여 양음생진(養陰生津)하므로 두 약재를 합방하여 발효를 시키면 보기양음생진(補氣養陰生津)하는 효능을 나타낸다. 열상기진(熱傷氣津)으로 인한 체권기단(體倦氣短)·인건구갈(咽乾口渴)·맥허세(脈虛細) 등의 증상을 치료할 수 있다.

Tip

만삼계탕

8년 이상된 당삼과 토종닭, 마늘·밤·호두·은행·참깨·잣·찹쌀 등을 넣어 만든다. 여인의 허약 체질이나, 산전·산후의 부인과 임신 중인 여인의 보양식이다. 천식 환자에게도 효과가 있으며, 남자보다 여자에게 더 효과가 크다.

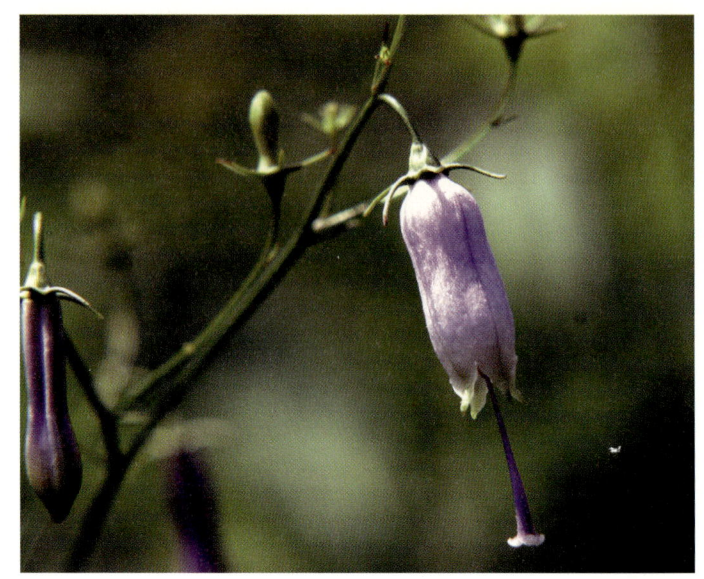

잔대의 꽃

사삼은 더덕이나 잔대의 뿌리를 건조한 것으로 잔대 또한 더덕과 같이 초롱꽃과에 속하는데 줄기는 둥글고 곧으며 풀 전체에 작은 털이 있다. 잎이 가늘고 긴 타원형이며, 끝이 뾰족하다. 가장자리가 껄쭉껄쭉하고 4~5개가 둥근형이 되어 줄기에 붙어 있다. 여름에 줄기 끝에서 청자색이 매달린 종같이 생긴 꽃이 4~5개 밑으로 향해 핀다.

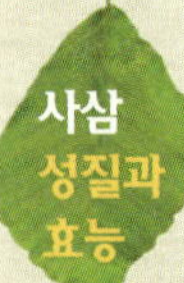

사삼 성질과 효능

사삼은 맛이 달고 성질은 서늘하며 폐·간·비경에 작용한다. 강장·청폐·진해·거담·소종작용을 한다. 음을 보하는 식물로 특히 폐음과 위음을 보하며 폐열을 내리고 인후를 잘 통하게 하며 가래를 제거하고 기침을 멈추게 한다.

《향약집성방》 사삼은 잘 놀라는 것과 가슴과 명치 끝이 아픈 것, 오한·발열 등을 낮게 하여 기운을 보하고 폐기를 돕는다. 늘 졸리는 것을 낮게 하고 간기를 보하고 오장에 풍사를 없애 편안하게 한다. 또한 허한 것을 보하며 잘 놀라고 답답해하는 증을 없애며 신장·폐장을 보하고 고름을 잘 빼내며 잘 낫지 않는 헌데, 온몸이 가려운 것 등도 낮게 한다.

《신농본초경》 사삼은 맛이 쓰고 성질은 약간 차다. 혈액이 쌓인 것과 경기를 치료한다, 한열을 없애고 중초를 보하며, 폐기를 보한다.

폐결핵이나 기타 열성병을 앓고 난 후 마른기침을 하거나 도한이 나며 저열이 물러가지 않는 사람에게 적합하며, 폐음 부족이나 폐열로 목이 마르고 목소리가 잘 쉬어지는 사람에게 효과가 있다. 목소리를 많이 쓰는 직업인에게 좋은 식품이다. 암환자나 당뇨병·건조종합증·위축성위염에도 효과가 있다.

1) 북사삼이라 하면 원래 산형과 갯방풍의 뿌리를 말하며, '갯방풍'·'채양삼'이라고 하는데 우리나라에서는 잔대를 의미한다. 남사삼은 길경과에 속하는 식물로 사삼이라고 부르며 '토인삼'·'사엽사삼'이라고도 부른다.
2) 잔대를 '사삼'이라고도 부른다.
3) 사삼은 여로와 상반되므로 배합하면 안 된다.

:: 잔대 발효액

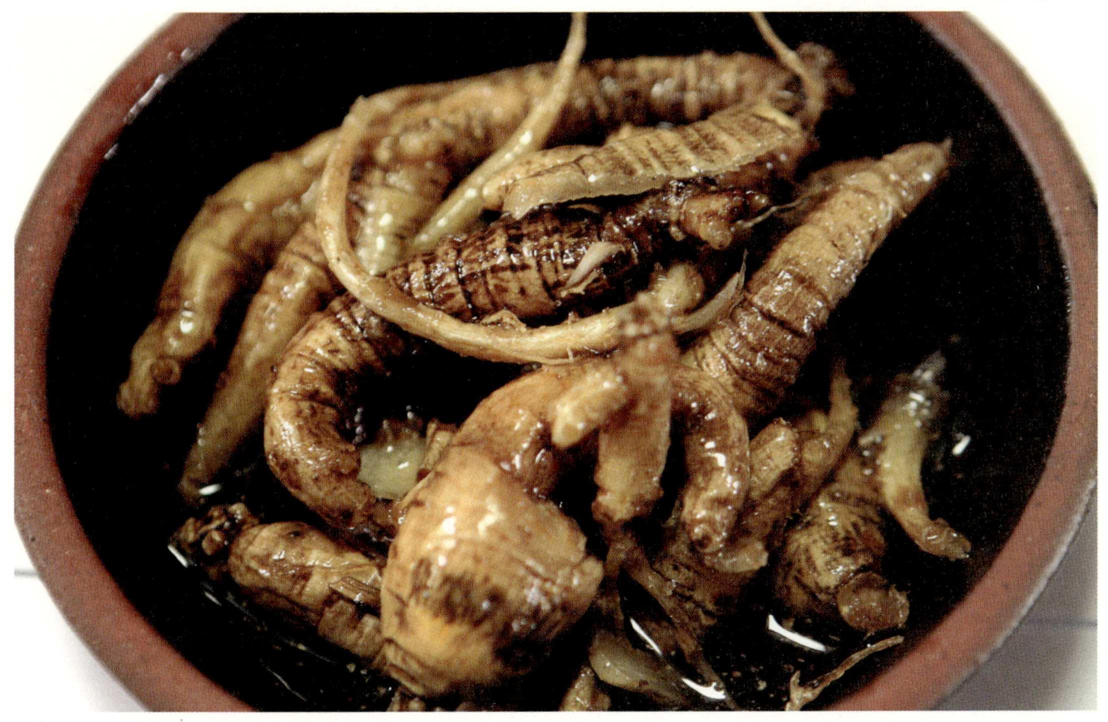

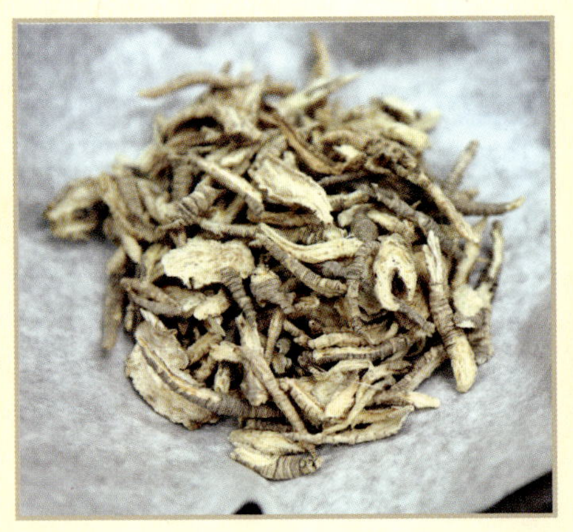

+

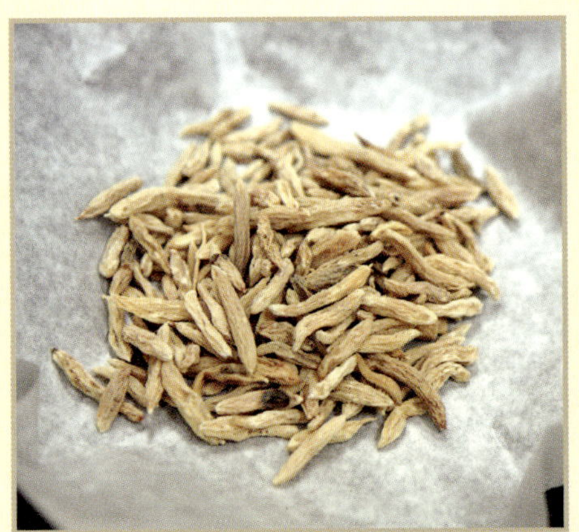

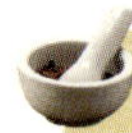 사삼(잔대)과 맥문동 **발효액 담그기**

사삼과 맥문동을 합방하여 발효액을 만들기 위해서는 사삼과 맥문동의 뿌리를 함께 넣고 발효를 시키거나 따로따로 발효를 시켜 합방을 한다. 다만 맥문동은 거심을 해서 발효를 시켜야 하는데 물기가 적어 발효액이 적게 나온다.

만약 맥문동이 마른 건재 밖에 없다면 생강·감초·대추를 넣고 끓여서 시럽으로 만들어 사삼 발효액에 합방하여 만든다.

사삼(잔대) + 맥문동

사삼과 맥문동 두 약재 모두 감한(甘寒)해서 윤폐(潤肺)·자음청열(滋陰淸熱)하므로 두 약재를 함께 합방하여 발효를 시키면 서로 상수(相須)가 일어나 작용(作用)이 증강되어서 위폐(胃肺)가 조열(燥熱)해서 오는 건해소담(乾咳少痰)·구갈인건(口渴咽乾)을 치료할 수 있다.

> **Tip.**
>
> ### 사삼 발효액 담그기
>
> 사삼(잔대)으로 발효액을 만들 때는 잎과 줄기가 지고 난 뒤 뿌리를 캐거나 초봄에 새싹과 뿌리를 함께 캐서 쓴다.
>
> 흙을 털고 잘 씻은 후 잘게 잘라서 같은 양의 흑설탕과 함께 용기에 담아 그늘에 놓고 8개월 정도 발효시켜서 음용한다.

▼ 잔대의 어린 잎

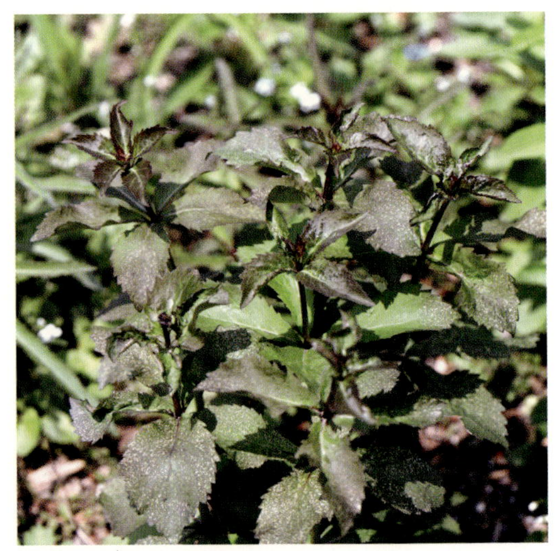

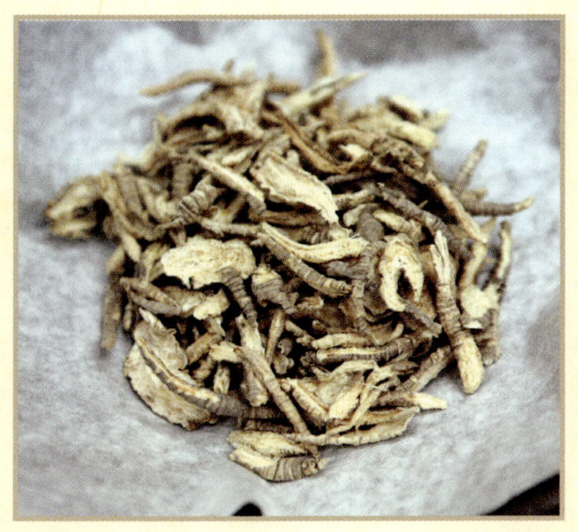

+

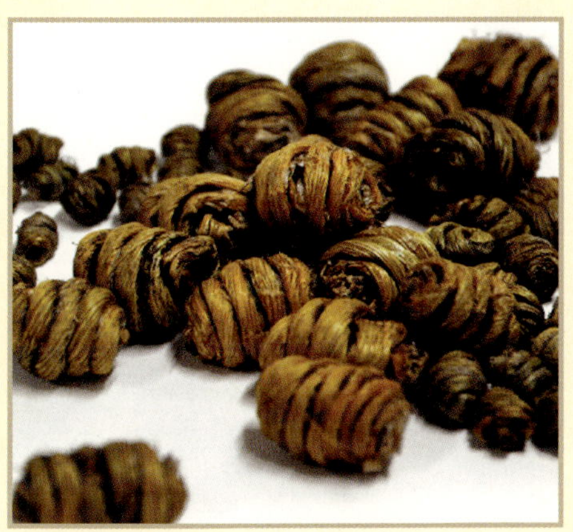

사삼과 석곡 발효액 담그기

사삼에 석곡을 배합하여 발효액을 만들려면 사삼(잔대)의 뿌리와 석곡(석란)의 전초를 구해야 한다. 석곡(석란)은 꽃향기가 아주 좋은 야생화로 많은 사람들에 의해 남획되어 자연산을 구하기가 쉽지 않다. 때문에 재배한 것을 구하거나 중국에서 들어 온 마른 약재를 쓸 수밖에 없다. 석곡이 건재일 때에는 시럽을 만들어 사삼 발효액에 넣어 발효를 시키면 된다.

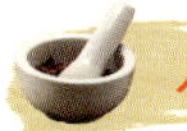

사삼 + 석곡

사삼은 음을 자양하며 열을 없앤다. 이러한 사삼의 약효에 허열을 제거하고 자음양위하는 석곡을 배합하여 발효액으로 만들면, 능히 자음양위생진(滋陰養胃生津)하므로 효능이 현저해져서 열병후(熱病後)에 위진부족(胃津不足)으로 오는 구건설조(口乾舌燥)·식소건구(食少乾嘔) 등의 증상을 치료할 수 있다.

> **Tip**
>
> ### 사삼의 배합
>
> ❶ **온열병** : 폐와 위의 음이 상했거나 음허화왕으로 몸이 달아오르며 목 안이 마르고 뺨이 벌겋게 되며 마른기침을 하는데 맥문동·생지황·석곡 등을 배합하여 쓴다.
>
> ❷ **마른기침** : 폐에 열을 없애며 기침을 멈추며 대체로 낮은 열이 있으면서 마른기침을 하는데 쓴다. 패모·맥문동을 배합하여 쓰는 것이 좋다.
>
> ❸ **만성 기관지염** : 저항력을 강화하여 기관의 경련을 진정시키고 담을 제거한다. 산약·자하거·자원·관동화를 배합하여 사용하면 발작을 예방한다.
>
> ❹ **지해·화담** : 맥문동·패모·생지황을 가미해 사용하면 기침을 그치게 하고 담을 삭이는 효과가 얻어진다.

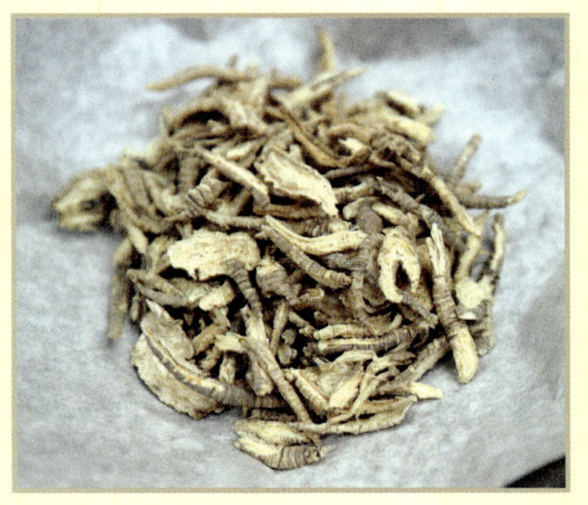

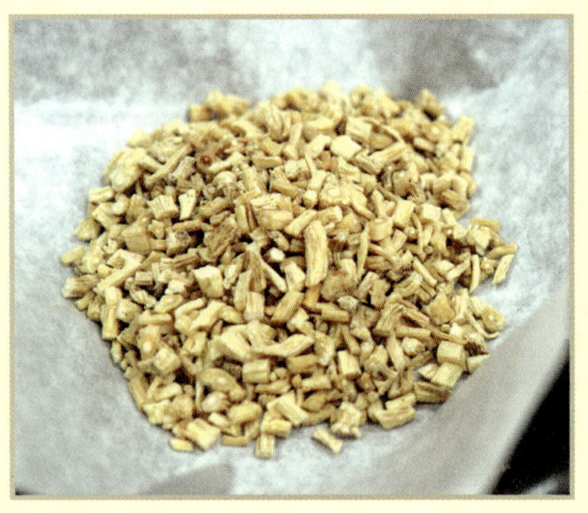

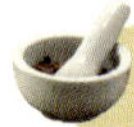 사삼과 당삼 발효액 담그기

사삼와 당삼을 발효시키기 위해서는 가을에 잔대와 만삼의 신선한 뿌리를 구하여 잘 씻고 잘게 잘라서 물기를 제거하여 설탕과 함께 담그면 된다.

한 가지 약재를 건재로 사용할 경우에는 사삼 발효액이나 당삼 발효액에 마른 건재를 넣고 함께 담그거나 아니면 건재를 끓여서 시럽화하여 발효액을 만드는 방법이 모두 활용된다.

사삼(잔대) + 당삼(만삼)

사삼은 폐의 열을 없애고 기침을 멈춘다. 대체로 낮은 열이 있으면서 마른기침을 하는데 쓴다. 사삼은 또 음을 자양하며 열을 없앤다. 온열병을 앓는 과정에 폐와 위의 음이 상했거나 음허화왕으로 몸이 달아오르며 목 안이 마르고 뺨이 벌겋게 되며 마른기침을 하는데 맥문동·생지황·석곡 등을 배합하여 쓴다. 또한 폐에 열을 없애며 기침을 멈추며 대체로 낮은 열이 있으면서 마른기침을 하는데 쓴다. 이때는 패모·맥문동을 배합하여 쓰는 것이 좋다.

당삼(만삼)은 비위를 보하고 진액이 생기게 하며 구갈을 멈추는 보약으로 약한 비위·입맛 없음·설사·맥이 없고 정신 불안·피로·폐가 허하여 생긴 기침에 쓴다.

또한 온몸에 맥이 없고 나른할 때, 오랜 병으로 앓아누웠을 때, 정신이 불안하여 잠을 잘 자지 못할 때, 폐가 허약하여 기침을 심하게 할 때도 좋은 효과를 보이는 약재이다.

사삼은 감량(甘凉)해서 폐위(肺胃)의 음(陰)을 보(補)하고, 당삼은 감온(甘溫)해서 폐위(肺胃)의 기(氣)를 보(補)하므로 두 약재를 합용(合用)하여 발효액으로 만들면 보기양음(補氣養陰)하는 효능이 있게 되어 폐위기음부족자(肺胃氣陰不足者)를 치료할 수 있다.

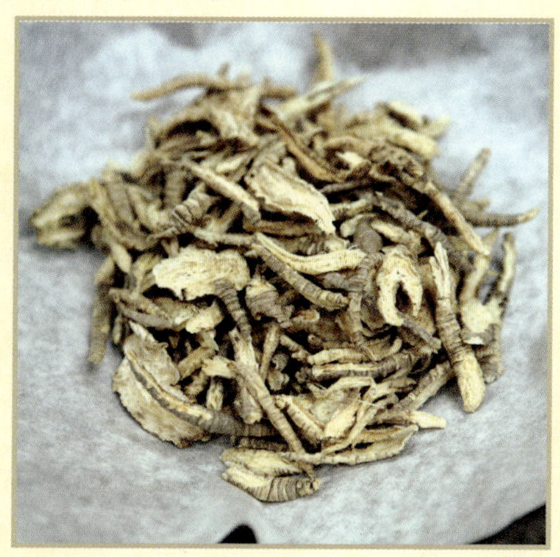

+

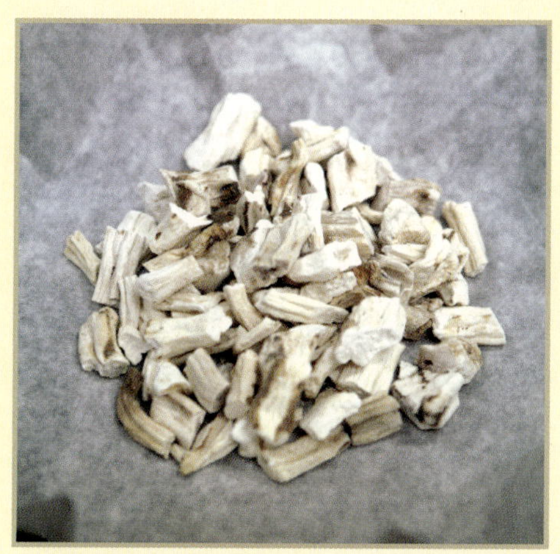

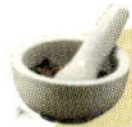

사삼와 산약을 발효시키기 위해서는 가을에 잔대와 산약(마)의 신선한 뿌리를 구하여 잘 씻고 잘게 잘라서 물기를 제거하여 설탕과 함께 담그면 된다. 이때 산약(마)은 발효력이 세므로 용기가 좀 크고 입구가 넓은 것으로 하고 잘 저어야 발효 시에 끓어 넘치는 것을 방지할 수 있다.

사삼(잔대) + 산약

옛 글에 보면 인삼은 보폐중양기(補肺中陽氣)하고 사삼은 보폐중음기(補肺中陰氣)한다고 하여 둘 다 보폐(補肺)하나 기를 위주로 보할 때는 인삼을, 음을 위주로 보할 때는 사삼을 쓴다고 한다.

또한 산약은 자양강장에 우수한 식물이다. 약성이 부드러워 정체되지 않고, 뜨거운 성질이 있으나 거칠지 않아 늘 복용해도 유익하다.

적응증이 넓어 소화·호흡·비뇨·생식 계통의 허약한 증상, 신경쇠약에 쓴다. 또한 당뇨병의 예방과 치료도 한다.

이러한 사삼에 보익폐기(補氣肺氣)하는 산약을 합방하여 발효액으로 담그면 양음윤폐(養陰潤肺)작용이 더욱 강화된다.

> **Tip.**
>
> ### 산약의 성분
>
> 산약(마)의 성질은 평하고 맛은 달다. 마에는 전분·당류·무친·글루코사민·타이로신·로이신·글루타민산·아르기닌·디아스타제 등이 들어 있다. 디아스타제는 소화효소이고 무친은 위점막에서 분비되는 점액질이다. 아르기닌은 세포의 신진대사와 증식에 필요한 영양분이다.

옥죽·황정

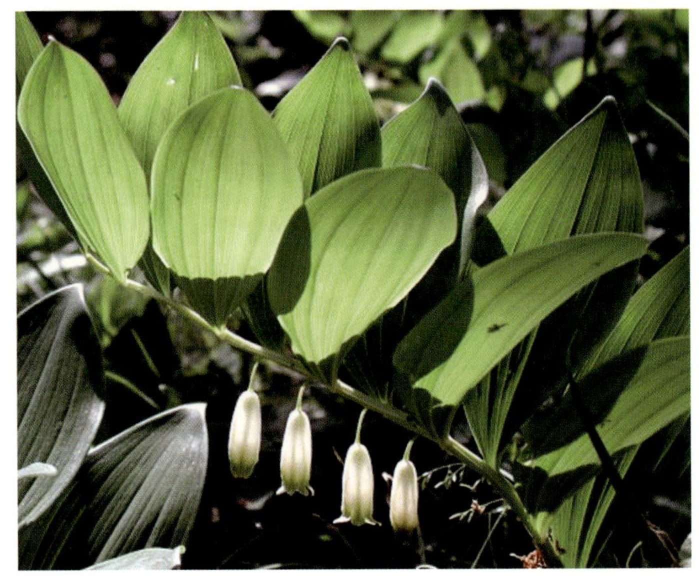

둥굴레의 꽃과 잎

둥굴레(옥죽)의 뿌리는 옆으로 뻗으며, 굵은 육질로 마디가 있고 가는 수염뿌리가 있으며 황백색이다. 잎은 가느다란 줄기에 휘어져 타원형으로 어긋나게 매달린다. 꽃은 4월경에 줄기의 밑부분에서 피는데 은방울꽃보다 작은 연녹색이다. 잎자루는 아주 짧다.

옥죽과 황정 성질과 효능

성질은 평하고 맛은 달다. 음을 보하고 건조한 것을 윤택하게 하는 작용이 있으며 진액을 만들고 갈증을 멈추게 하고 가슴의 답답한 증상을 완화시켜 준다.

옥죽 자양·생진작용을 한다. 보중익기하고 심폐를 윤택하게 하고 안색을 좋게 하고 번갈을 없앤다. 또한 중풍으로 인해 폭열하고 사지가 마음대로 움직이지 않는 것을 치료한다. 허증이면서 풍습을 동반할 경우에도 반드시 옥죽을 사용한다.

황정 비장을 도우며 폐장을 윤택하게 하는 약재이다. 이시진은 "황정은 복식가(服食家)의 요약으로, 신선가에서는 곤토(坤土)의 정수를 얻는 것이라는 의미에서 황정이라 한다."고 하였다. 도홍경은 "황정의 잎의 형상은 대나무와 비슷하며 짧다. 뿌리는 위유와 비슷하지만 황련처럼 마디가 있고 건조하여도 부드럽고 기름이 있어 반질거린다."고 하였다.

　　폐음부족으로 인한 폐결핵·만성기관지염·석폐증 등 마른기침을 하면서 가래가 없고 입이 건
조하고 번갈이 있으며 허열이 있는 사람에게 적합하다. 또한 위음부족으로 인한 만성 위염이나
위축성 위염으로 위가 은근하게 아프고 식욕이 없거나 금방 배가 고파지는 증상에 효과가 있으며
여러 가지 원인에 의해 심장기능부전·만성 심력쇠갈에 도움이 된다.

1)　척수신경염에 의해 일어나는 하지의 이완성 마비에는 황기·옥죽·백출·우슬을 넣어 쓴다.

2)　만성기관지염에는 항시 마른기침을 하거나 끈적거리는 누런 담이 많다면, 경미 120g에 옥죽
　　12g·잔대 12g·행인 12g을 가미해 죽을 만들어 먹으면 기관지를 윤활하게 하게 한다.

3)　당뇨병으로 구갈이 심한 경우에는 북사삼·석곡·옥죽을 배합하여 사용한다.

4)　결핵에는 황정·백부·단삼·황련과 배합하면 결핵균을 억제한다.

:: 둥굴레 발효액

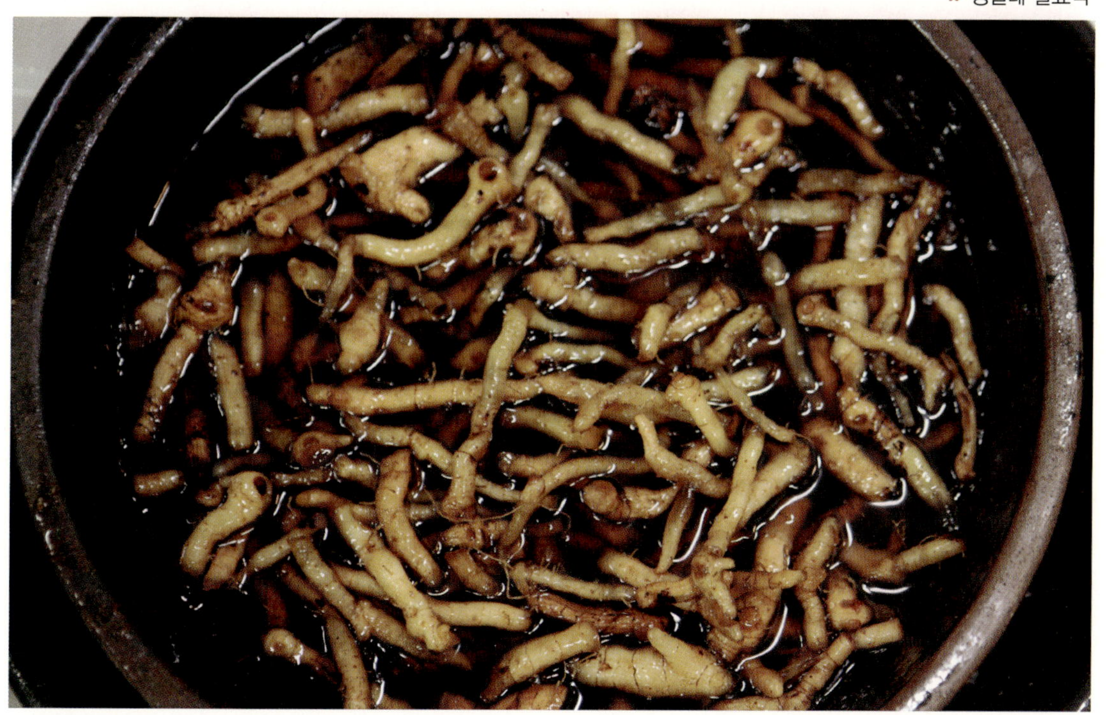

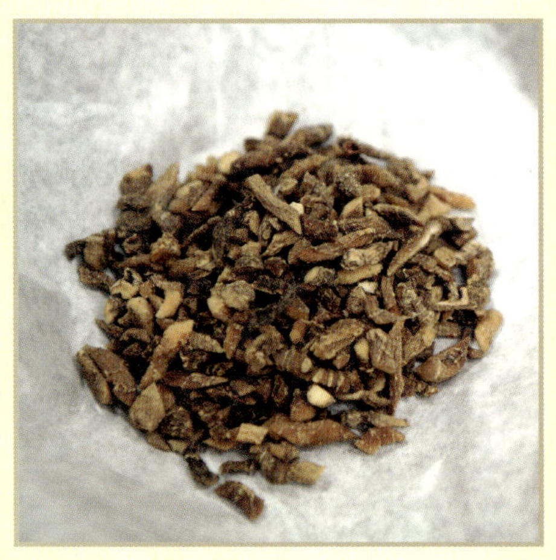

+

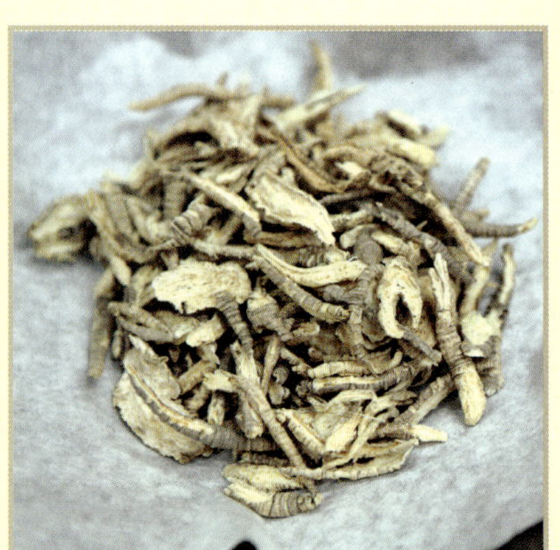

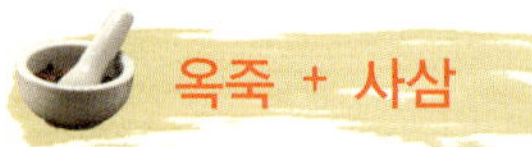
옥죽 + 사삼

옥죽은 보중익기하고 심폐를 윤택하게 하고 안색을 좋게 하고 번갈을 없앤다. 자양·생진작용을 한다. 또한 중풍으로 인해 폭열하고 사지가 마음대로 움직이지 않는 것을 치료한다.

사삼은 폐에 열을 없애며 기침을 멈추며, 대체로 낮은 열이 있으면서 마른기침을 하는데 쓴다.

사삼은 음을 자양하며 열을 없앤다. 온열병을 앓는 과정에 폐와 위의 음이 상했거나 음허화왕으로 몸이 달아오르며 목 안이 마르고 뺨이 벌겋게 되며 마른기침을 하는데 맥문동·생지황·석곡 등을 배합하여 쓴다.

또한 폐에 열을 없애며 기침을 멈추며 대체로 낮은 열이 있으면서 마른기침을 하는데 쓴다. 이때는 패모와 맥문동을 배합하여 쓰는 것이 좋다.

사삼이 들어간 처방에는 《온병조변》 중에 있는 〈사삼맥문동탕〉이 있다. 이것은 청양폐위·생진윤조하는데 사삼·옥죽·맥문동·상엽·천화분 등을 배합한 것이다.

모두 양음윤조(養陰潤燥)하는 효능이 있는데 옥죽과 사삼 발효액은 양음윤조청폐(養陰潤燥清肺)하는 효능이 있어서 음허노해(陰虛勞咳)와 위음부족(胃陰不足)으로 인한 설건구갈(舌乾口渴) 등을 치료할 수 있다.

옥죽과 사삼 **발효액 담그기**

　옥죽과 사삼 즉 둥굴레와 잔대는 우리나라 야산에 흔히 발견되는 약재들이다. 그만큼 구하기 쉽고 채취하여 발효액으로 만들기도 쉬운 약재들인 것이다. 싱싱한 둥굴레와 잔대의 뿌리를 구하여 잘 씻고 잘라 물기를 빼서 설탕과 함께 발효액으로 담그는 방법은 다른 발효액과 거의 비슷하다.

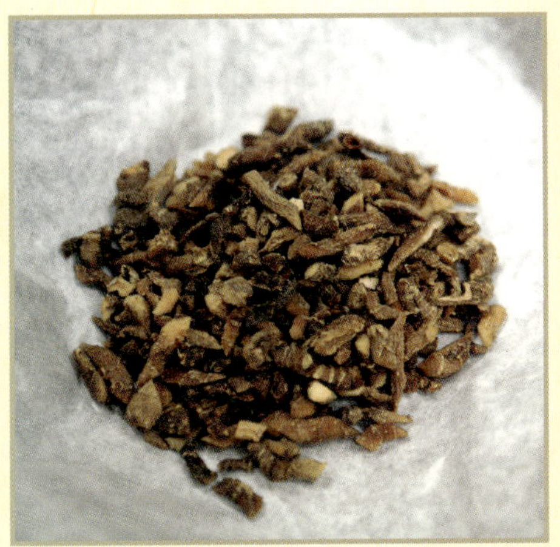

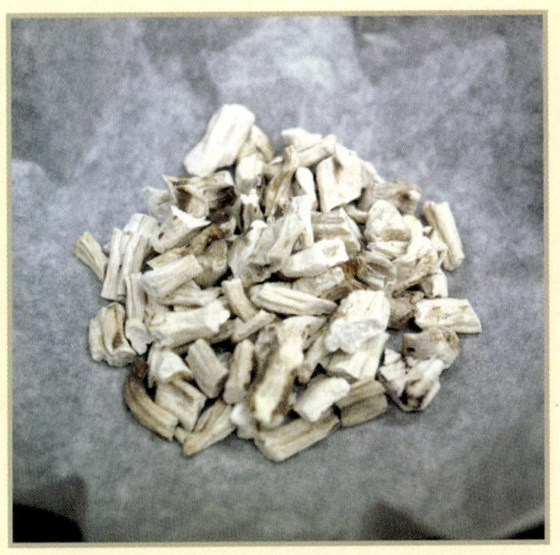

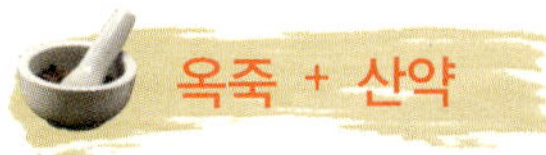

옥죽(둥굴레)와 산약(마) 역시 야산에서 많이 자생하는 약재로 구하기 쉽고 채취하기가 쉬워 발효액으로 만들기가 용이한 약재이다.

둥굴레는 자양·생진작용 효능이 있고, 산약은 자양강장 효능이 우수하므로 좋은 발효액이 될 것이다.

옥죽은 양음익위(養陰益胃)하며, 산약은 비위(脾胃)의 기(氣)를 보(補)하고 또 비위(脾胃)의 음(陰)을 기른다. 두 약재를 배합하여 발효액으로 만들면 익기생진(益氣生津)하는 공(功)이 있게 되어 내열소갈과 납매 등을 치료하게 될 것이다.

옥죽과 산약 발효액 담그기

싱싱한 둥굴레와 산약의 뿌리를 구하여 잘 씻고 잘라 물기를 빼서 설탕과 함께 발효액으로 담근다.

옥죽이나 산약의 건재를 이용해서 발효액을 만드는 방법은 다른 발효액과 동일하다.

Tip

옥죽의 식용과 약용

❶ **옥죽의 식용** : 어린 싹을 잘라내 씻은 후 소금을 한 줌 넣은 뜨거운 물에 데쳐 물에 헹군다. 떫은맛을 없애고 기름으로 볶아 간을 맞춰 먹는다. 꽃도 뜨거운 물에 살짝 데쳐 간을 해서 먹는다.

❷ **옥죽의 약용** : 뿌리줄기를 쓰는데 늦가을에 채취해 술로 만들어 매일 한두 잔씩 마시면 강정과 강장에 좋고 달여서 장기 복용하면 노인의 기미와 식은땀에 좋다. 타박상과 요통에는 생뿌리 줄기를 갈아 환부에 붙인다.

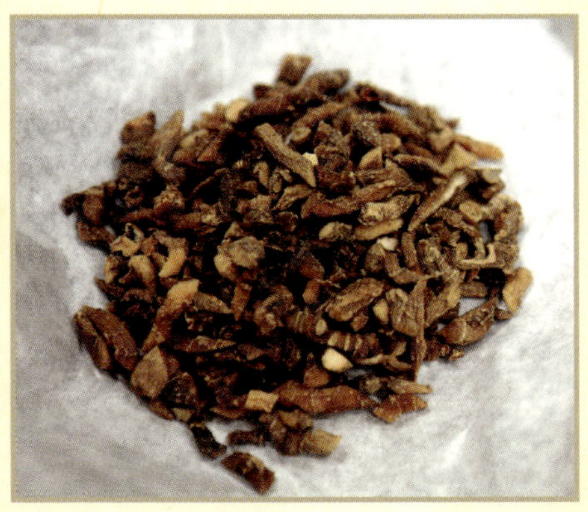

+

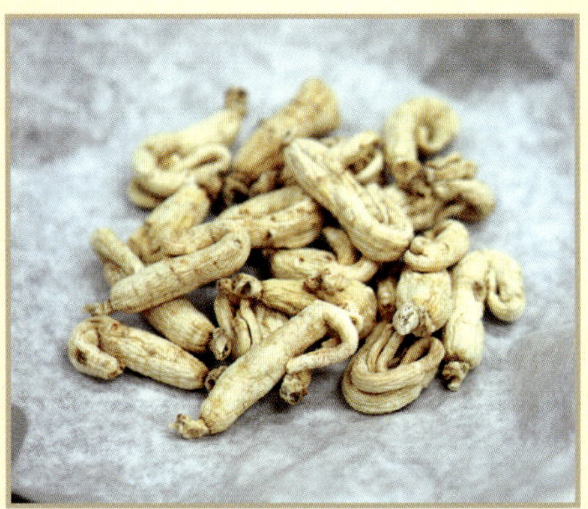

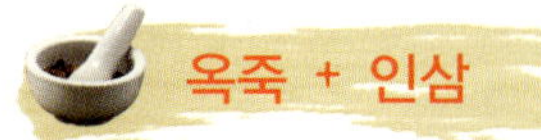

옥죽(둥굴레)과 인삼의 뿌리를 배합하여 발효액을 만들면 서로의 효능이 배가되어 옥죽의 보음작용와 인삼의 보양작용이 더 좋아지게 된다.

옥죽은 인삼과 배합하면 서로의 효능이 배가되는데 《본초신편》에서는 '옥죽은 보음작용이 있어 보양하는 인삼이 필요하며 음양이 조화를 이루어 그 효능이 강해진다'고 했다. 즉, 인삼이 옥죽을 얻으면 힘이 강해지고 옥죽이 인삼을 얻으면 효능이 빨라진다는 것이다. 이처럼 두 약재를 배합하여 발효액으로 담그면 건강에 좋은 발효액이 될 것이다.

옥죽과 인삼 발효액 담그기

옥죽과 인삼은 발효액을 만들기도 쉬워 두 약재의 싱싱한 뿌리만 있으면 그것을 잘 씻고 잘라 물기를 빼서 설탕과 함께 발효액으로 담근다.

생재를 구하기가 어려워 건재를 이용해 발효액을 담그는 경우에도 시럽화해서 만드는 방법과 발효액을 만들 때 건재를 넣고 함께 담그는 방법이 있는데 만드는 방법은 다른 발효액과 동일하다.

옥죽의 배합

❶ **오랜 열병 :** 진액이 상하고 미열이 계속되면 석곡·맥문동·북사삼을 가미해 사용하면 효과가 있다.

❷ **미열 :** 미열을 쇠퇴시키는 효능도 있는데 백작약·우슬·진교·구갑을 배합해 사용한다.

❸ **비뇨기계의 만성 염증 :** 염증에 의한 소변불통·요도자통이 있으면 저령·복령·택사를 가미해 복용한다. 옥죽은 이뇨작용은 있으나 단미로 쓸 경우 차전자·택사에 미치지 못하므로 배합해 응용한다.

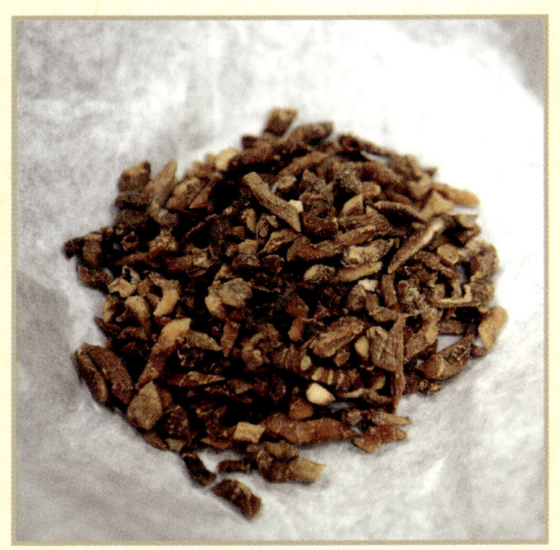

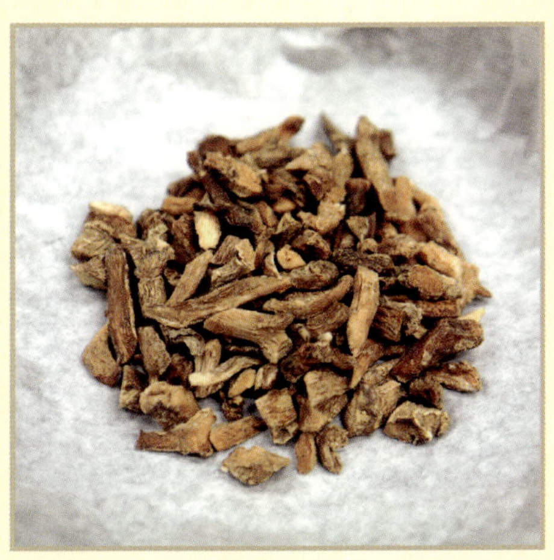

두 약재를 발효시키기 위해서는 싱싱한 둥굴레와 황정의 뿌리를 구해야 한다. 이것을 잘 씻고 잘라 물기를 빼서 설탕과 함께 발효액으로 담근다.

옥죽이나 황정의 건재를 이용해서 발효액을 만드는 방법은 다른 발효액과 동일하다.

옥죽은 둥굴레의 뿌리이고, 황정은 나리과에 속하는 진황정·갈고리층층둥굴레 또는 층층둥굴레의 뿌리를 쓴다.

보통 시중에서는 두 약재를 혼하요 유통되고 있다. 대체로 둥굴레는 가늘고 진기가 적으며 야산에 많이 자생한다. 반면 황정은 뿌리가 더 굵고 진기가 많으며 야산에 흔하지가 않고 재배를 많이 한다.

모두 양음윤조(養陰潤燥)하여 음허액조(陰虛液燥)의 증(證)에 사용하나 옥죽은 윤폐양위(潤肺養胃)에 뛰어나되 보기(補氣)의 효능이 없고, 황정은 윤폐(潤肺)할 뿐만 아니라 자신(滋腎)하며, 능히 비음(脾陰)을 보(補)하고 비기(脾氣)를 보익하니 기음쌍보(氣陰雙補)의 약재가 된다.

Tip

옥죽과 유사한 황정

둥굴레와 비슷한 것으로 '황정'이 있다.

잎이 둥굴레보다 가늘고 대나무와 비슷하다. 표면은 녹색, 뒷면은 은백색을 띠며 길이는 10㎝ 정도이다. 1년마다 둥근 혹 모양의 마디를 만든다.

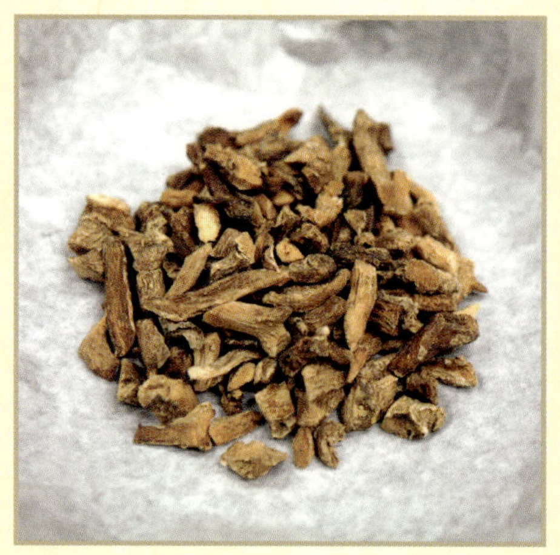

+

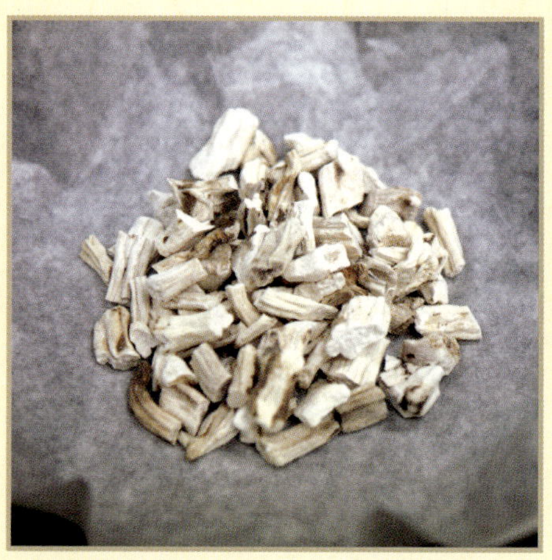

황정과 산약 발효액 담그기

황정과 산약을 발효액으로 만드는 방법은 옥죽(둥굴레)과 산약(마)으로 발효액을 만드는 방법과 거의 유사하다.

이때 산약은 발효력이 다른 것보다 크기 때문에 입구가 넓은 병이나 항아리를 써야 한다. 황정이나 산약의 건재를 이용해서 발효액을 만드는 방법은 다른 발효액과 동일하다.

황정과 산약은 모두 기음(氣陰)을 평보(平補)하는 약으로 폐신음액휴허(肺腎陰液虧虛) 및 비위기음부족(脾胃氣陰不足)의 증(證)에 사용할 수 있다.

황정은 질윤다액(質潤多液)하여 자음윤조의 공(功)과 자니조습의 폐단(弊)이 모두 산약보다 크며, 산약은 자윤(滋潤)의 공(功)은 황정에 못 미치지만 보기(補氣)하되 불체(不滯)하고 양음(養陰)하되 느끼하지 않은 특점(特點)이 있다.

또한 평보(平補)하는 중(中)에 삽성(澁性)을 겸하여 지사삽정(止瀉澁精)의 공(功)이 더 있어서 비허설사(脾虛泄瀉)와 신허유정(腎虛遺精)의 증(證)에 비교적 상용(常用)한다고 한다.

이렇게 황정과 산약을 합방하여 발효액으로 담근다면 모두의 건강을 증진시키는 묘약이 될 것이다.

산약 사용법

산약은 마의 덩이뿌리로 마의 줄기는 '산약등', 주아는 '영여자(零余子)'라 하여 약용한다. 영여자는 식용도 하는데 그대로 소금물에 삶아 먹거나 밥에 쪄 먹는다.

1) **인삼** : 폐 속의 양기를 보해 준다. 갑자기 상기되고 숨이 헐떡거리면서 기가 끊어지려 하며 어깨가 자신도 모르게 들먹거리면 폐기가 끊어질 우려가 있는 증상이니 인삼고나 독삼탕을 한 번에 마신다. 또는 가루로 1일 5~6회 조절해서 먹는다.

2) **천문동** : 폐 속의 양기를 도와주니 삶거나 가루로 하여 먹거나 술에 타서 먹는다.

3) **맥문동** : 폐열을 치료한다. 맥문동 · 인삼 · 오미자 등 삼미가 생맥산이 되는 것이니 폐 속의 복화 때문에 기가 끊어지려는 증상을 낮게 한다.

4) **오미자** : 폐기를 수렴하니 차나 환으로 만들어 먹는다.

5) **사삼** : 폐기를 보하고, 폐 속의 음기를 보하니 달여서 먹거나 여러 가지 양념으로 무쳐 먹어도 좋다.

6) **자원** : 폐익과 폐청을 하니 삶아서 먹으면 좋다.

7) **패모** : 폐를 윤활하게 하니 가루로 하여 설탕으로 환을 만들어 먹는다. 또는 삶아서 복용해도 좋다.

8) **길경** : 폐기를 치료하고, 폐열 때문에 기족한 것을 치료한다. 가루로 복용하거나 삶아 먹는다.

9) **상백피** : 폐를 사하고 폐속의 수기를 없애니 삶아서 먹는다.

10) **정력자** : 폐옹과 천급을 치료하니 씨를 볶은 것 5돈, 대추 5개를 같이 달여 먹는다.

11) **귤피** : 폐기를 이롭게 하고 기의 역상을 치료하니 삶거나 가루로 먹는다.

12) **지각** : 폐기를 흩어지게 하니 삶거나 가루로 먹는다.

13) **호도** : 염폐와 기침을 멎게 하니 자주 먹는 것이 좋다.

14) **오매** : 폐기를 수렴하니 차로 마신다.

15) **행인** : 치폐 · 윤조 · 산결하니 죽으로 먹는다.

16) **도(桃)** : 폐병에 먹으면 좋다.

17) **계자백** : 윤폐 · 소열하니 생으로 삼킨다.

백합

- 폐를 적시고 해수를 멎게 한다(潤肺止咳)
- 심열을 제거하여 열로 인해 정신이 혼미
  하고 헛소리를 하는 등의 증상을 개선한다
  (淸心安神)

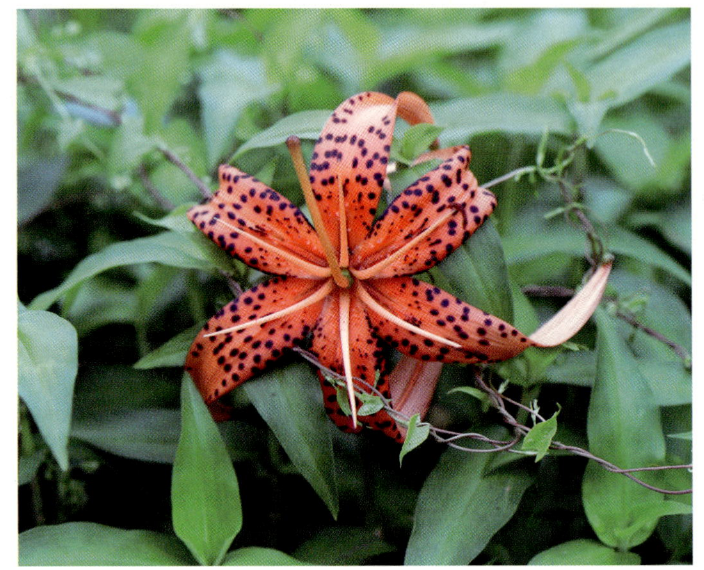

참나리의 꽃

백합(참나리)는 산과 들에 널리 분포하고 있으며 열매가 맺기는 하나 씨앗이 발아되지 않는 것이 특징이다. 줄기와 잎겨드랑이에 콩알만한 점의 자주색의 주아(珠芽)가 각각 열리고 여름에 이것이 땅에 떨어져 싹이 나면 한 포기의 참나리가 된다. 참나리의 줄기는 검은 자주색이 도는데 점이 있으며 다 자라기 전엔 흰털로 덮여 있다. 잎은 어긋나며 빽빽이 많이 달린다. 꽃은 7~8월에 짙은 황적색 꽃이 피며 가지 끝과 원줄기 끝에서 밑을 향해 달린다. 화피의 갈래는 넓은 피침형으로서 황적색 바탕에 흑자색 점이 있고 뒤로 갈린다.

백합 성질과 효능 한방에서는 참나리를 '백합' 이라 부른다. 성질은 약간 차고 맛은 달고 약간 쓰다. 폐경·심장경으로 들어간다. 폐를 윤택하게 하고 기침을 멈추게 하며 심장을 편안하게 하고 정신을 안정시킨다. 보중익기작용도 있다. 비늘줄기에 여러 종류의 알칼로이드와 많은 녹말·글루코만난·비타민 C 등이 함유되어 있다. 콜히친 성분은 세포 유사분열을 줄기에서 정지시키는 억제작용을 한다.

생진·지해작용 해수나 폐허로 인한 만성적인 해수의 건해·무담 등의 증상에 사용된다. 중초를 보하며 기운을 돕고 부은 것을 가라앉히며 대소변을 잘 통하게 한다.

체질이 허약한 사람에게 적합하며 폐의 기운이 부족하여 나타나는 만성 기관지염·폐기종·폐결핵·기관지확장증과 각혈기침에 효과가 있으며, 신경쇠약이나 히스테리증상 또는 신경관능증으로 불안초조하고 가슴이 두근거리며 잠을 잘 자지 못하는(동양의학에서는 이런 증상을 '장조' 또는 '백합병'이라고 함) 사람에게 좋다. 또한 암에도 효과가 있으며 여름에 더위를 내리는 효과도 있다.

1) 백부와 배합하면 폐결핵 치료에 좋다.

2) 기관지확장증에 의한 각혈에는 백급을 배합하면 효과가 좋다.

3) 백합병에는 계란노른자를 배합하면 효과가 있다.

4) 부인들의 장조 또는 히스테리 증상에는 소맥·대추·감초를 배합하여 끓여 먹으면 효과가 있다.

5) 백합을 가루 내어 멥쌀을 섞어 끓인 죽은 노인들의 만성 기관지염·폐열로 인한 마른기침·콧물·눈물이 많이 나는데 효과가 좋다.

:: 백합 뿌리 발효액

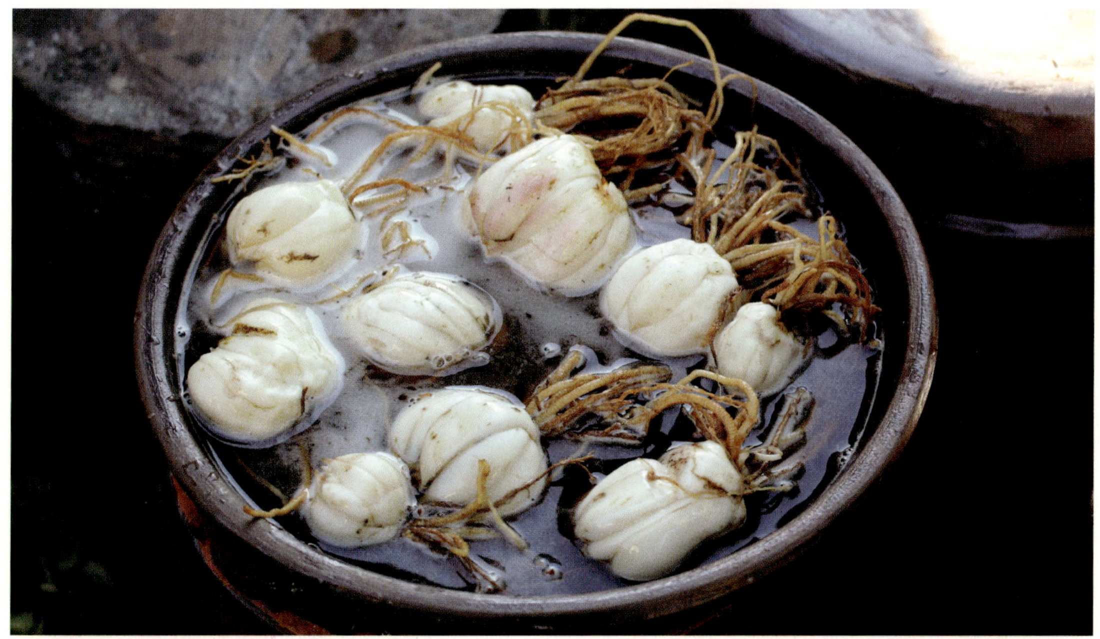

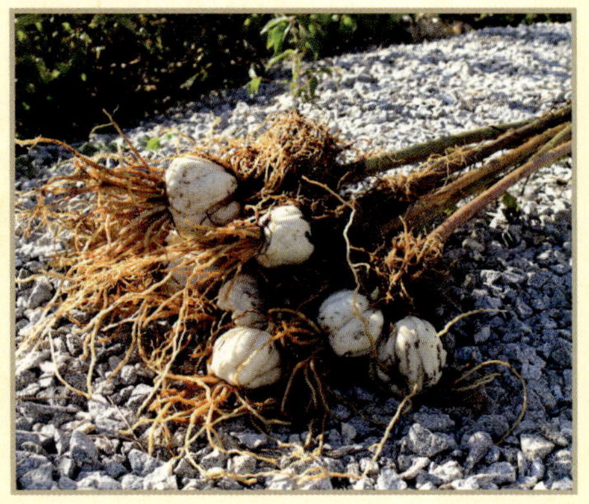

+

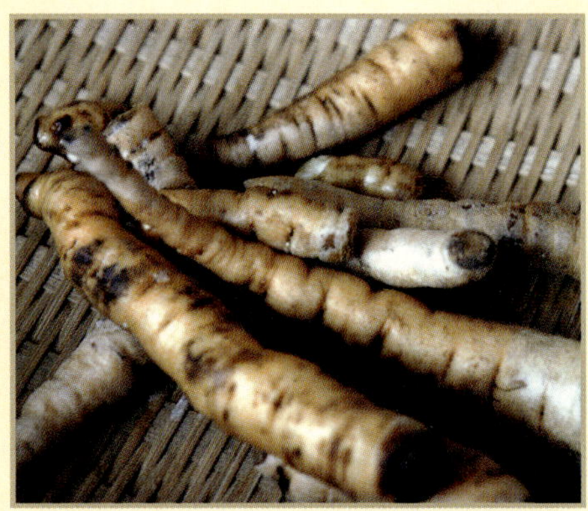

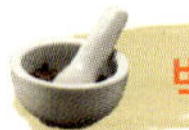
백합 + 생지황

백합은 약성이 온화한 생진·지해제로서 해수나 폐허로 인한 만성적인 해수의 건해·무담 등의 증상에 사용한다. 한방에서는 참나리를 '백합' 이라 부른다.

생지황은 성질이 차고 맛은 달며 청열·양혈·자양·생진작용이 있다.

백합은 양폐음(養肺陰)하면서 청열안신(淸熱安神)하고 생지황은 양심영(養心營)하면서 청혈열(淸血熱)하므로 양약(兩藥)을 배합하여 발효액으로 담근다면 보음청열(補陰淸熱)·양혈안신(凉血安神)하는 효능으로 음허열(陰虛熱)이 뇌신경을 자극해서 오는 허번불매(虛煩不寐)를 치료할 수 있다.

백합과 생지황 발효액 담그기

백합과 생지황을 함께 발효시키기 위해서는 가을에 백합의 싱싱한 비늘뿌리와 생지황의 노란 뿌리를 채취해야 한다. 이것을 잘 씻고 잘라서 설탕과 함께 발효액으로 만들면 된다.

건재를 이용해서 백합·생지황 발효액을 만들 때에는 마른 백합을 생지황 발효액에 넣어서 만드는 방법이 바람직하다. 생지황을 건지황이나 숙지황으로 대체해서 쓴다면 약성이 달라져서 원하는 발효액이 만들어지지 않는다.

Tip

백합 뿌리의 법제

뿌리는 가을에 채취하여 깨끗이 씻어 인편을 끓는 물에 잠깐 담갔다가 건져내거나 살짝 쪄서 불에 쬐거나 햇볕에 말린다. 약재는 살이 두껍고 질이 단단하고 백색이며 맛이 쓴 것이 우량품이다. 윤폐작용을 증강시키기 위해 꿀로 법제를 한다.

일정량의 꿀을 약간 달 정도로 물로 희석한 후 백합 뿌리에 골고루 뿌려 잘 스며들게 한 후 밀폐시켜 솥에 넣고 약한 불로 볶는다. 표면이 누릇누릇하고 광택이 좀 나면서 손에 끈적거리지 않을 정도가 되면 꺼내어 그늘에서 식힌다(꿀은 6kg에 참나리 100kg).

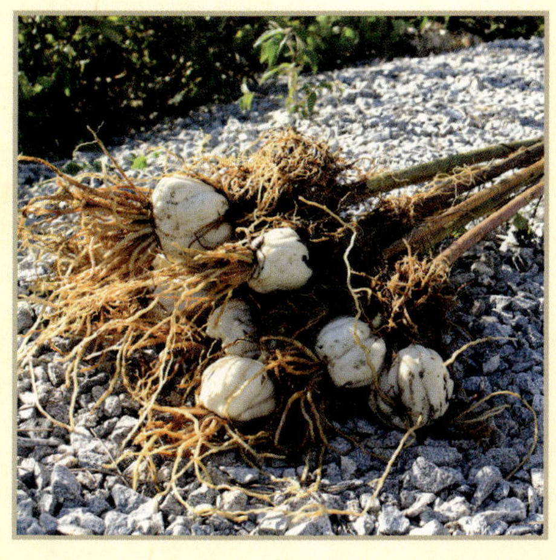

+

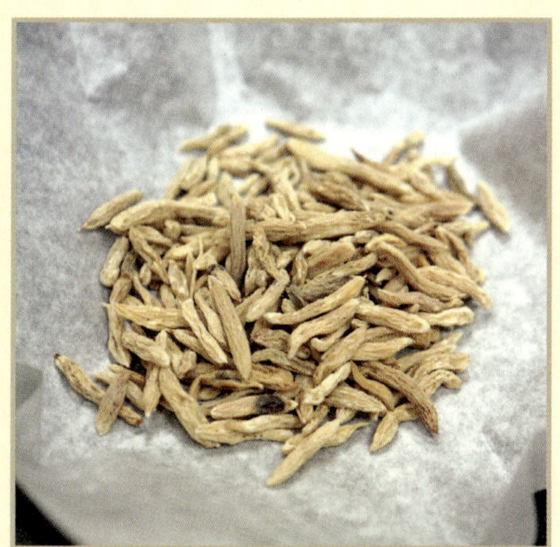

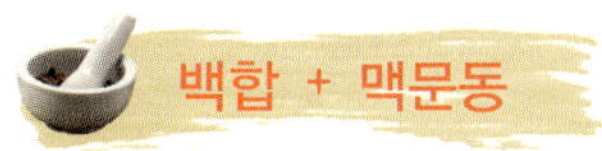

백합과 맥문동은 모두 폐에 작용하므로 이 두 약재를 발효액으로 만들어 음용하면 기침을 멎고 폐을 윤택하게 하는 효능이 있다.

백합과 맥문동은 모두 능히 윤폐생진청열(潤肺生津淸熱)하고 백합은 지해(止咳)하므로 두 약재를 배합하여 발효액으로 담그면 청열생진(淸熱生津)·윤폐지해(潤肺止咳)하는 공(功)이 있어 열병상폐(熱病傷肺)로 오는 조해 또는 오래된 노채해수 등을 치료할 수 있다.

백합과 맥문동 발효액 담그기

백합의 비늘인편을 잘 씻어 내고 맥문동의 뿌리도 심을 빼서 잘 씻은 후에 동량의 설탕을 넣고 발효를 시킨 후 약 6개월쯤 뒤에 걸러서 물에 희석해서 마시면 된다.

백합 발효액에 건재 맥문동을 넣고 발효액을 담글 수도 있다.

백합 전초 발효액

백합을 발효시키기 위해선 어린 순, 인경과 주아를 사용한다. 대추·감초·생강을 넣고 진하게 달인 물을 이용해 흑설탕과 함께 재료를 6개월 정도 발효시켜 음용한다.

▼ 백합 전초 발효액

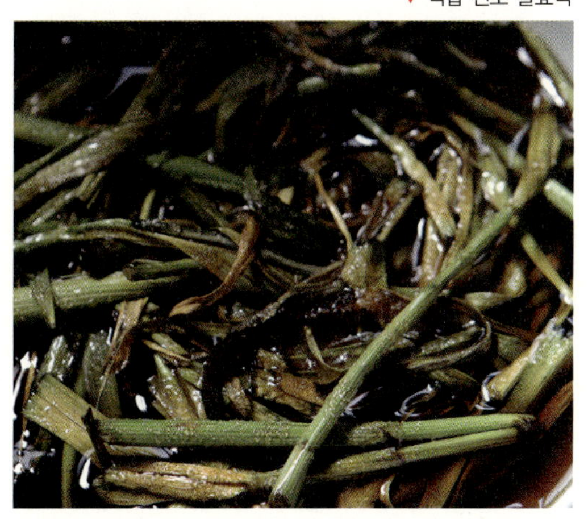

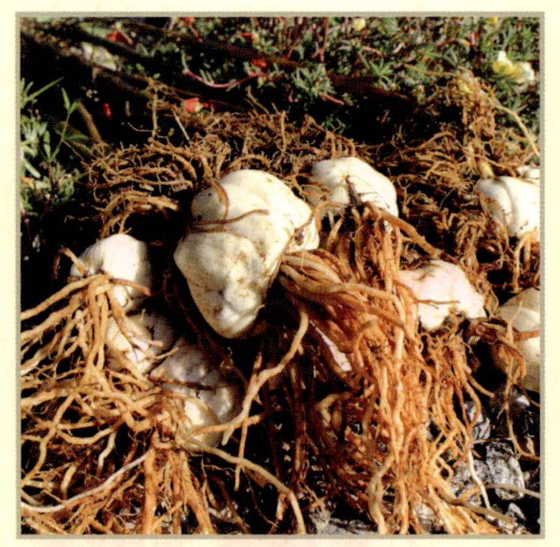

+

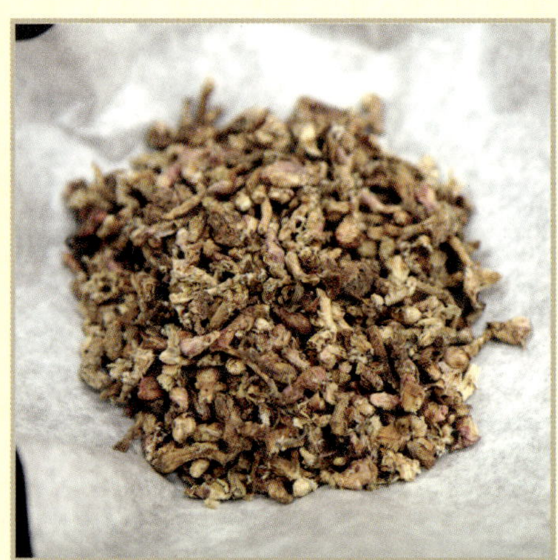

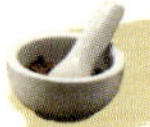
백합 + 관동화

백합은 참나리의 뿌리를, 관동화는 머위의 꽃대를 약재로 쓴다.

원래 관동화는 중국에만 있고 우리나라에는 없는 약재로 우리나라에서는 초봄에 머위 잎이 돋을 때 함께 올라오는 머위 꽃대를 대용해서 쓴다.

백합은 자음윤폐(滋陰潤肺)하고 관동화(款冬花)는 지해화담(止咳化痰)하므로 두 약재를 배합하여 발효액으로 담그면 자음윤폐(滋陰潤肺)·화담지해(化痰止咳)하는 공(功)이 있어 조열해수(燥熱咳嗽)로 잘 뱉어지지 않는 담(痰)을 치료할 수 있다.

백합과 관동화 발효액 담그기

두 약재를 발효시키기 위해서는 참나리의 뿌리와 머위의 꽃대를 채취한 후 잘 씻어서 설탕과 함께 담그면 된다.

관동화를 생재로 구할 수 없으면 백합 발효액에 마른 관동화를 넣어 발효액을 담그거나 관동화를 끓여서 시럽으로 만들어 넣어 담글 수도 있다.

Tip

백합 식용법

주로 어린순과 부드러운 잎, 주아 그리고 땅속의 비늘줄기를 먹는다. 또한 나물로 먹거나 밥에 섞어 먹거나 볶아서 먹거나 국에 넣어 먹는다.

▼ 백합의 뿌리

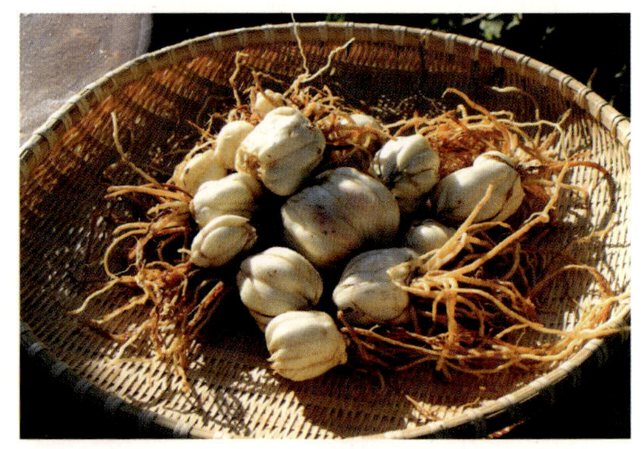

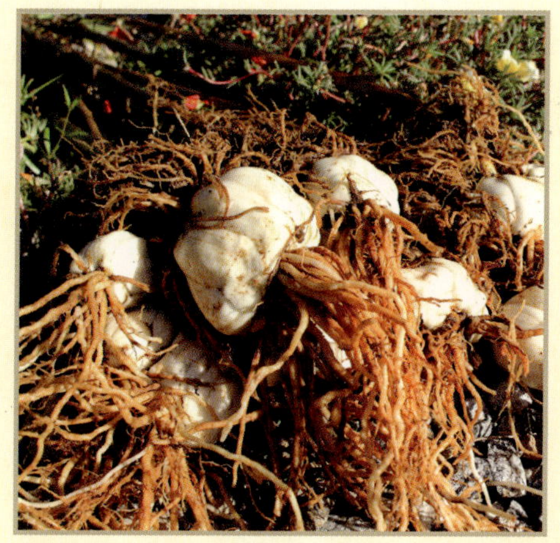

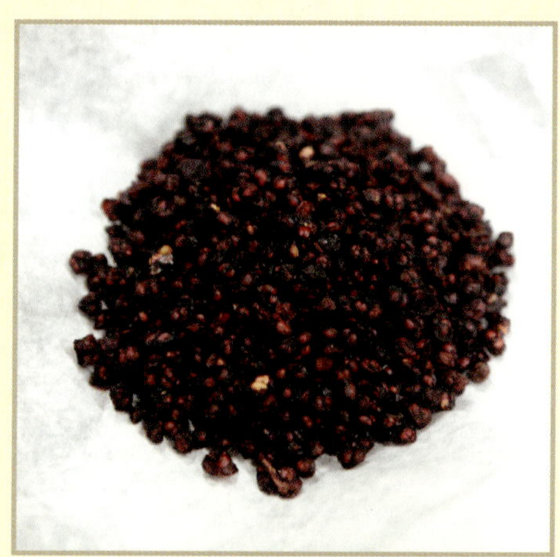

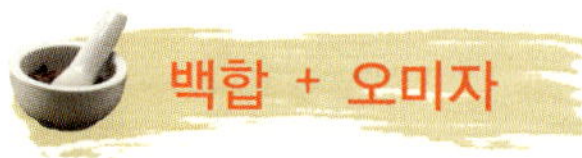
백합 + 오미자

백합은 기혈을 보익하고 폐를 윤택하게 하며 해수를 치료하는 약재이다. 또한 오미자는 기침을 멎게 하고 천식을 가라앉히는 약재이다.

백합과 오미자 발효액은 오래된 기침을 그치고 갈증을 그치게 하는 좋은 발효액이 될 것이다.

백합은 자음윤폐지해(滋陰潤肺止咳)하고 오미자는 미산(味酸)해서 수렴기음(收斂氣陰)하고 또 생진(生津)하므로 양약(兩藥)을 합용하여 발효액으로 담그면 기음(氣陰)을 수렴하고 자음윤폐지해(滋陰潤肺止咳)하는 효능이 생겨 기침이 오래도록 낫지 아니하고 기음(氣陰)이 손상된 것을 치료할 수 있다.

백합과 오미자 발효액 담그기

백합의 싱싱한 뿌리를 캐어 인편을 쪼갠 다음 잘 씻어서 물기를 제거하여 잘게 썰어 놓고, 가을에 오미자 열매를 채취해서 잘 씻어 두 약재를 함께 넣고 설탕과 함께 발효액을 담근다. 백합과 오미자의 건재를 이용해서 발효액을 만드는 방법은 다른 발효액과 동일하다.

Tip

백합의 배합

❶ **기관지 확장 :** 장기간 신체가 허약하고 저항력이 약화된 상태라면 오미자·자소자·파극천·북사삼을 배합해 사용하면 효과가 좋다.

❷ **결핵 :** 황정·백부·단삼·황련과 배합하면 결핵균을 억제한다.

❸ **폐암 :** 백합·생지황·금은화·사삼·천문동·맥문동·백모근·황금 등을 달여 복용한다.

맛은 시고 성질은 따뜻하다(酸, 溫)
폐와 심장, 신장으로 들어간다
(入肺·心·腎經)

오미자

- 폐의 기운을 수렴하여 기침을 멈추게 하고
  천식을 안정시킨다(斂肺止咳平喘)
- 허약한 원기를 보하고 진액을 늘려주고
  배출되는 수분을 거둔다(益氣生津斂汗)
- 신장을 윤택하게 하고 진액을 늘려주고
  배출되는 수분을 거둔다(滋腎[補腎]澁精止瀉)
- 심을 편하게 하고 신을 안심시키며 번조한
  것을 제거한다(寧心安神除煩)

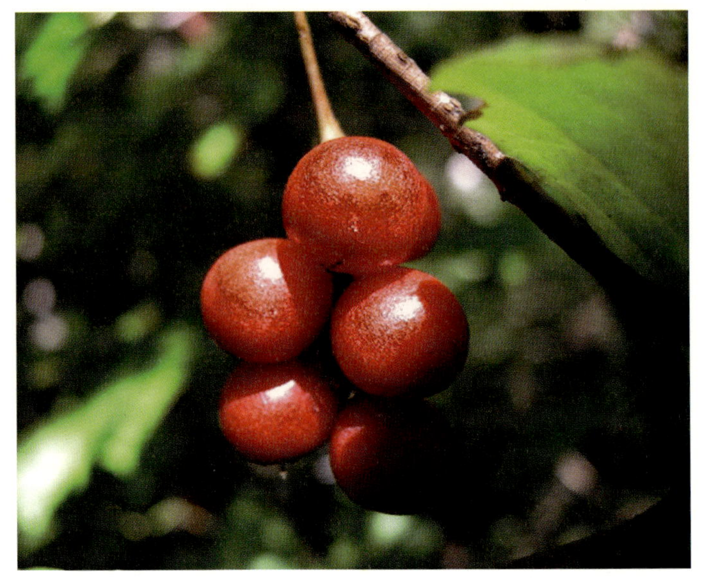

오미자의 열매

오미자(五味子)는 목련과에 속하는 덩굴식물로 겨울에 낙엽이 지는 활엽수이다. 오미자는 암꽃과 수꽃이 서로 다른 나무에 달린다. 6~7개월이면 황백색 또는 연분홍색인 꽃들이 피어나고 꽃잎이 6~9개로 마치 작은 종과 같다. 여름이 지나면 열매가 익기 시작한다. 장과로서 길이는 1cm 정도로 구형이며 붉은 색으로 8~9월에 축 늘어지듯 열린다.

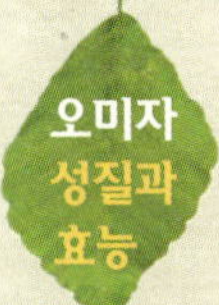

오미자 성질과 효능 성질은 따뜻하고[溫] 맛이 시며[酸](약간 쓰다(苦)고도 한다) 독이 없다. 폐의 기운을 수렴시키고 신음을 도우며, 기운을 돌고 진액을 만들며 땀이 나지 않게 한다. 설사를 멈추게 하고 신장의 정기가 새지 않도록 고정시키고 심신을 안정시키는 효능이 있다.

보양작용 허로(虛勞)로 몹시 여윈 것을 보하며 눈을 밝게 하고 신(水藏)을 덥히며 양기를 세게 한다. 남자의 정을 돕고 음경을 커지게 한다.

갈증해소 소갈증을 멈추고 번열을 없애며 술독을 풀고 기침이 나면서 숨이 찬 것을 치료한다.

오래된 기침이나 허증으로 오는 천식을 치료하고, 오래된 설사를 멈추게 하며, 식은땀이 나거나 도한이 날 때도 효과가 있다. 또한 신장이 허약하여 허리가 아프고 유정이 있는 증상에 좋고, 오랫동안 설사가 멈추지 않을 때 효과가 있으며, 진액이 말라 입이 마르고 갈증이 나고, 가슴이 두근거리고 잠이 오지 않으며 꿈이 많은 사람에게 도움이 된다.

1) 오수유를 배합하면 비장과 신장이 차서 오랫동안 설사가 멈추지 않을 때 효과가 있다.

2) 천문동을 배합하면 불면증이나 꿈이 많고 히스테리 증상에 효과가 있다.

3) 구기자와 배합하면 여름철 식욕이 없고 몸이 마른 증상에 효과가 있다.

:: 오미자 발효액

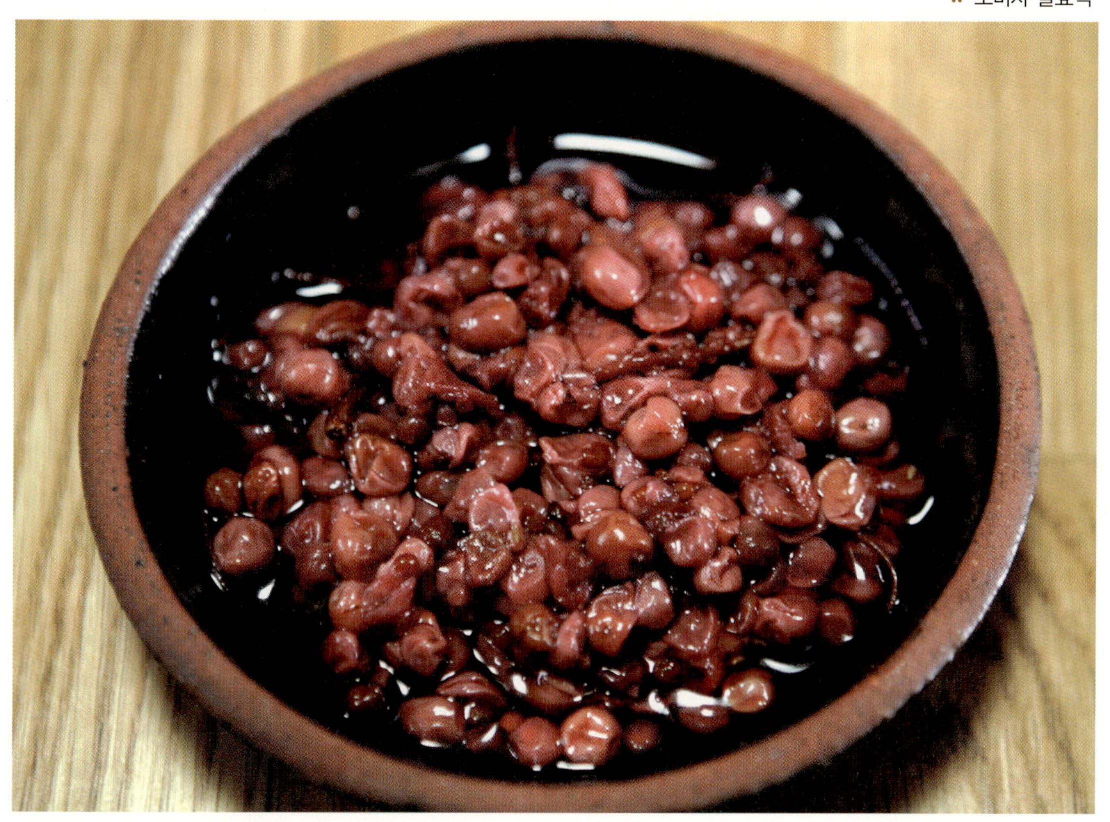

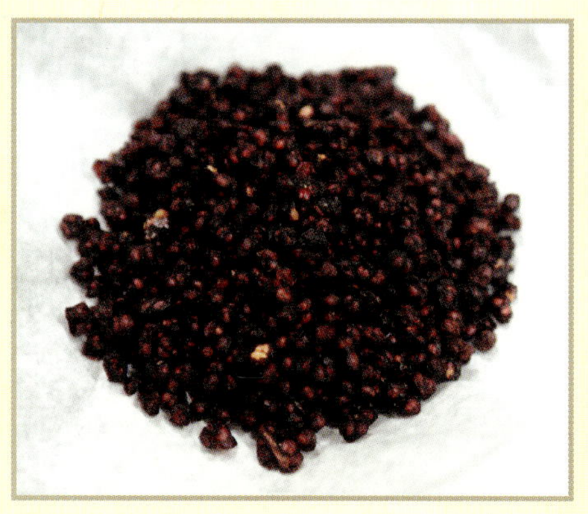

+

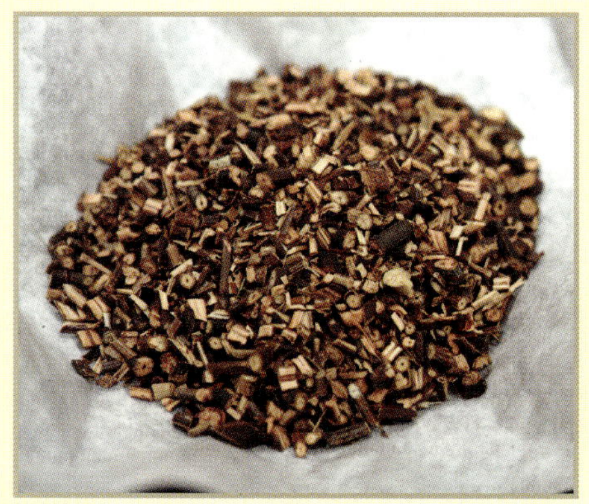

오미자와 야교등 **발효액 담그기**

이 두 약재를 발효하려면 싱싱한 오미자의 열매와 백하수오의 잎과 줄기를 구해서 담가야 한다.

붉게 익은 오미자 열매는 줄기에서 잘 따내어 씻어 놓고 백하수오의 잎와 줄기를 거두어 잘게 잘라 씻어 물기를 제거한 후에 동량의 두 약재에 설탕을 잘 섞어 담그면 된다. 오미자는 발효가 잘되기 때문에 건재 야교등을 섞어서 발효를 시켜도 좋은 발효액이 된다.

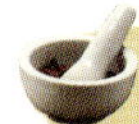
오미자 + 야교등

오미자는 폐의 기운을 수렴시키고 신음을 돕는 작용을 한다. 야교등은 백하수오의 등줄기로서 자음·양혈·신경안정작용을 강화한다. 뿐만 아니라 거풍·화습·경락소통의 효능이 있어 각종 관절염의 만성기에 사용하는 약재이다.

야교등은 양심안신(養心安神)하고 오미자는 영심안신(寧心安神)하니, 두 약(藥)을 서로 배합하여 발효액을 만들면 보심안신(補心安神)하는 효능을 갖추어 심혈(心血)이 휴허(虧虛)하여 심신(心神)이 영양을 얻지 못해서 오는 심계실면(心悸失眠)·정충건망 등의 증상을 치료할 수 있다.

> **Tip**
>
> ### 오미자의 다섯 가지 맛
>
> 오미자 열매의 '오미(五味)'란 단맛·신맛·매운맛·쓴맛·짠맛 등을 말한다. 신맛만이 가장 강해 다른 맛은 구별하기 힘들지만 여하간 이러한 맛이 어우러져 오미자의 독특한 맛이 난다.

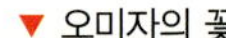
▼ 오미자의 꽃

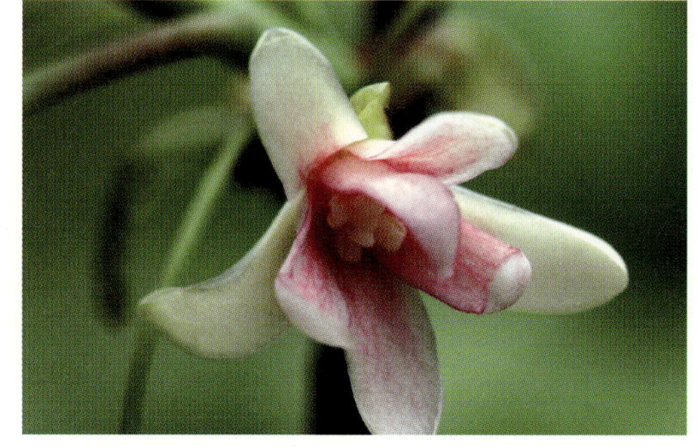

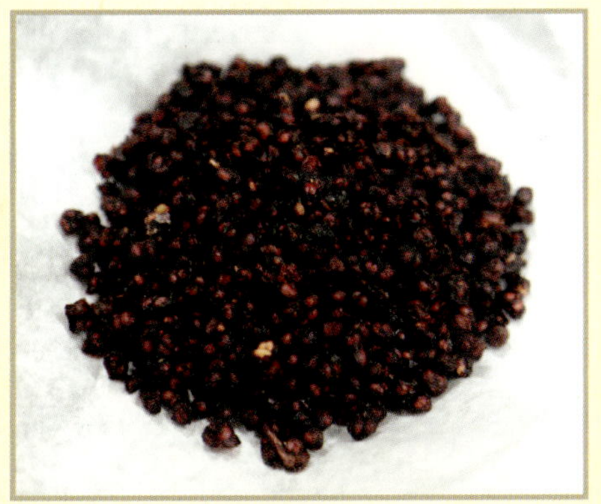

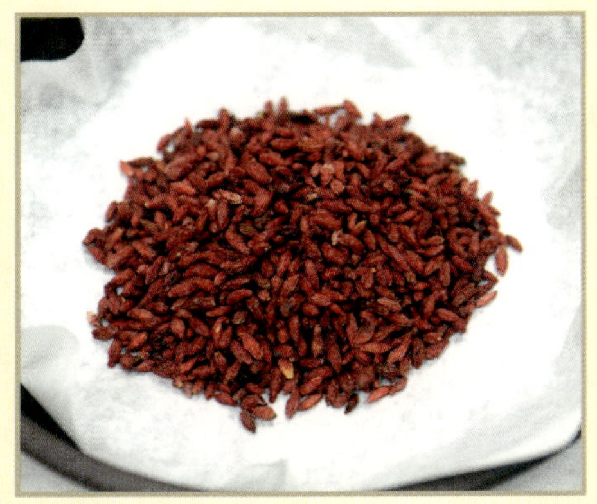

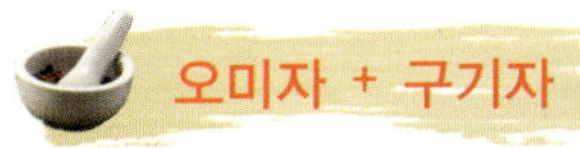

오미자와 구기자 발효액 담그기

이 두 약재는 모두 열매이기 때문에 발효가 잘되고 발효액도 많이 나온다. 단, 구기자는 여름에 열매를 많이 따고, 오미자는 가을에 익으므로 나오는 시기가 달라서 함께 생재를 구해 넣기가 어렵다는 문제가 있다.

그러므로 구기자의 싱싱한 열매를 여름에 구해서 잘 씻어 발효액을 담근 후, 가을에 오미자의 열매를 구해 합방을 시키는 방법을 이용한다.

오미자와 구기자 발효액은 맛도 좋고 건강에도 좋은 건강 음료이다.

오미자는 진액을 만들어 갈증을 멈추게 하고, 구기자는 보신익정하는 효능이 있어 두 약재를 배합하여 발효액을 만들면 식욕이 없고 몸이 마른 증상에 효과가 있다.

오미자는 생진지갈하고 구기자는 보신익정하여 두 약재를 배합하여 발효시키면 여름철 식욕이 없고 몸이 마른 증상에 효과가 있다.

Tip

오미자차

오미자 30g, 물 600㎖을 넣어 마신다. 기호에 따라 꿀을 약간 첨가한다.

오미자차를 자주 마시면 피로회복과 더불어 기침과 천식에도 효과를 볼 수 있다. 특히 여름에 더위로 인해 심한 갈증을 느낄 때 마시면 좋다.

▼ 약재로 쓰이는 오미자

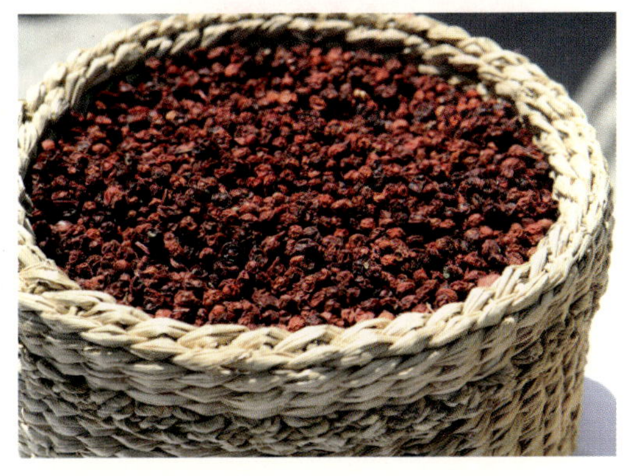

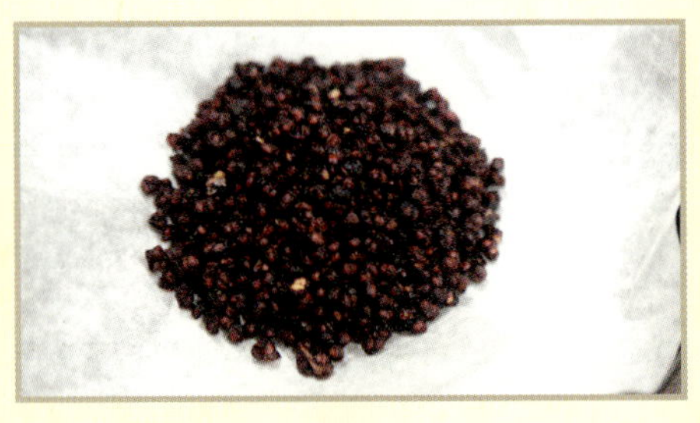

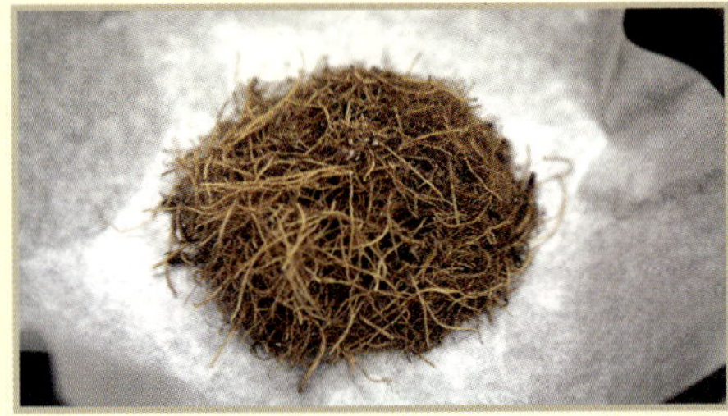

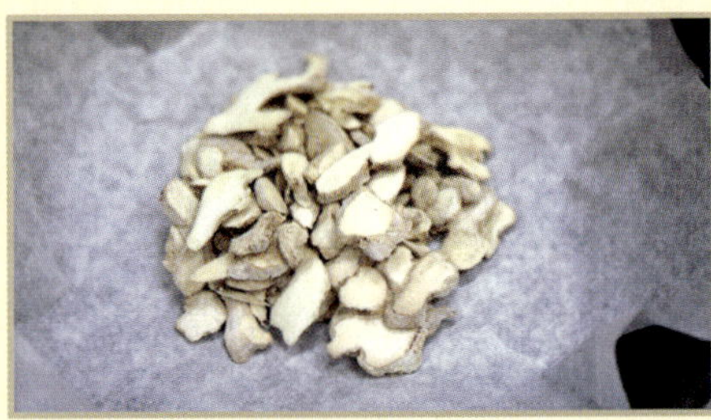

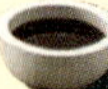
오미자와 세신과 건강 **발효액 담그기**

오미자의 열매와 세신의 뿌리 그리고 생강의 뿌리를 채취하여 잘 씻고 잘라 물기를 빼고 설탕과 함께 발효액으로 담근다.

세신의 생뿌리가 없을 때에는 마른 약재에 감초와 대추, 설탕을 넣고 잘 다려서 시럽을 만들어 넣는다. 생강 대신 건강(마른 생강을 볶은 것)을 시럽으로 만들어 넣어도 좋다.

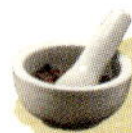
오미자 + 세신 + 건강

오미자는 산미(酸味)로 폐기(肺氣)를 수렴하여 천해(喘咳)를 그치게 하고, 세신과 건강은 모두 온폐화음(溫肺化飮)하니, 이 세 약재를 배합하여 발효액으로 만들면, 발산(發散)하되 정기를 손상하지 않고 수렴하되 사기(邪氣)를 잡아놓지 않아서 산한화음(散寒化飮)하고 염폐지해(斂肺止咳)하는 효능을 갖추어 폐한유음(肺寒留飮)으로 인한 천해기급(喘咳氣急)·담백청희(痰白淸稀)·태백활(苔白滑) 등의 증상을 치료할 수 있게 된다.

> **Tip**
>
> ### 생강 발효액 담그기
>
> **재료** 생강 1kg, 황설탕 600g
>
> ❶ 생강은 껍질째 씻어서 물기를 제거한다.
> ❷ 용기에 잘게 썬 생강을 넣고 설탕 500g을 넣어 버무린다.
> ❸ 맨 위에 남은 설탕 100g을 덮는다.
> ❹ 약 6개월 후에 건더기를 거르고 냉장고에 넣어 숙성시킨다.
>
> ▼ 생강 발효액
>
> 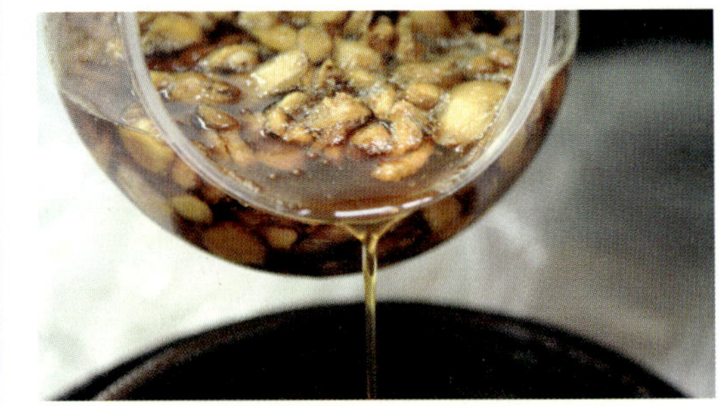

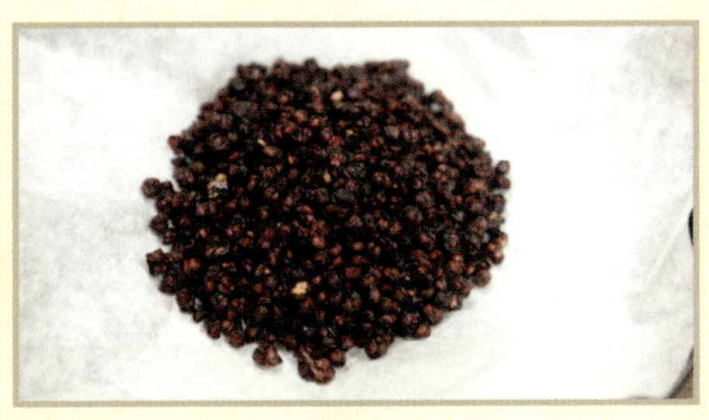

+

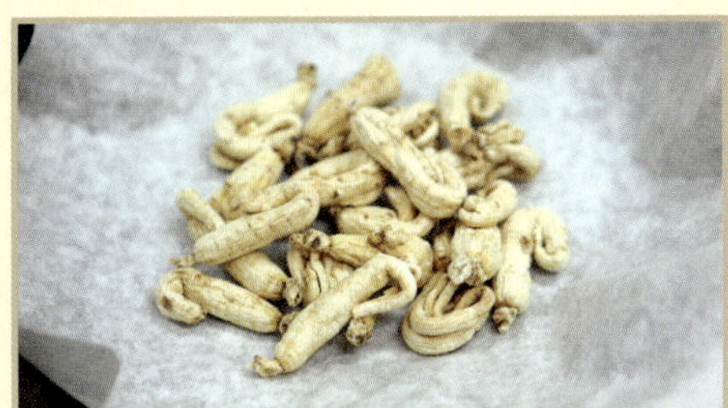

+

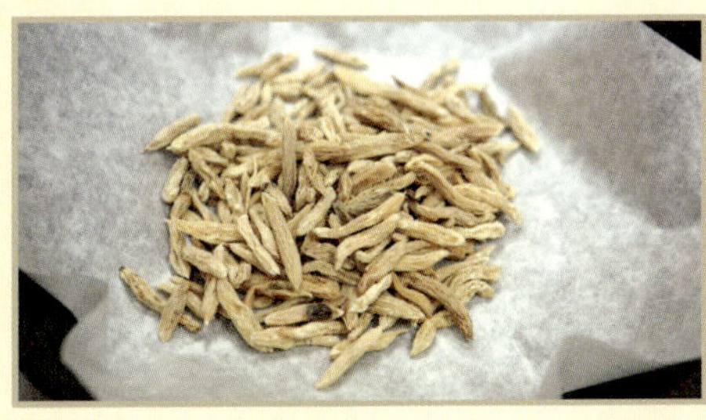

오미자와 인삼과 맥문동 발효액 담그기

가을철에 잘 익은 오미자 열매를 채취하고 인삼의 뿌리와 맥문동의 거심한 뿌리를 준비한다.

오미자·인삼·맥문동의 양은 1 : 1 : 2로 하여 맥문동의 양을 다른 약재의 두 배로 한다. 잘 씻고 잘라 물기를 빼서 설탕과 함께 발효액으로 담그는 방법은 다른 발효액과 동일하다.

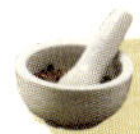

오미자 + 인삼 + 맥문동

오미자와 인삼과 맥문동을 합방하여 발효액을 만들면 〈생맥산〉 처방이 된다.

오미자와 인삼, 맥문동을 함께 합방한 생맥산은 여름철에 피로감이나 곤권함을 느끼는 등 허약으로 인한 증상이 나타났을 때 사용하는 처방이며, 허약한 사람의 기침에도 사용한다.

이러한 생맥산에 인삼의 양을 두 배로 늘리고 진피를 넣으면 〈익기환〉이 된다. 땀을 많이 흘릴 때, 등산할 때, 지칠 때 음용하면 좋은 발효액이다.

오미자는 염폐생진(斂肺生津)하여 모산(耗散)하려는 기(氣)를 모아 염한(斂汗)하고, 인삼은 대보원기(大補元氣)하여 고탈생진(固脫生津)하여 안신(安神)하며, 맥문동은 양음윤폐(養陰潤肺)하고 익위생진(益胃生津)한다.

세 약재를 서로 배합하여 발효시키면 익기생진(益氣生津)하고 염음지한(斂陰止汗)하는 효능을 갖추어 열상기음(熱傷氣陰)으로 인한 체권기단나언(體倦氣短懶言)·구갈다한(口渴多汗)·인건(咽乾)·설조(舌燥)·맥허약자(脈虛弱者)와 구해(久咳)로 상폐(傷肺)하여 기음양상(氣陰兩傷)한 건해단기(乾咳短氣)·자한자(自汗者)를 치료할 수 있다.

맛은 쓰고 매우며, 성질은 평하다
(苦·辛, 平)
폐로 들어간다(入肺經)

길경

- 가래를 삭이고 기침을 멎게 한다(化痰止咳)
- 목구멍을 편안히 하고 소리를 열리게 한다
  (利咽開音)
- 폐의 기를 잘 돌게 한다(宣暢肺氣)
- 농을 배출한다(排膿消癰)

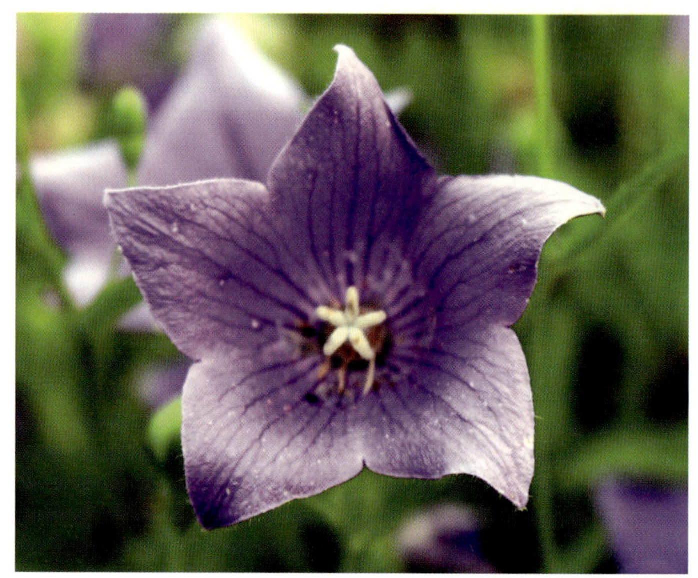

도라지의 꽃

도라지는 초롱꽃과에 속하는 여러해살이풀이다. 뿌리가 굵으며 원줄기나 잎의 줄기를 자르면 백색의 유액이 나온다. 잎은 4장씩 마주보고 나오며 줄기는 곧게 서고 가지는 거의 치지 않는다. 줄기는 높이가 40~100m 정도이고 긴 타원형의 잎은 잎자루가 없고 곧게 선 줄기에 어긋나게 달리거나 혹은 둘러서 달린다.

길경 성질과 효능 성질이 약간 따뜻하며[微溫](평(平)하다고도 한다) 맛이 매우면서 쓰고[辛苦] 독이 약간 있다. 폐기로 숨이 찬 것을 치료하고 모든 기를 내리며 목구멍이 아픈 것과 가슴·옆구리가 아픈 것을 낫게 하고 고독을 없앤다. 가래가 있으면서 기침이 나며 숨이 찬 데, 가슴이 그득하고 아픈 데, 목이 쉰 데, 목 안이 아픈 데 쓴다. 주로 폐경(肺經)에 작용한다.

기침약 도라지의 '사포닌 성분'은 가래를 없애고 염증을 삭이는 작용을 한다. 아울러 고름을 내보내는 작용도 하므로 각종 염증에 쓴다. 또한 사포닌 성분은 용혈작용이 있어 기관지 분비를 항진시켜 가래를 삭인다.

1) 신개고설(辛開苦泄)·선폐화담지해(宣肺化痰止咳)하고 한열(寒熱)에 모두 사용한다.

2) 외감풍열(外感風熱)로 인한 인후실음(咽痛失音)에 사용한다.

3) 기체흉민(氣滯胸悶)을 치료한다.

4) 거담(祛痰)·배농(排膿)하여 폐옹(肺癰)을 치료한다.

5) 길경과 감초를 배합한 방제는 길경탕으로서, 길경은 폐기를 조화하여 인후를 통리하는 작용이 있고, 감초는 청열해독하는 작용이 있다. 이 두 약재를 배합하면 이인후·해독작용에 상당히 효과적이므로 인후종통을 치료하는데 응용한다. 일반적으로 여기에 금은화·연교·형개·박하 등의 청열해독·신량해표약을 배합하면 풍열로 인하여 발생하는 인통·작사(이하선염)을 치료하고 그 효과를 증강시킨다.

1) 폐농양으로 고열이 나고 해수와 함께 농혈을 토할 경우에는 어성초·압척초·길경을 배합해 사용하면 퇴열·지해·배농에 효과가 있다.

2) 오한·발열·해수·소량의 백색담·인후의 가려움증이 있을 때 자소엽·박하·행인·길경과 함께 사용하면 풍한을 흩어 내서 기침을 멈추게 한다.

3) 인후통 초기에 길경·사간·박하·감초를 배합하고 화농한 후에는 금은화·연교·황금을 배합한다.

:: 길경 발효액

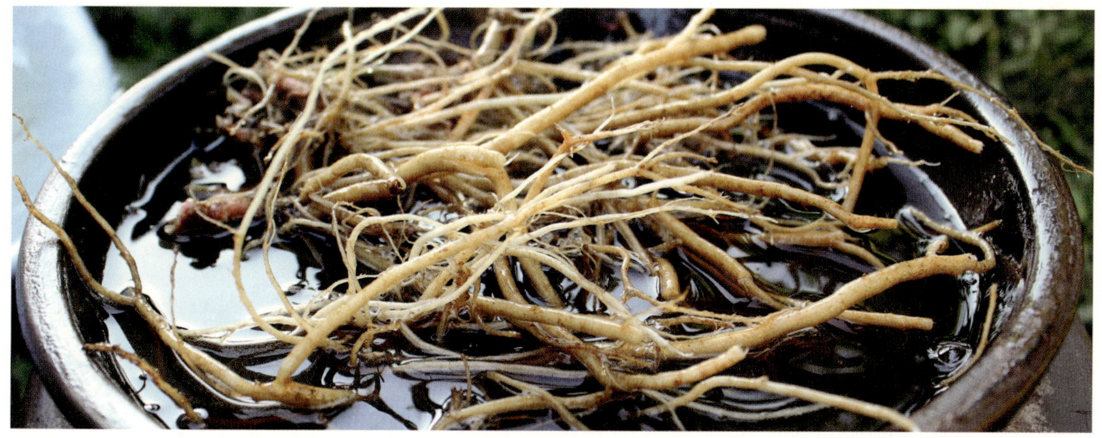

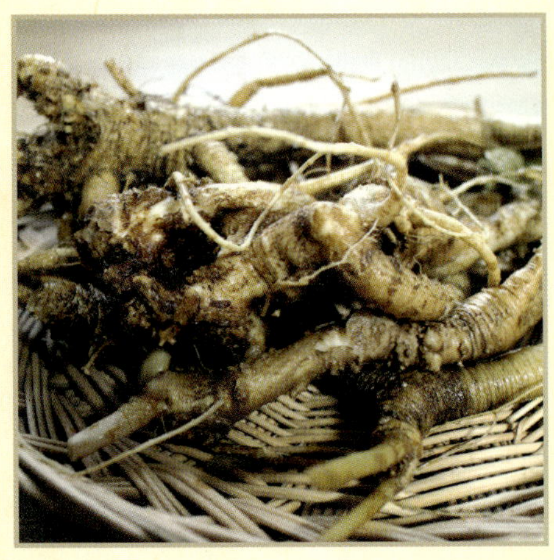

+

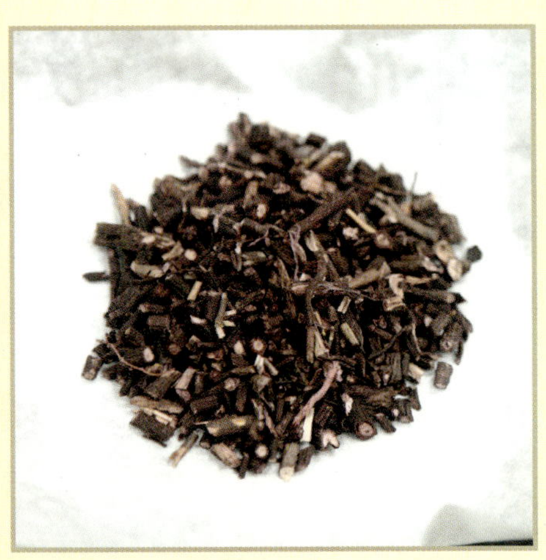

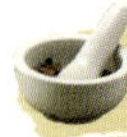

이 두 약재를 발효시키려면 길경(도라지)의 싱싱한 뿌리와 차조기의 전초가 필요하다. 두 약재를 잘 씻고 물기를 뺀 다음 잘게 잘라서 설탕과 함께 발효액을 담근다.

도라지 발효액을 만들 때 마른 차조기의 잎을 넣어서 담그기도 한다.

길경 + 자소엽

도라지(길경)의 '사포닌 성분'은 가래를 없애고 염증을 삭이는 작용을 한다. 아울러 고름을 내보내는 작용도 하므로 각종 염증에 쓴다. 또한 용혈작용이 있어 기관지 분비를 항진시키고 가래를 삭인다.

약리실험에서 진정·진통·해열·혈압 강하·소염·위액분비 억제작용 등이 입증되었다. 가래가 있으면서 기침이 나며 숨이 찬 데, 가슴이 그득하고 아픈 데, 목이 쉰 데, 목 안이 아픈 데 쓴다. 폐경(肺經)에 작용한다.

차조기(자소)는 입맛을 돋우고 혈액순환을 좋게 하고 땀을 잘 나게 하며 염증을 없애고 기침을 멈추며 소화를 돕고 몸을 깨끗하게 하는 등의 효능이 있다.

또한 비타민 A·C, 칼슘·인·철·미네랄이 많이 들어 있다. 자소엽은 흥분·발한제로 쓰이고, 소자는 신경안정제로 노이로제·두통·불면증에 쓰인다.

이 두 약재는 모두 지해작용이 있으며, 길경은 폐기를 조화하여 담음을 제거하고, 자소엽은 발산하여 한사를 제거하는 작용이 있다. 따라서 이 두 약을 배합하여 발효액으로 담그면 풍한사를 받아 일으키는 해수에서 담을 묽게 하는데 사용할 수 있다.

일반적으로 여기에 백전·행인 등의 강기지해약을 배합하면 그 효과가 더욱 양호해진다.

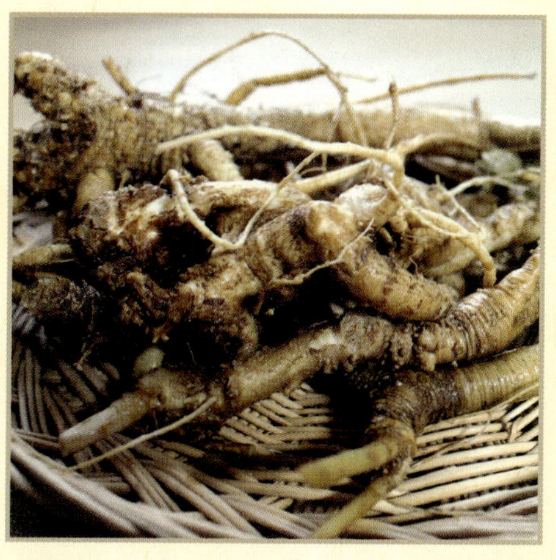

+

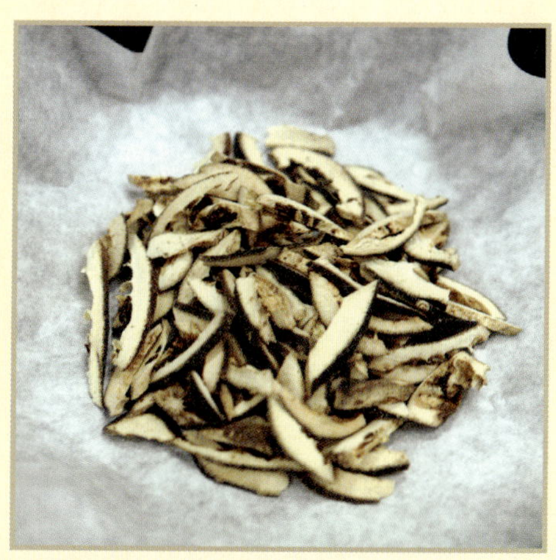

두 약재를 잘 씻고 물기를 뺀 다음, 잘게 잘라서 설탕과 함께 발효시킨다.

지각은 생재로 구하기가 어려우므로 길경 발효액을 담글 때 건재 지각을 함께 넣어서 발효를 시키거나 지각 대신 가을철에 잘 익은 탱자를 동량으로 넣고 발효액을 담그기도 한다.

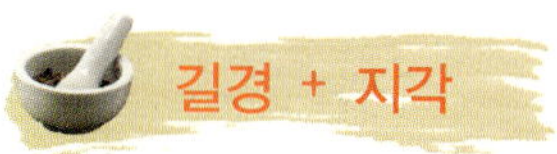

가을에 도라지꽃이 다 지고 열매가 맺어 여물면 길경(도라지) 뿌리를 캐서 약재로 쓴다. 지각은 가을에 잘 익은 노란 탱자를 채취하여 쓴다.

이 두 약재를 배합한 방제는 〈지길탕〉으로 길경은 폐기를 열어 위장을 소리하는 작용이 있고, 지각은 흉격이 울체한 것을 제거하는 작용이 있다.

두 약재로 발효액으로 담그면 개기이격·지해거담하는 효능을 나타내므로 흉격이 비만하면서 통증은 없으나 장명·흉민하고 해수와담을 토하는 증상을 치료할 수 있다.

Tip.

길경의 성분

예부터 부드러운 순과 잎은 나물로 먹었고 뿌리는 약재로 썼다. 도라지의 뿌리는 본래 굵고 빳빳하며 뿌리 전체에는 이눌린 성분이 있다.

약용으로서의 유효 성분은 플라티코디닌(platycodinin)이며 기침을 그치고 가래를 없애는 약의 원료로 쓰인다. 약으로 쓸 때 가을이나 봄철에 뿌리를 캐서 겉껍질을 벗겨 말려서 쓴다. '길경(桔梗)'이란 이름 그대로 뿌리가 곧고 질기다.

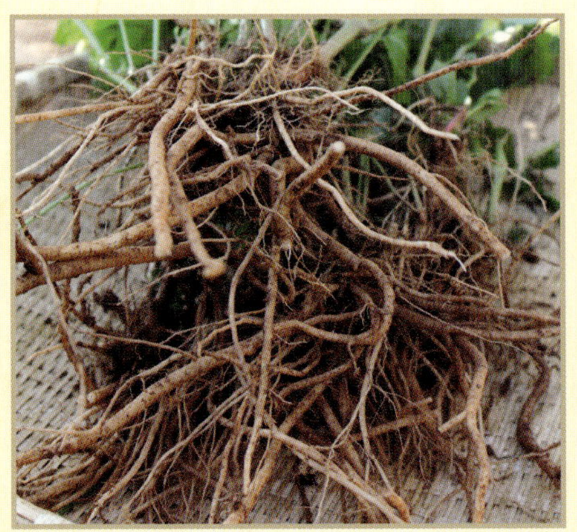

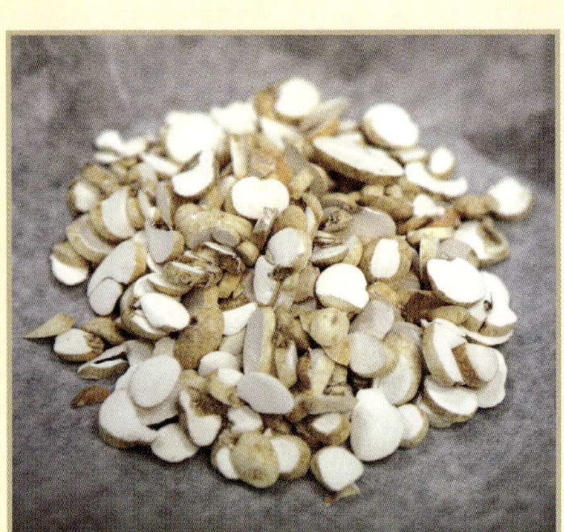

길경과 패모는 모두 뿌리를 약재로 사용하는데 함께 발효시키기 위해서는 가을에 뿌리를 채취해야 한다. 이것을 잘 씻고 잘라서 설탕과 함께 담그면 폐에 좋은 발효액이 된다.

그런데 패모는 생재를 구하기가 어려우므로 길경 발효액에 시럽으로 만들어 넣거나 아니면 길경 발효액을 담글 때 마른 패모를 함께 넣어 발효액으로 만든다.

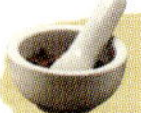

길경 + 패모

길경은 폐기를 조화하여 인후를 통리하는 작용이 있고, 패모는 청열하고 열담을 제거하는 효능이 있다.

이 두 약재는 모두 거담지해하는 작용이 있다. 길경은 울결을 산개하여 배농하고, 패모는 청열하여 울결을 제거하는 작용이 우수하다.

이 두 약을 배합하여 발효액으로 담그면 담과 기의 울결을 제거하는 효능을 나타낸다. 그러므로 해수에서 점조한담을 토하고, 흉통 및 해담나력을 치료한다.

여기에 노근·도인·의이인 등의 청열·소어·배농작용이 있는 약재를 배합하면 폐양의 흉통·해할 때 농혈을 토하는 증을 치료할 수 있다. 또한 울금·홍화·적작약 등의 행기·활혈·지통작용을 하는 약재를 배합하면 흉협의 자통을 치료할 수 있다.

도라지의 식용

연한 뿌리는 황백색이고 싹은 쓴맛이 강하다. 가을철에 수확하면 쓴맛이 강해 여름철에 수확하기도 한다.

보통 5년 이상된 것을 쓴다. 도라지 뿌리를 식용할 때는 끓는 물에 삶아 작게 쪼갠 후 물에 헹구어 양념을 해서 먹는다.

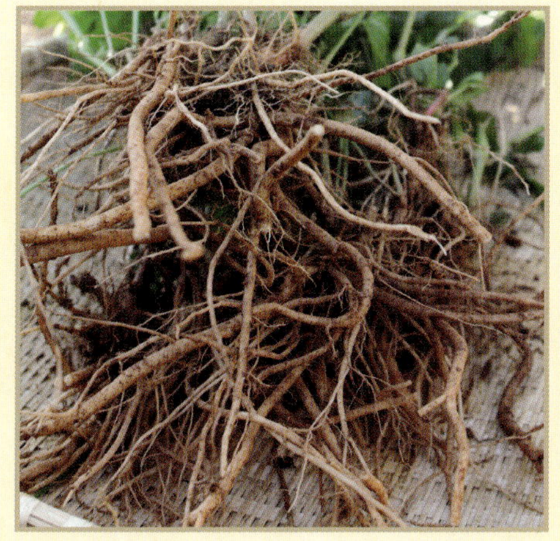

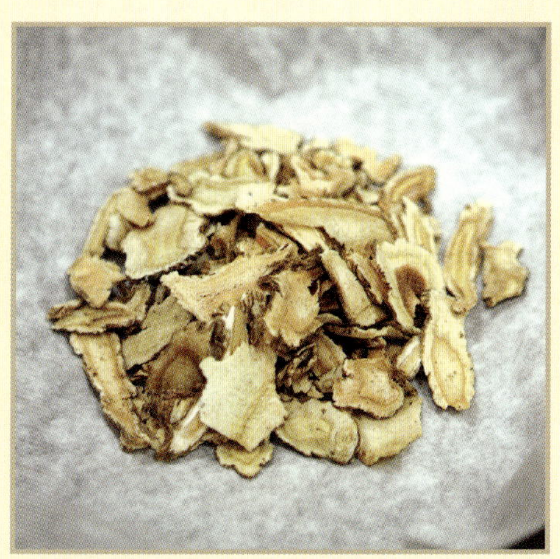

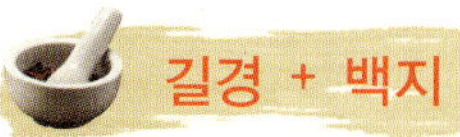

길경과 백지는 두 약재 모두 배농작용이 있으므로 폐옹을 치료할 수 있는 발효액이다. 길경은 폐기를 산개하고 백지는 활혈하는 작용을 겸하고 있다.

이 두 약을 배합하여 발효액으로 담그면 탁창배농작용을 나타낸다. 그러므로 창양이 이미 터졌으나 농이 잘나오지 않는 경우에 응용한다.

반대로 농이 생겼으나 괴하지 않았을 때는 천산갑·조각자 등을 배합하면 화농된 출구가 터져서 농이 되어 나오게 된다.

길경과 백지 발효액 담그기

가을에 길경(도라지)과 백지(구릿대)의 뿌리를 채취하여 잘 씻고 물기를 뺀 다음, 잘게 잘라서 설탕과 함께 발효시키면 된다.

두 약재는 모두 발효가 잘 되므로 둘 중 한 가지 약재는 건재로 합방하여도 발효액이 잘 만들어진다.

Tip

도라지 발효액

주로 생뿌리를 쓴다. 겉껍질만 살짝 벗겨질 정도로 깨끗이 씻은 후 잘게 잘라 유리병에 넣고 흑설탕을 도라지의 무게와 같은 정도로 넣고 밀봉한다. 그늘에 놓고 8~12개월 정도 발효시켜 음용한다.

대추·감초·생강을 달인 물을 함께 쓸 때는 물 800g에 대추·감초·생강 각 20g을 넣고 200g이 되도록 달여 식힌 후 도라지 200g, 흑설탕 200g과 함께 푹 잠기도록 하여 밀봉해서 그늘에 놓고 5~6개월 동안 발효시켜 음용한다.

제5장 신장에 좋은 한방 발효액

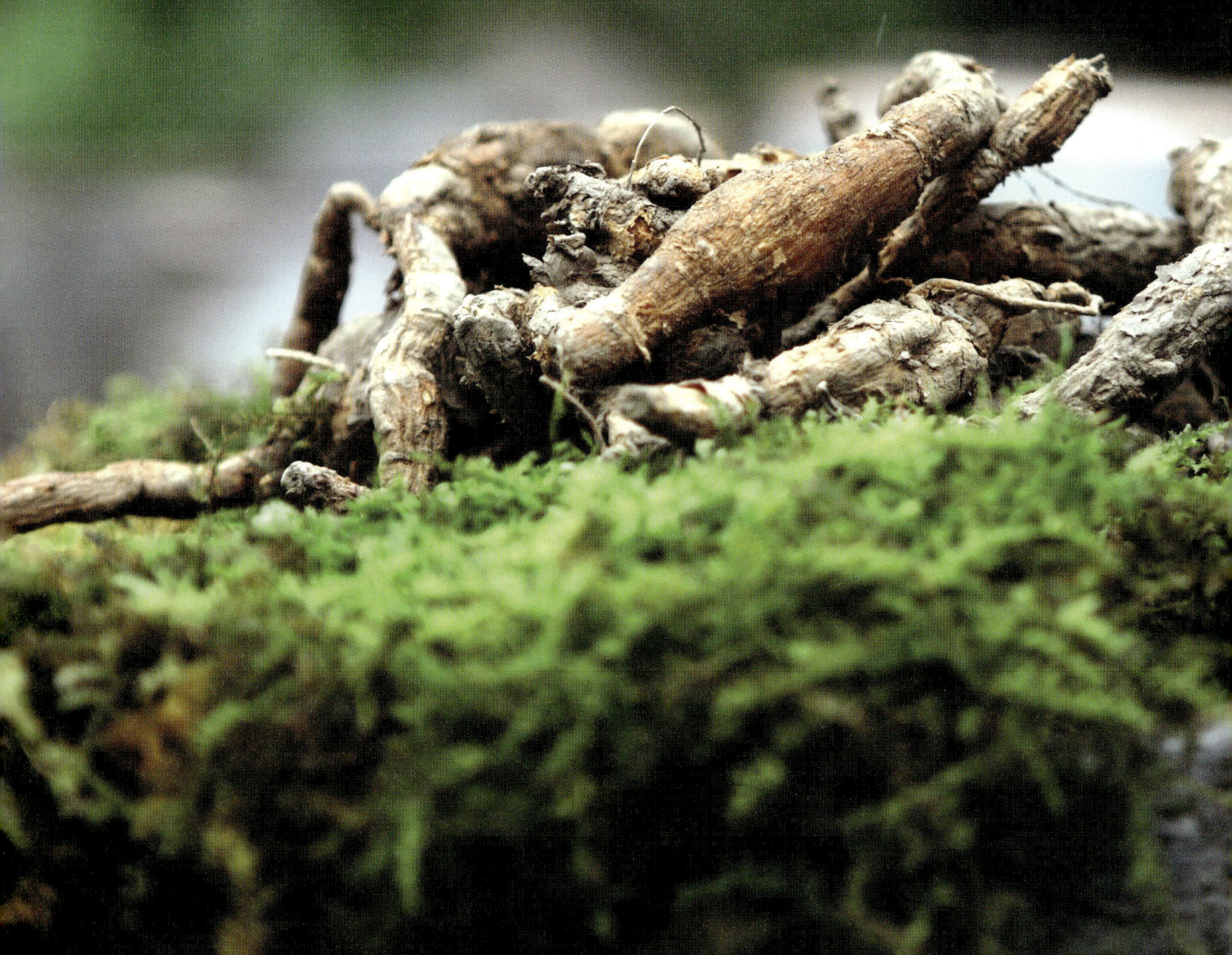

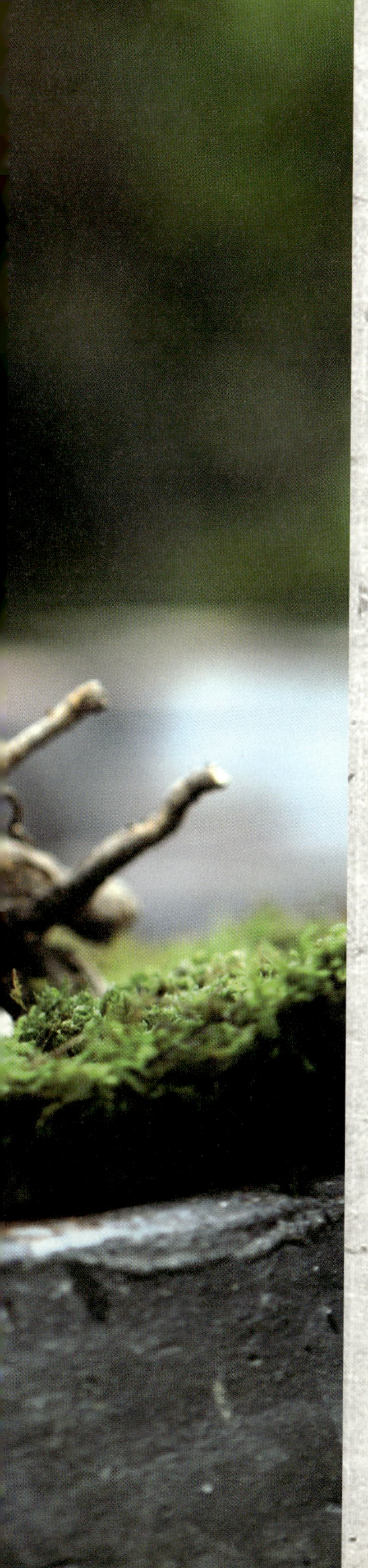

신장(腎臟)이란

신장(腎臟)은 허리에 위치하며 척주(脊柱) 좌우로 각각 한 개씩 있다. 때문에 〈소문·맥요정미론〉에서는 '허리는 신장(腎臟)에서 주관하는 부위이다.'라고 했다. 신장(腎臟)은 선천지정(先天之精)을 장(藏)하고 있기 때문에 장부음양(臟腑陰陽)의 근본이며 생명의 근원이 되므로 '선천지본(先天之本)'이라고도 한다.

신장(腎臟)은 오행(五行) 중 수(水)에 배속되고, 주요 생리기능으로는 장정(藏精), 생장(生長), 발육(發育), 생식(生殖)을 주관하고 수액(水液)대사를 주관한다. 신장(腎臟)은 골수의 생성을 주관하고 밖으로는 발(髮)에 그 화(華)가 나타난다. 이와 이음(二陰)에 개규(開竅)하고 지(志)는 공(恐)과 경(驚)이 되며, 액(液)은 타(唾)가 된다. 신장(腎臟)과 방광(膀胱)은 족소음신경과 족태양방광경으로 연계되어 있으면서 수액 대사 방면에서 직접적으로 상관관계를 가지고 있으므로 서로 표리관계를 이룬다.

《약선식료학개론(장상학설편)》

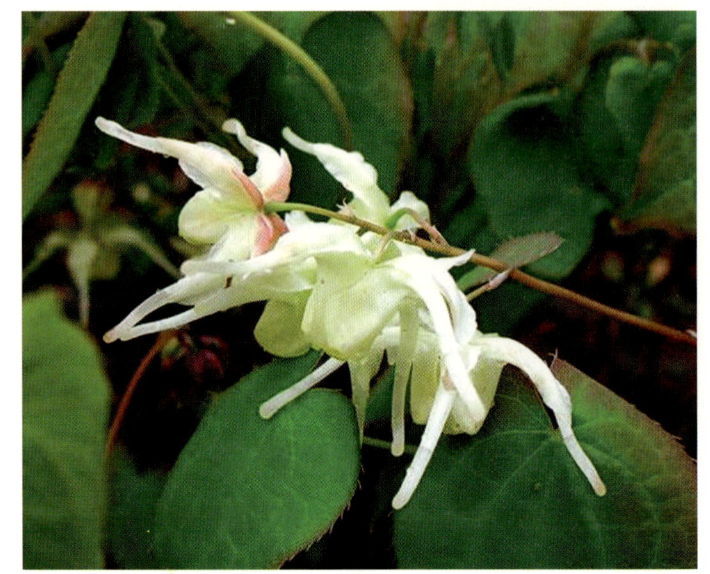

삼지구엽초의 꽃

삼지구엽초를 한방에서는 '음양곽' 이라 한다. 높이가 30㎝ 정도이고 딱딱한 뿌리줄기를 가지고 있으며 한 자리에서 여러 대의 줄기가 자라난다. 뿌리에서 자라 나오는 잎과 줄기에 달리는 잎이 있는데, 세 가닥에 세 개씩의 잎이 붙어 모두 아홉장의 작은 잎으로 이뤄져 있어 '삼지구엽초' 라 한다.

음양곽 성질과 효능

음양곽의 성질은 따뜻하며 맛은 맵고 달며 향기가 있다. 최음 · 강장 · 강정 · 거풍 등의 효능이 있다. 신장을 보하고 양기를 강하게 하며 근골을 튼튼하게 하며 거풍작용이 있으며 습을 제거하는 효능이 있다. 간과 신장으로 들어간다. 최음작용이 있으며 정액 분비를 촉진한다. 주로 양위(陽萎)의 치료에 고루 사용한다.

《본초비요》 맵고 향이 있으며 달고 성질은 따뜻하다. 간신에 들어 간다. 명문을 보하고 정기를 더해주며 근골을 단단하게 하고 소변을 잘 누게 한다. 양기가 끊어져서 발기하지 못하거나 음기가 끊어져서 생산할 수 없는 증상을 치료한다. 북쪽에 어떤 양이 하루에 백번이나 교합하였는데 이것을 먹여서 그렇게 강해졌으므로 '음양곽(淫羊藿)' 이라 부르게 되었다.

  양위나 유정이 있는 사람에게 좋으며 몸이 허약하고 발육이 부족한 사람, 자궁이 차서 임신이 안 되는 부인, 소변을 자주 보거나 요실금이 있는 사람에게 효과가 있다. 그리고 신장이 허약하여 나타나는 천식에 좋고, 허리와 다리가 시고 약하여 풍습성관절염을 앓고 있는 사람이나 반신불수 · 사지가 불편한 사람에게 효과가 있다.

응용

1) 양기부족인 사람은 육총용 · 파극천 · 두충을 배합하면 좋다.
2) 풍습성관절염 환자는 위령선 · 창이자 · 천궁 · 육계를 배합하면 효과가 좋다.

:: 음양곽 발효액

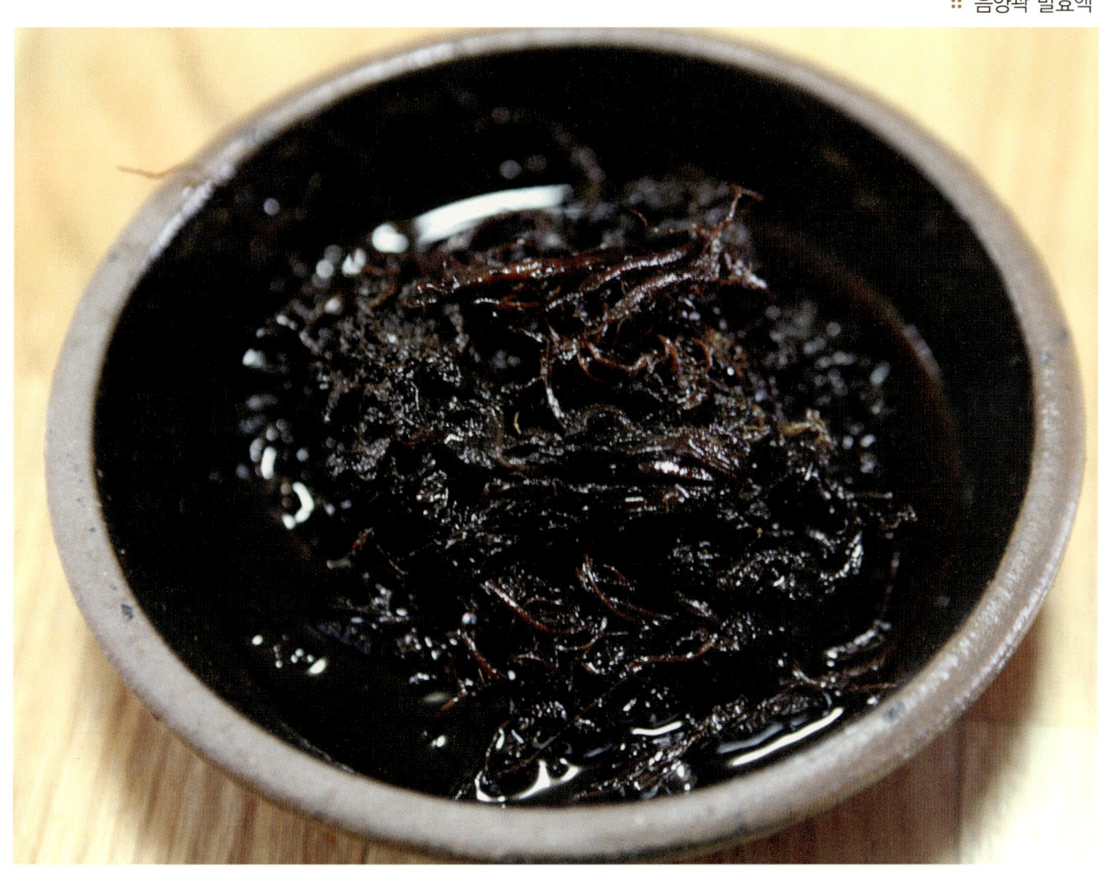

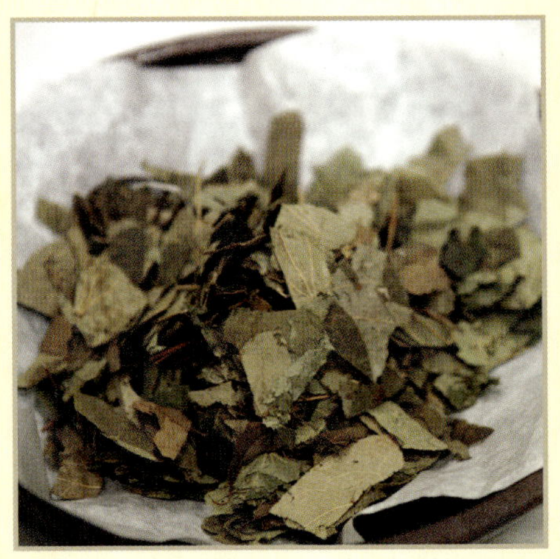

+

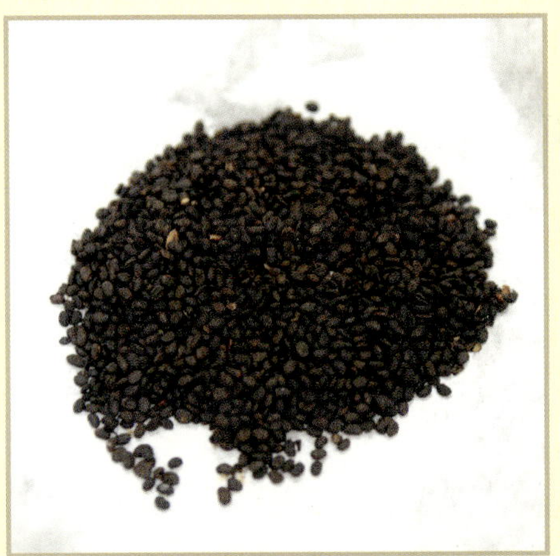

이 두 약재로 발효액을 담그려면 먼저 신선한 삼지구엽초의 전초를 구한다. 더불어 보골지의 마른 약재를 구해 감초 · 대추 · 설탕 등을 넣고 시럽을 만들어 준비한 삼지구엽초에 넣고 설탕과 함께 발효를 시키면 된다.

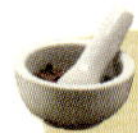

음양곽 + 보골지

음양곽은 '삼지구엽초'의 전초를 약재로 쓴다. 음탕한 숫양이 먹고 수백 마리의 암컷들을 거느렸다는 전설이 있는 풀로 정력의 상징처럼 여겨지는 풀이기도 하다.

보골지는 다른 말로 '파고지'라고도 하는데, 콩과의 일년생 초본으로 가을에 그 열매를 채취하여 약재로 쓴다.

음양곽과 보골지는 모두 명문(命門)의 화(火)를 보(補)한다. 보골지(補骨脂)는 온렴고섭(溫斂固攝)한다.

이 두 약재를 합방하여 발효액으로 만들면 온보신양(溫補腎陽) · 고정지유(固精止遺)하는 효능이 있어서 신양허약(腎陽虛弱)으로 오는 양위(陽萎) · 조설(早泄) · 유뇨(遺尿) · 뇨빈(尿頻) 등을 치료할 수 있다.

Tip

음양곽주

❶ 음양곽 600g을 잘 씻어 그늘에 말려서 소주 1,800cc에 넣는다.

❷ 1에 대추 · 백복령 · 꿀을 적당량 넣는다.

❸ 서늘한 곳에 두고 2~3개월 정도 숙성시킨다.

❹ 저녁마다 한두 잔씩 마시면 발기부전이 치료되고 정력이 증강된다. 이 술을 '선령비주'라고 한다.

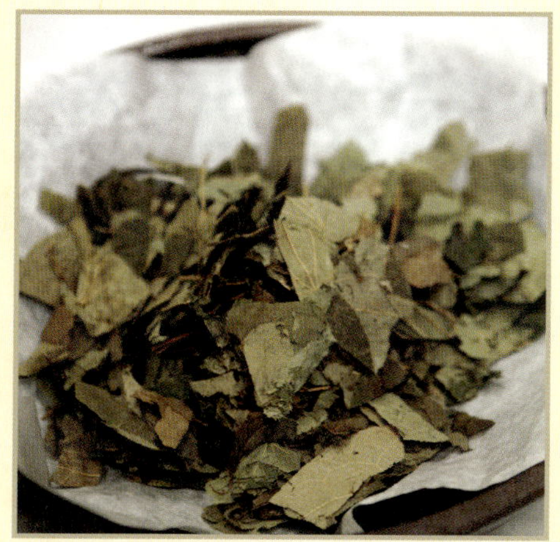

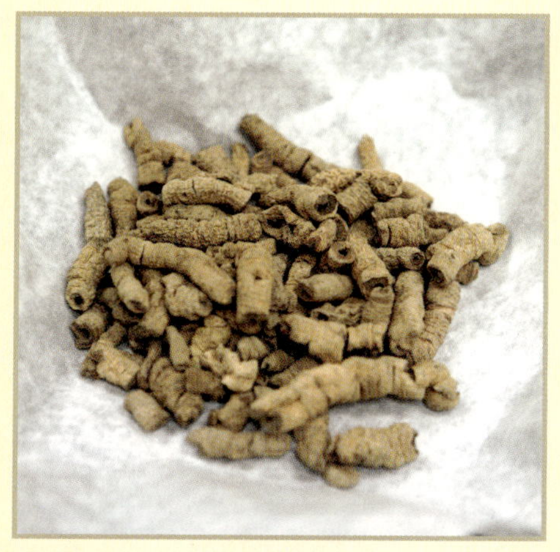

음양곽과 파극천 **발효액 담그기**

　두 약재로 발효액을 담그려면 신선한 음양곽의 전초를 구해 놓고, 파극천의 마른 약재를 구해 감초·대추·설탕 등을 넣고 시럽을 만들어 준비한 음양곽에 넣고 설탕과 함께 발효를 시키면 된다.

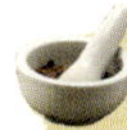

음양곽 + 파극천

　음양곽은 깊은 산중에나 가야 만날 수 있는 귀한 약재로 요즘은 약초 농가에서 재배를 한 것을 약재로 많이 쓴다.

　신장을 보하고 양기를 강하게 하며 근골을 튼튼하게 한다. 또 거풍작용이 있으며 습을 제거하는 효능이 있다.

　파극천은 꼭두서니과에 속하는 상록의 덩굴성 식물인 파극의 뿌리를 약재로 쓰는데, 중국의 사천성 지역에서 많이 난다고 한다.

　음양곽과 파극천은 모두 보신양(補腎陽)·강근골(强筋骨)·산풍제습(散風除濕)한다. 따라서 두 약재를 함께 발효시키면 그 효능이 현저해져서 신양허쇠(腎陽虛衰)로 오는 양위(陽萎)·요슬냉통(腰膝冷痛) 및 부녀(婦女)의 궁앵불잉(宮冷不孕)·허한대하(虛寒帶下)·요복냉통(腰腹冷痛) 등의 증상을 치료할 수 있다.

Tip.

음양곽의 배합

❶ **허약 증상과 만성 관절류머티즘 :** 관절이 은은히 아프고 추울수록 더하고 찬 것을 두려워하게 되는 경우에는 파극천·황기·금앵자·현호색을 더해서 사용하면 좋은 지통 효과를 얻게 된다.

❷ **성기능 감퇴 :** 피로하여 성욕이 안 일어나는 경우 육계·녹용·호로파 등의 약재를 가미한다.

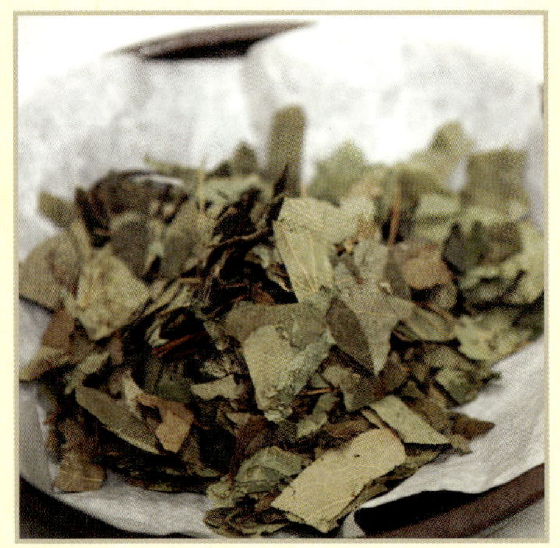

+

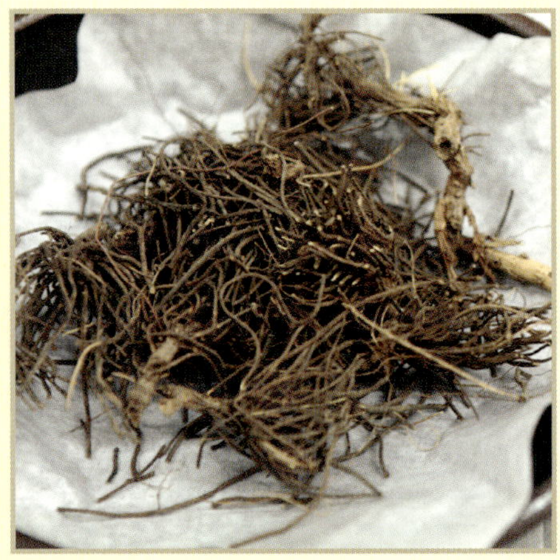

두 약재를 채취하여 잘 씻고 잘라서 물기를 제거하고 동량의 설탕과 함께 항아리에 담그면 된다. 그런데 두 약재 모두 발효액이 많이 나오지 않으므로, 생강·감초·대추를 설탕과 함께 끓여서 시럽을 만들어 맥아와 함께 넣어 주면 발효가 촉진된다.

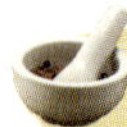

음양곽 + 위령선

삼지구엽초는 거풍습하고 통경락하여 마비를 풀고 통증을 멎게 하며, 으아리의 뿌리인 위령선은 온신장양하고 거습제습하는 효능이 있다. 음양곽은 보양산한(補陽散寒)·강요건슬(强腰健膝)하고, 위령선은 거풍습(袪風濕)·통경락(通經絡)·지비통(止痺痛)하므로 두 약재를 함께 발효시키면 산풍한(散風寒)·강요슬(强腰膝)·통경락(通經絡)·지비통(止痺痛)의 효능이 있어서 풍습비통(風濕痺痛)으로 오는 지체마목(肢體麻木)에 신허(腎虛)를 겸한 자(者)를 치료할 수 있다.

> **Tip**
>
> ### 음양곽 복용시 주의점
>
> 음양곽(삼지구엽초)을 효과적으로 먹으려면 10분 이상 끓여서는 안 된다.
>
> 이뇨작용을 하지만 한꺼번에 많은 양을 복용하면 오히려 소변량을 줄이므로 부종 환자들은 특히 조심해야 한다. 또한 꾸준히 복용하면 혈중 콜레스테롤 수치를 억제할 수 있지만 과량을 장기 복용하면 오히려 증가시킨다.

▼ 삼지구엽초의 잎

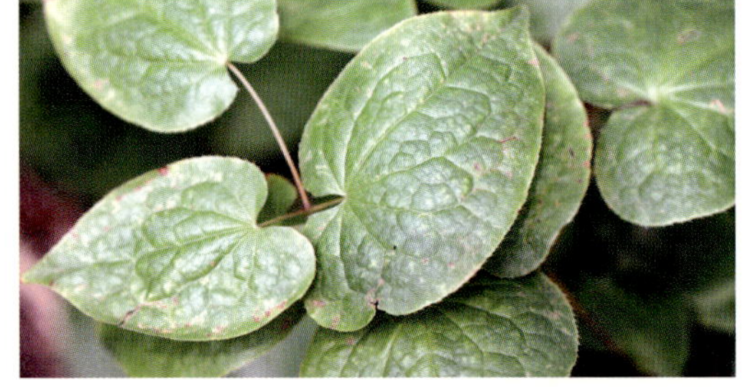

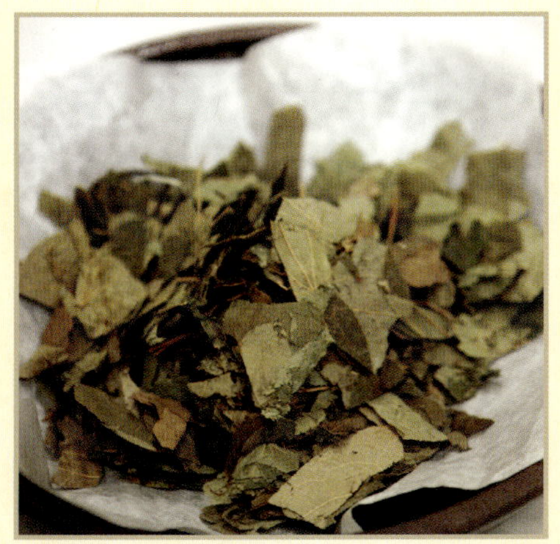

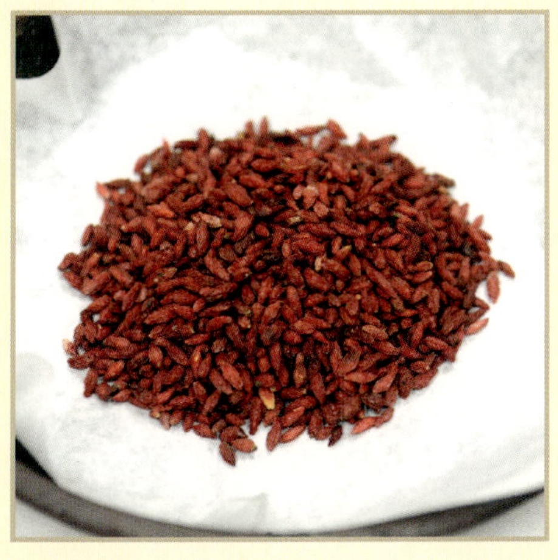

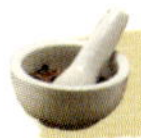

삼지구엽초(음양곽)에는 '에피메딘'이라는 배당체(配糖體)가 들어 있다. 이것이 인체에 들어가면 성호르몬의 분비를 촉진시키고 정수(精水)를 풍부하게 해 주는 것으로 밝혀졌다. 또한 이 약초에는 '이카리친'이라는 배합체도 함유되어 있어서, 이것이 말초 신경을 자극하는 역할을 한다.

즉, 이카리친이 혈관의 확대작용을 일으켜 남근(男根)의 해면체를 팽창시키면서 흥분으로 이끄는 것이다. 한방에서는 식물체 전체를 음양곽(淫羊藿)이라는 약재로 쓰는데 최음·강장·강정·거풍 효과가 있어 민간에서는 음위·신경쇠약·건망증·히스테리·발기력 부족 등에 사용한다. 술을 담가서 마셔도 같은 효과를 얻을 수 있다.

구기자는 약성이 온화하고 부드러워 위에 부담을 주지 않으므로 상시 복용해도 좋다. 병이 있으면 치료가 되고, 무병일 때는 체력이 보강된다. 또한 임신부의 체질을 강장하게 하고 태아에게 영양보급도 된다.

음양곽과 구기자 발효액은 정력을 길러 주고 신장의 기능을 강화시켜 주는 좋은 발효액이 된다. 음양곽은 보신조양(補腎助陽)하고 구기자는 보신익정(補腎益精)하니 이 두 약재를 배합하여 발효액으로 만들면 보양익정(補陽益精)의 효능이 있어 양위유정(陽萎遺精)과 음양양허자(陰陽兩虛者)를 치료하는 좋은 약재가 될 것이다.

음양곽과 구기자 발효액 담그기

음양곽 전초와 구기자 열매를 잘 씻고 잘라서 설탕과 함께 항아리에 담근다.

또는 구기자 발효액을 담근 후에 건조시킨 삼지구엽초를 넣어 발효시키는 것도 좋다.

토사자

- 정기를 보익하고 뼈를 튼튼하게 한다
  (益精健骨)
- 간기능을 맑게 하여 눈을 밝게 한다
  (養肝明目)
- 임신부의 태아가 동태된 것을 다스리어
  편안하게 한다 (固衝安胎)

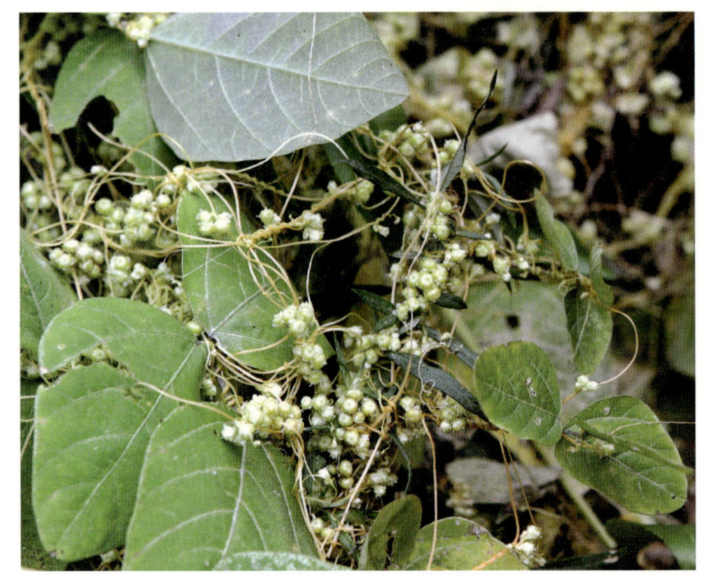

새삼의 전초

새삼은 싹이 터서 뿌리를 내린 모습이 토끼와 비슷하고 실 모양으로 가늘게 자란다고 하여 '토사' 라 부른다. 메꽃과의 한해살이풀로서 볕이 잘 드는 들에서 자란다. 칡덩굴이나 쑥대, 콩밭에서 기생 하며 누런색 줄기를 가지고 다른 식물을 감고 올라가며 자란다. 잎은 비늘 같으며 길이가 2㎜ 정도 로 작고 삼각형 모양이다.

토사자 성질과 효능 신장의 정기를 보하고 간을 튼튼하게 하여 눈을 밝게 하는 효과가 있으며 설사를 멈추게 하고 태아를 안정시키는 효능이 있다. 성질은 평하고 맛은 맵고 달며 신경 · 간경 · 비경으 로 들어간다.

자양 · 보신작용 보신의 용도는 범위가 넓어서 예부터 자양 · 보신에 많이 사용하였다. 새삼은 부족한 것을 보충하며 기운을 돕고 몸무게를 늘이며 눈을 밝게 하고 몸을 거뜬하게 하며 얼굴의 주 근깨를 없애고 성기능을 높인다. 신장이 허약해서 생긴 음위증 · 유정 · 몽정 등에도 효과가 좋다.

신장이 허약하여 요통이 있는 사람이나 양위·유정·빈뇨·자궁이 차서 불임증이 있는 사람에게 적합하고 간신부족으로 인해 눈이 어두워지는 사람, 비위의 양이 부족하여 설사를 자주 하는 사람, 신장이 허약하여 유산기가 있는 사람에게 효과가 있다.

1) 요통에는 두충과 산약을 배합하여 치료하면 효과가 좋다.

2) 양위·유정에는 구기자·복분자·차전자를 배합한다.

3) 요실금에는 상표소·육종용·녹용을 배합한다.

4) 태동불안에는 속단·상기생·아교를 배합한다.

5) 비신양허로 설사를 오래 하는 사람에게는 구기자·산약·복령·연자를 배합한다.

:: 토사자 발효액

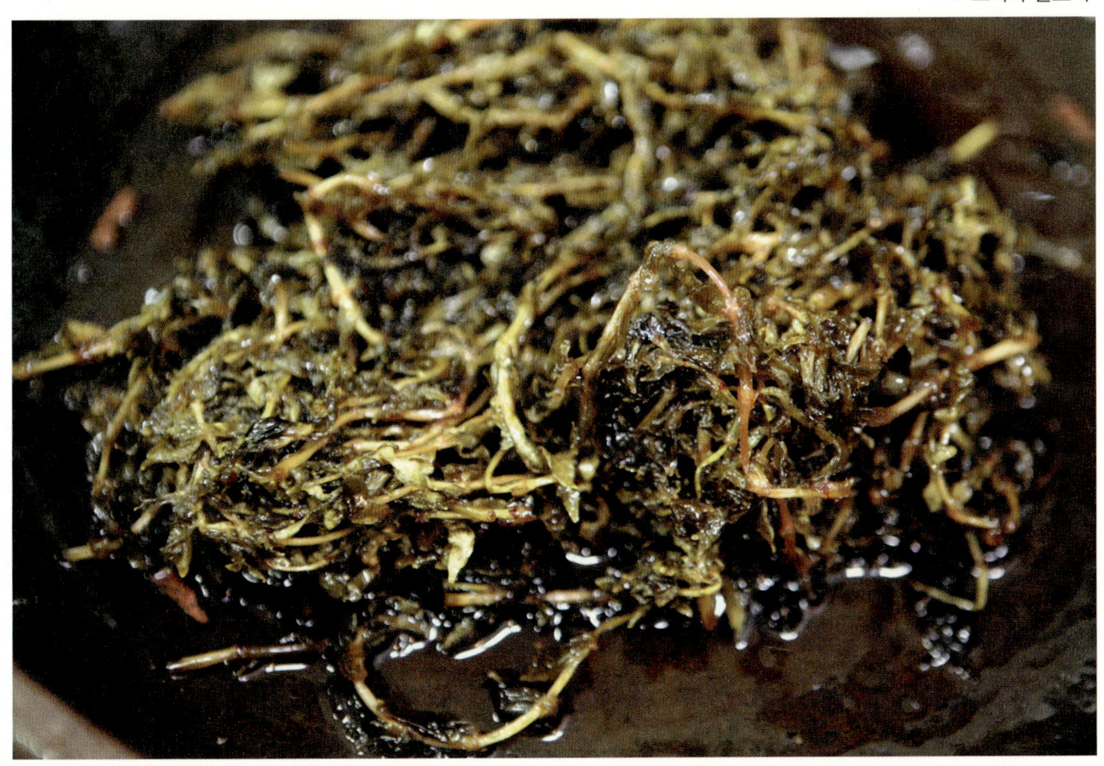

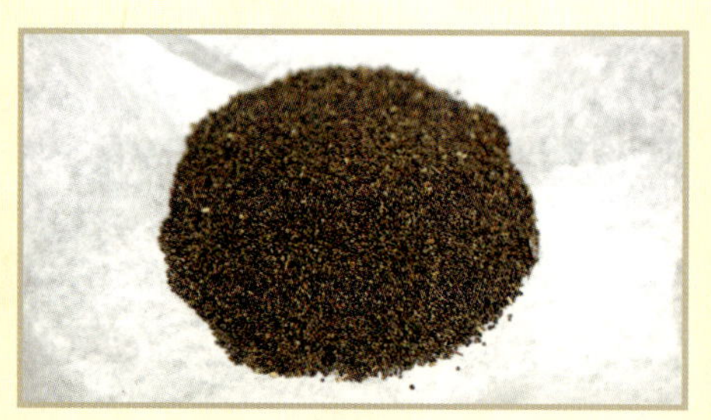

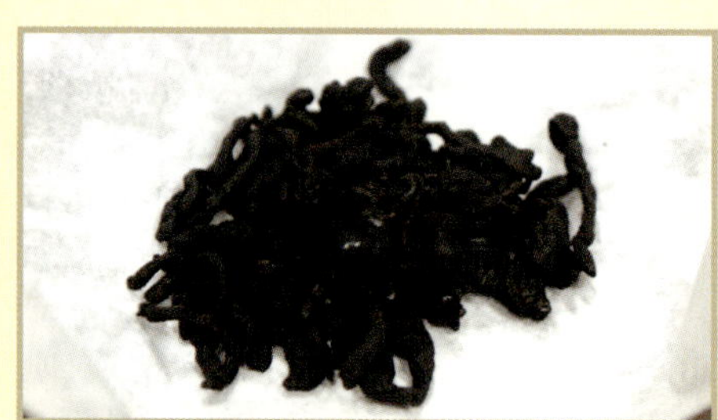

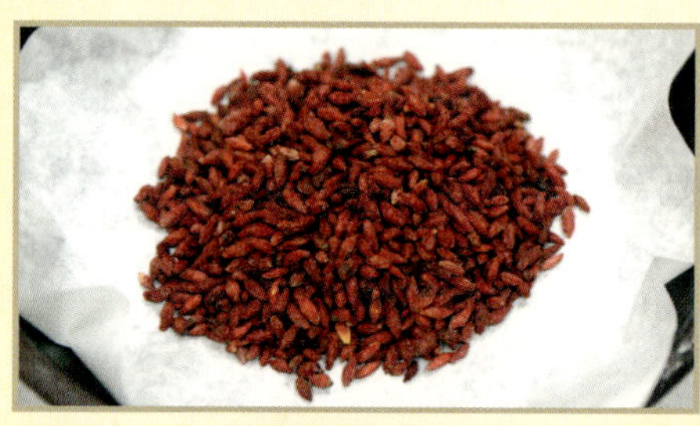

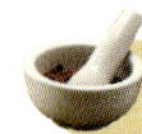
토사자와 지황과 구기자 **발효액 담그기**

토사자는 새삼의 씨를 약재로 사용하고, 지황은 뿌리를, 구기자는 잘 익은 열매를 약재로 쓴다. 세 약재를 발효시키려면 씨가 달린 새삼의 줄기를 잘 거두어서 씻어 잘라 놓고, 숙지황(또는 생지황)과 구기자 열매도 잘 씻어서 함께 설탕을 넣고 발효액으로 담그면 된다.

구기자 발효액에 토사자와 숙지황을 잘라서 넣고 담그는 방법도 활용된다.

토사자 + 지황 + 구기자

토사자는 신장의 정기를 보하고 간을 튼튼하게 하여 눈을 밝게 하는 효과가 있으며, 설사를 멈추게 하고 태아를 안정시킨다.

지황은 허약한 증상에 사용하는 대표적인 약으로 혈액을 만들어 주는 효능이 있으며 음을 크게 보하고, 신장의 정기를 채워 주며 골수에 유익하다. 성질은 따뜻하고 맛이 달며 약간 쓰고 독이 없다. 부족한 혈을 크게 보하고 수염과 머리털을 검게 하며, 골수를 보충해 주고 살찌게 하며 힘줄과 뼈를 든든하게 한다. 뿐만 아니라 허손증(虛損證)을 보하고 혈맥을 통하게 하며 기운을 더 나게 하고 귀와 눈을 밝게 한다.

구기자는 신장을 보하고 폐를 유택하게 하고 간을 보하며 눈을 밝게 하는 효능이 있다. 간음과 신음이 모두 부족한 증세, 허리와 무릎이 시큰시큰 쑤시고 연약한 증세, 어지럼증, 눈 앞이 아찔한 증세, 눈이 침침하고 눈물이 많이 흘러나오는 증상, 폐결핵으로 인한 잦은 기침·소갈증·유정을 치료하는 작용이 있으며 간질환 치료에도 사용한다.

토사자는 보신양(補腎陽)·익음정(益陰精)하고, 숙지황은 자음양혈(滋陰養血)하고, 구기자는 온보간신(溫補肝腎)하므로 이 세 약재를 합용하여 발효액으로 만들면 보양익음(補陽益陰)하는 효능이 있어서 음양구허(陰陽俱虛)로 오는 양위유정(陽萎遺精)·요슬산연(腰膝酸軟)·두훈이명(頭暈耳鳴)·안화(眼花) 등을 치료할 수 있다.

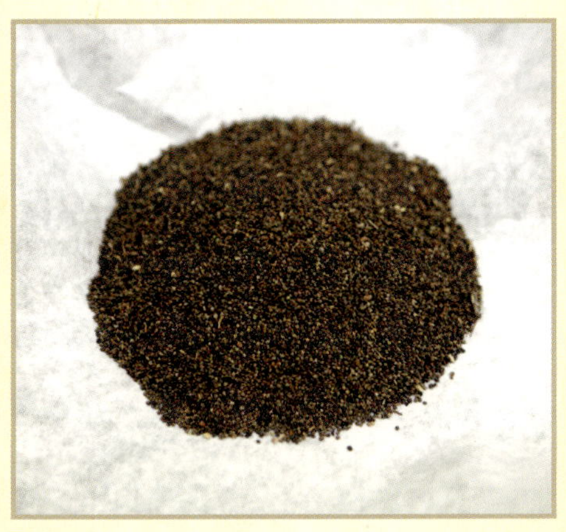

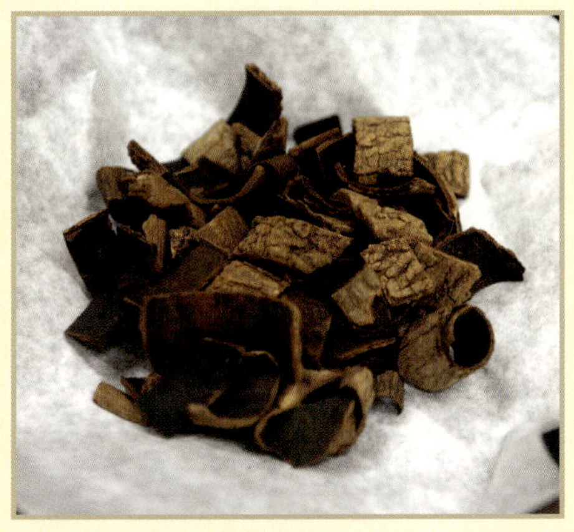

새삼(토사자)과 두충을 합방하여 발효액으로 담그려면 씨가 달린 새삼의 줄기를 잘 거두어서 씻어 잘라 놓고, 두충의 어린순과 줄기껍질을 구해서 잘 씻은 후 설탕을 넣고 발효액으로 담그면 된다.

이때 두충은 껍질을 볶아서 실을 잘라내고 써야 하므로 시럽화하여 토사자 발효액에 넣고 발효시키기도 한다.

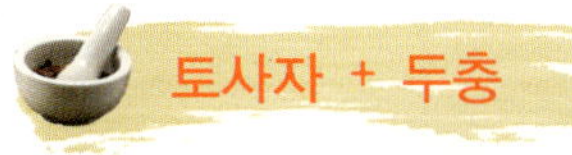

토사자(새삼)는 간신을 보하고 신양(腎陽)을 왕성하게 하고 고신삽정(固腎澁精)하는 효능이 있는 약재이다.

그러므로 간신부족으로 인해 눈이 어두워지는 사람, 비위의 양이 부족하여 설사를 자주 하는 사람, 신장이 허약하여 유산기가 있는 사람에게 효과가 있다.

두충은 보간신(補肝腎)하고 강근골(强筋骨)하는 효능이 있어 간장과 신장을 보하고 허리와 무릎을 강하게 하며 근골을 튼튼하게 하고 태아를 안정시킨다.

성질은 평하고 따뜻하며 맛이 맵고 달며 독이 없다. 신로(腎勞)로 허리와 등뼈가 조여들고 아프며 다리가 시리면서 아픈 것을 낫게 하고 힘줄과 뼈를 든든하게 하며 음낭 밑이 축축하고 가려운 것, 오줌이 방울방울 떨어지는 것 등을 낫게 한다.

토사자와 두충은 모두 보간신(補肝腎)하면서 안태(安胎)하므로 두 약을 상수(相須)로 사용하여 발효액으로 만들면 간신부족(肝腎不足)으로 오는 태동불안(胎動不安)을 치료할 수 있다.

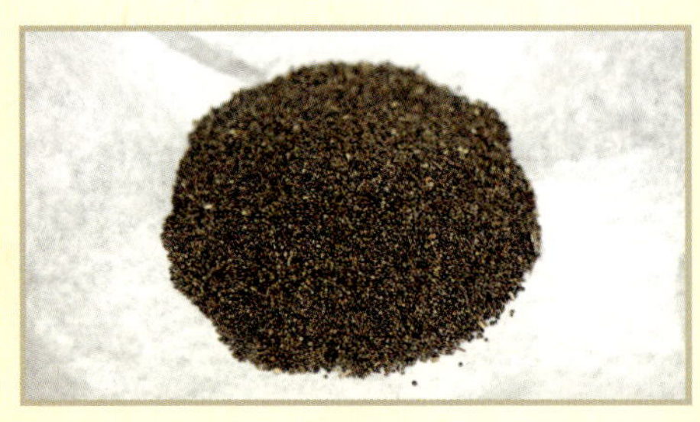

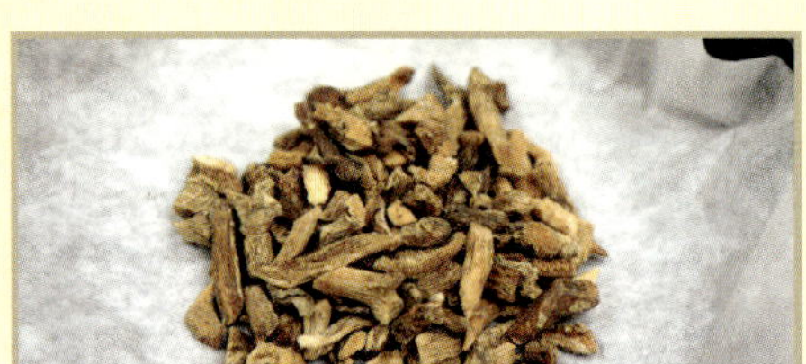

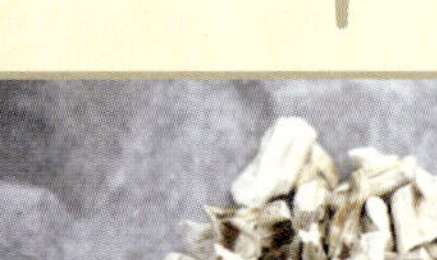
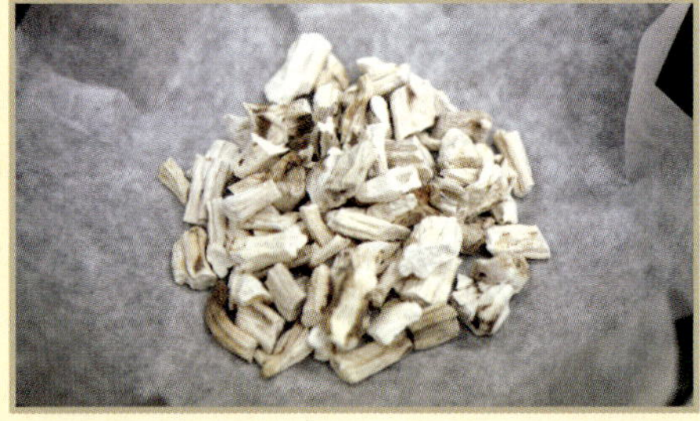

토사자와 황정과 산약 **발효액 담그기**

　신선한 새삼(토사자)의 줄기와 황정과 산약의 뿌리를 채취하여 잘 씻고 잘라서 함께 설탕을 넣고 발효액으로 담근다.
　토사자 발효액에 황정이나 산약의 건재를 넣어 함께 발효액을 담그기도 한다. 이때 생재는 두 가지, 건재는 한 가지로 선택하여 담가야 좋은 발효액이 될 수 있다.

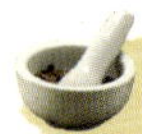
토사자 + 황정 + 산약

토사자의 간신(肝腎)을 보하는 능력과 황정의 자양·생진·건위·건뇌·지혈작용, 그리고 산약의 비운화기능을 조절하여 하리를 멈추게 하는 배합이다.

토사자는 부족한 것을 보충하며 기운을 돕고 몸무게를 늘이며 눈을 밝게 하고 몸을 거뜬하게 하며 얼굴의 주근깨를 없애고 성기능을 높인다. 뿐만 아니라 뼈를 튼튼하게 하고 허리힘을 세게 하며 무릎이 시리고 아픈 것을 치료한다. 신장이 허약해서 생긴 음위증·유정·몽정 등에 효과가 좋다.

황정은 음을 보하고 건조한 것을 윤택하게 하는 작용이 있으며 진액을 만들고 갈증을 멈추게 하고 가슴의 답답한 증상을 완화시켜 준다. 성질은 약간 차고 맛은 달며 폐경·위경으로 들어간다.

산약은 비장을 돕고 폐의 기운을 보하고 신장을 튼튼하게 하며 신정을 이롭게 한다. 성질은 평하고 맛은 달며 비경·폐경·신장경으로 들어간다.

이렇게 만들어진 발효액은 비(脾)와 신(腎)이 모두 허약하여 만성설사(慢性泄瀉)을 치료할 수 있게 된다. 이 약재들은 〈토사자환〉을 만드는 주약들이다.

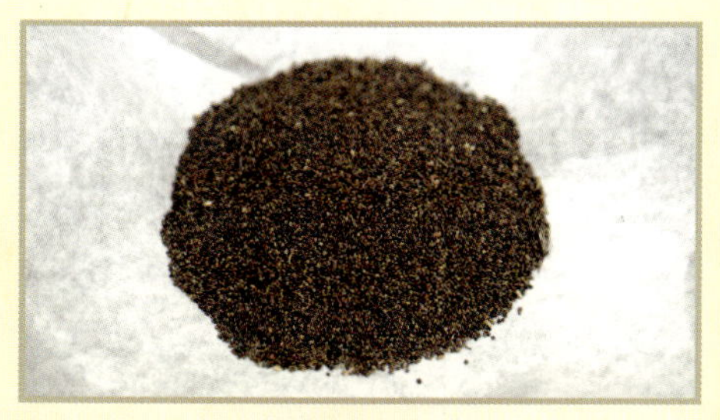

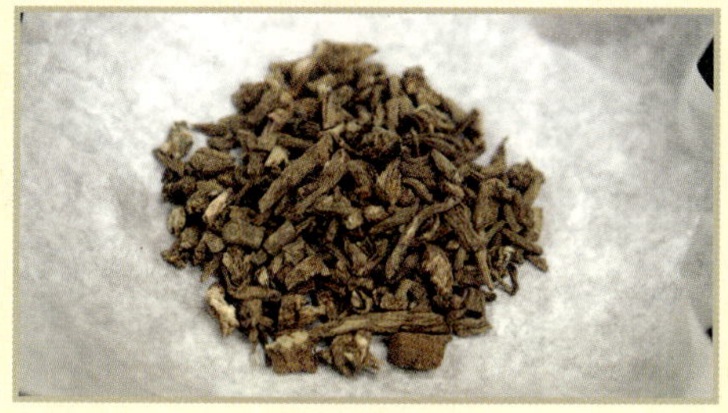

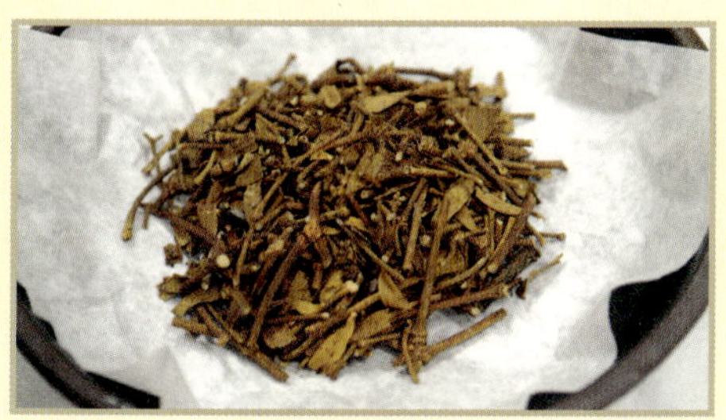

토사자와 속단과 상기생 발효액 담그기

싱싱한 새삼의 줄기와 속단의 전초 그리고 뽕나무겨우살이 전초와 열매를 구해 잘 씻고 물기를 제거한 후 잘게 잘라서 설탕을 넣고 잘 발효시키면 몸에 좋은 발효액이 된다.

상기생(뽕나무겨우살이)이 없으면 곡기생(참나무겨우살이)로 대체하여 발효시키면 된다.

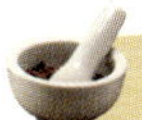

토사자 + 속단 + 상기생

토사자와 속단과 상기생 발효액은 신허(腎虛)로 인한 태루(胎漏)와 태동이 있어 간신(肝腎)과 충임맥(沖任脈)을 보(補)해야 할 경우 즉, 고기안태(固氣安胎)를 치료하는 약재가 된다.

토사자의 성분

새삼의 씨에는 칼슘·마그네슘·나트륨·니켈·라듐·철·아연·망간·구리 등의 물질과 당분·알칼로이드·비타민 B_1·B_2 등 많은 원소가 들어 있다. 또한 수지(나무에서 나오는 진) 비슷한 배당체와 많은 양의 아밀라제가 들어 있다.

▼ 실새삼

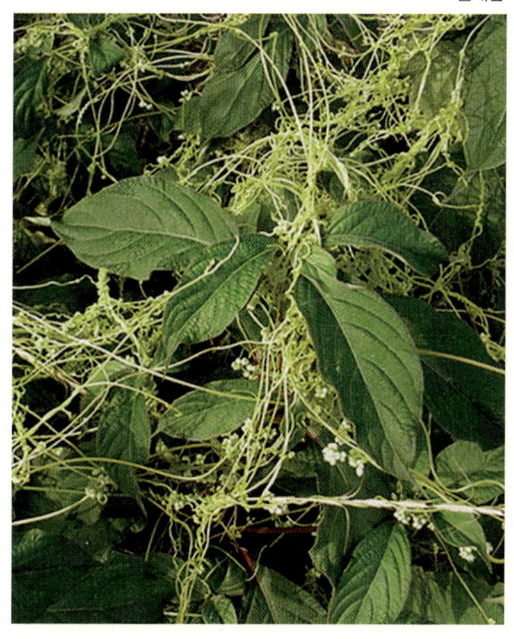

숙지황 · 생지황

- 보혈시키고 음기를 더한다(補血滋陰)
- 정기를 보익하고 골수를 메운다(益精填髓)
- 정혈을 보하고 골수를 보익한다(補精益髓)

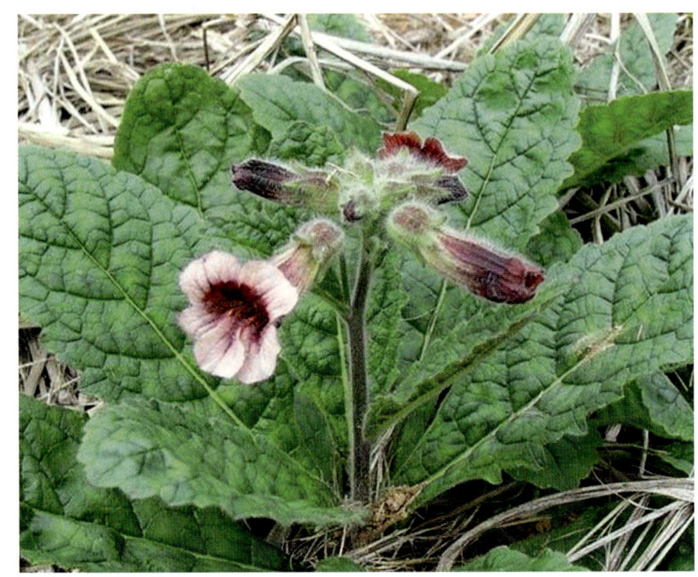

지황의 꽃

중국이 원산지로 우리나라 각처의 밭에서 재배하는 현삼과의 여러해살이풀이다. 키는 30~40㎝ 가량이며 전체에 짧은 털이 있고 뿌리는 굵고 옆으로 뻗으며 감색이다. 뿌리에서 나온 잎은 모여나고 긴 타원형으로 주름이 있고 뒷면은 맥이 튀어나와 그물처럼 되며 가장자리에 둔한 톱니가 있다.

지황 성질과 효능

숙지황　허약한 증상에 사용하는 대표적인 약으로 혈액을 만들어 주는 효능이 있으며, 음을 크게 보하고 신장의 정기를 채워주며 골수에 유익하다. 성질은 따뜻하고[溫] 맛이 달며[甘] 약간 쓰고[微苦] 독이 없다. 부족한 혈을 크게 보하고 수염과 머리털을 검게 하며 골수를 보충해 주고 살찌게 하며 힘줄과 뼈를 든든하게 한다. 뿐만 아니라 허손증(虛損證)을 보하고 혈맥을 통하게 하며 기운을 더 나게 하고 귀와 눈을 밝게 한다.

생지황　열을 내리고 혈액을 시원하게 하며 음을 보하고 진액을 만들어 준다. 성질은 차고[寒] 맛이 달며[甘](쓰다[苦]고도 한다) 독이 없다. 모든 열을 내리며 뭉친 피를 헤치고 어혈을 삭게 한다. 또한 월경을 잘 통하게 한다. 부인이 붕루증으로 피가 멎지 않는 것과 태동(胎動)으로 하혈하는 것과 코피, 피를 토하는 것 등에 쓴다.

- 숙지황 : 몸이 허약한 사람에게 좋고 혈액이 허약하여 발생하는 각종 증상이나 음이 부족하여 나타나는 증상에 사용한다.
- 생지황 : 음이 허하여 발열이 나며 입이 마르고 건조하며 변비가 있는 사람에게 적합하고, 부인들의 생리불순이나 하혈 · 태동불안에 효과가 있으며, 신장의 음이 부족하여 허화가 상염하는 데, 인후가 마르고 아픈 데 쓴다. 습진 · 두드러기 · 신경성피부염 등에도 효과가 좋다.

1) 생지황과 연근은 자음 · 보기 · 양혈작용이 강하다.
2) 마늘과 대파는 맵고 더운 식품으로 생지황의 약효를 저하시킨다.
3) 선지와 생지황 · 하수오는 약성이 맞지 않아 동시에 섭취하면 안 된다.
4) 생지황은 무 · 총백 · 사백 · 구백과 배합하면 안 된다.

:: 지황 발효액

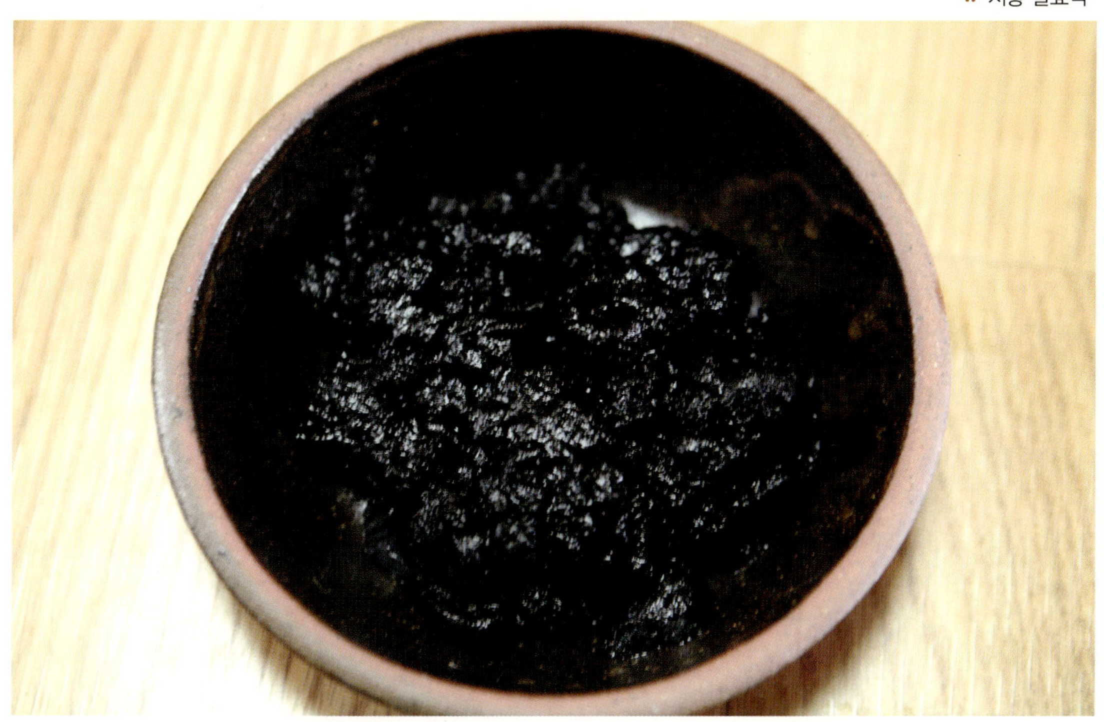

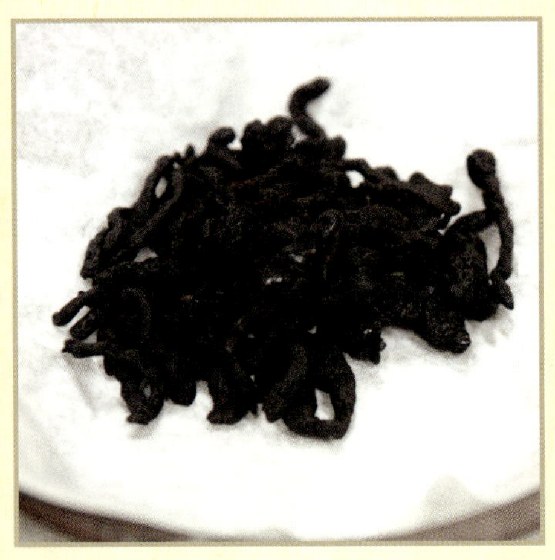

+

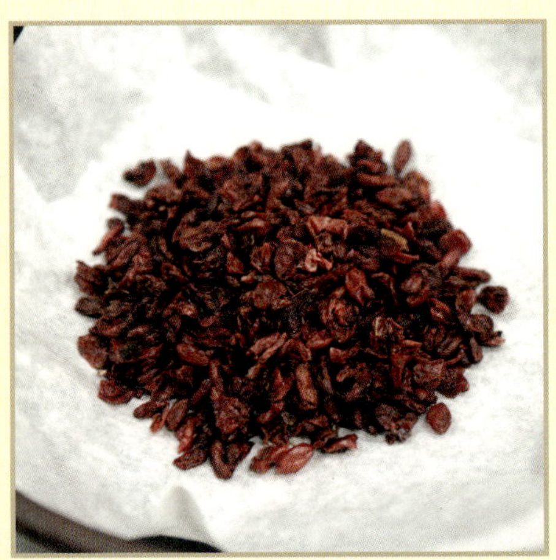

숙지황과 산수유 **발효액 담그기**

두 약재를 합방하여 발효시키려면 산수유 열매를 잘 씻어 설탕과 함께 먼저 발효시킨 다음, 숙지황에 감초·생강·대추를 넣고 설탕과 함께 달여서 시럽을 만들어 넣는 방법과 생지황을 산수유와 함께 발효시키는 방법이 있다.

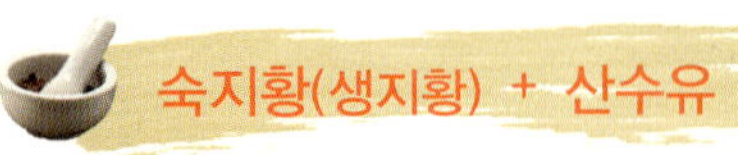

숙지황(생지황) + 산수유

숙지황은 혈액을 만들어 주는 효능이 있으며 음을 크게 보하고 신장의 정기를 채워주며 골수에 유익하다. 산수유는 간장과 신장을 보하고 정기를 수렴시키며 허탈 증상을 예방하는 효능이 있다.

숙지황은 자보간신(滋補肝腎)·양혈익정(養血益精)하고, 산수유는 온보간신(溫補肝腎)·삽정(澁精)하므로 두 약재를 배합하여 발효시키면 자보간신(滋補肝腎)·양혈고정(養血固精)하는 작용이 있어서 간신부족(肝腎不足)으로 인한 두훈(頭暈)·이명(耳鳴)·요슬산연무력(腰膝酸軟無力)·양위유정(陽萎遺精) 등의 증상을 치료할 수 있다.

산수유 발효액

산수유 발효액은 열매로 만든다. 가을에 잘 익은 열매를 채취해서 물에 잘 씻고 난 뒤 물기를 빼면서 살짝 말린 다음 산수유와 같은 양의 흑설탕과 함께 담그고 밀봉하여 그늘에 5~6개월 동안 발효시켜 음용한다.

▼ 산수유의 꽃

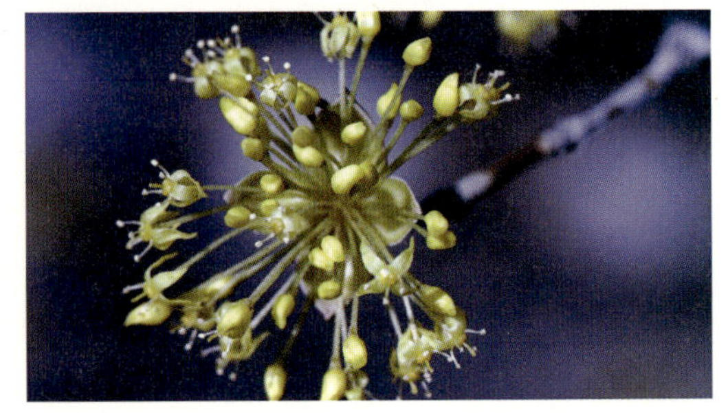

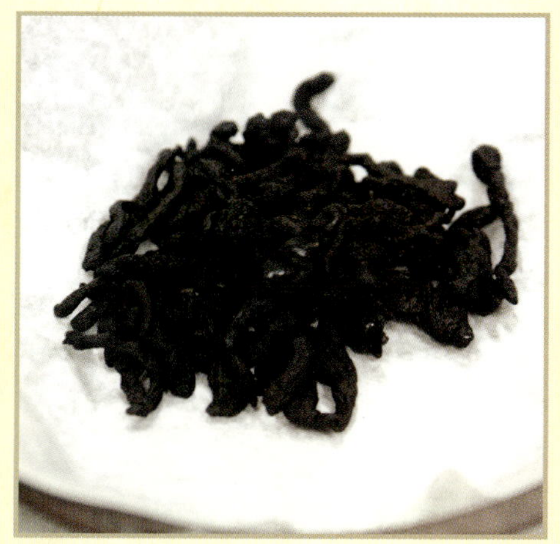

+

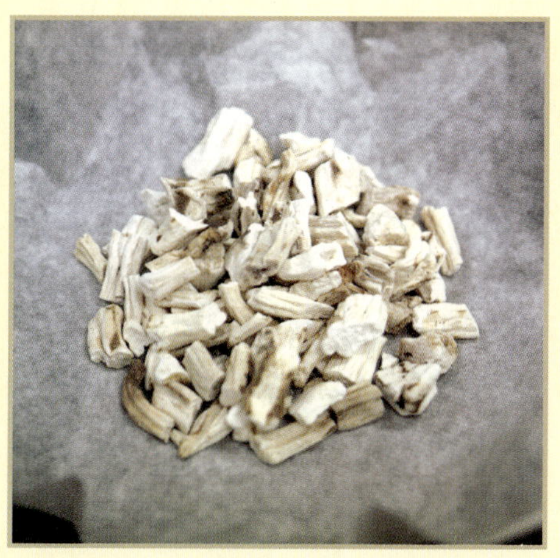

숙지황과 산약 **발효액 담그기**

숙지황과 산약 두 약재를 합방하여 발효시키려면 산약(마)의 뿌리를 잘 씻어 설탕과 함께 먼저 발효시킨 다음, 숙지황에 감초·생강·대추를 넣고 설탕과 함께 달여서 시럽을 만들어 넣는 방법과 생지황을 산약(마)과 함께 발효시키는 방법이 있다.

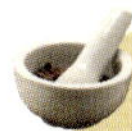

숙지황(생지황) + 산약

숙지황은 성질이 따뜻하고 맛이 달며 약간 쓰며 부족한 혈을 크게 보하는 효능이 있는 반면, 생지황은 열을 내리고 혈액을 시원하게 하며 음을 보하고 진액을 만들어 주는 효능이 있다. 이처럼 약성에 차이가 있으므로 여러 가지 발효에 응용할 수 있다.

숙지황은 자음보신(滋陰補腎)하면서 익정(益精)하고, 산약은 보익비신(補益脾腎)하면서 고정(固精)한다.

양약(兩藥)을 합용하여 발효액을 만들면 함께 보신고정지유(補腎固精止遺)하는 효능이 있게 되어 신허유정(腎虛遺精)·유뇨(遺尿) 및 소갈증(消渴證)을 치료할 수 있다.

Tip

지황 발효액

생뿌리를 잘게 잘라 씻어 흙을 털어내고 물기를 없앤 뒤 동량의 흑설탕과 함께 항아리에 넣는다. 10개월 정도 지나면 발효가 정리되고 즙액을 음용할 수 있다.

▼ 생지황

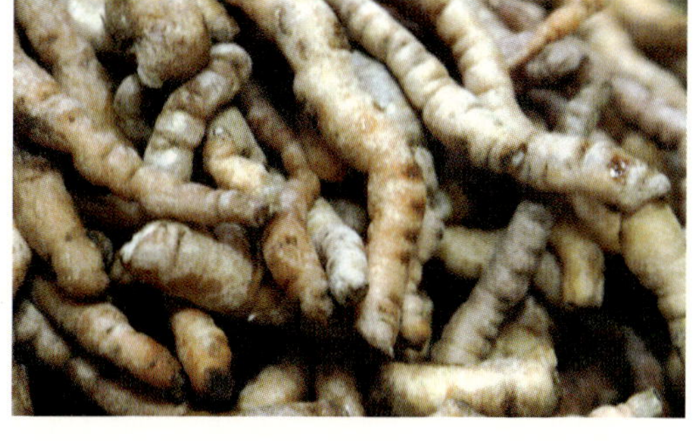

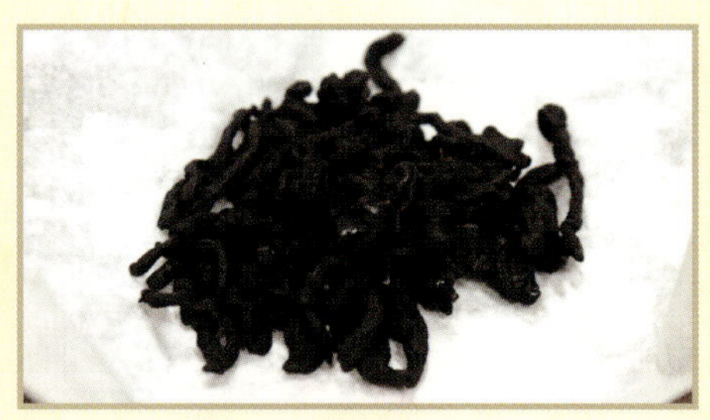

+

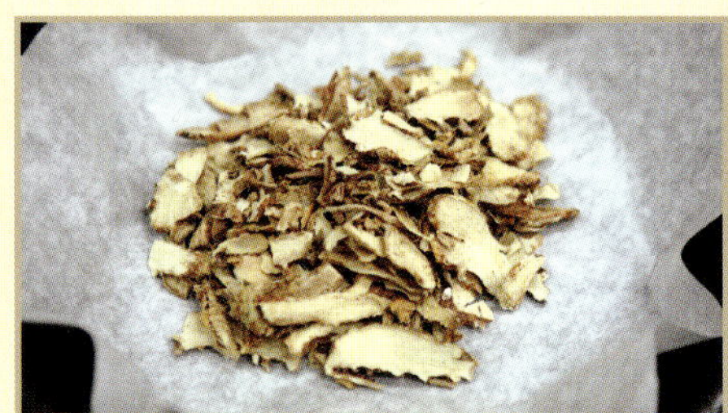

+

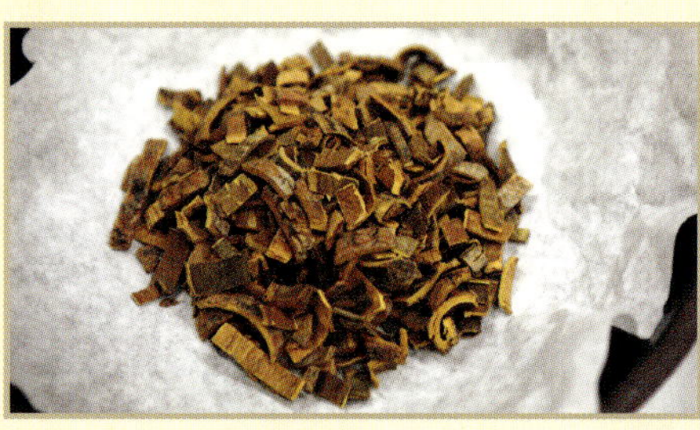

숙지황과 지모와 황백 **발효액 담그기**

지황의 생뿌리와 지모의 뿌리 그리고 황백의 줄기속껍질을 약재로 쓴다. 지황과 지모의 싱싱한 뿌리와 황백의 속껍질을 구하여 잘 씻고 물기를 제거한 후 잘게 잘라서 설탕을 넣고 잘 발효시키면 몸에 좋은 발효액이 된다.

또는 생지황 발효액에 지모와 황백의 건재를 끓여서 만든 시럽을 넣고 발효액을 만들 수도 있다.

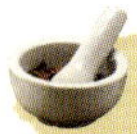
숙지황 + 지모 + 황백

숙지황은 감윤자음(甘潤滋陰)하여 익신(益腎)하고, 지모는 양음윤조(養陰潤燥)하고 상화(相火)를 사(瀉)하며, 황백은 염초(鹽炒)하면 입신(入腎)해서 상화(相火)를 사(瀉)하고 허열(虛熱)을 물리쳐서 음액을 보존(存陰)하므로 이 세 약재를 합방하여 발효액을 만들면 신음부족(腎陰不足)과 상화망동(相火妄動)으로 오는 골증조열(骨蒸潮熱)·도한(盜汗)·유정(遺精)·설홍소태(舌紅少苔) 등을 치료할 수 있다.

> **Tip**
>
> ### 지황의 종류
>
> 신선한 지황의 뿌리줄기를 '생지황'이라고 하며, 쪄서 가공한 지황을 '숙지황', 마른 뿌리는 '건지황'이라 한다.
>
> 또한 일반적으로 뿌리가 황적색인 계통을 '적지황', 꽃색이 황백색이고 형태가 작은 계통인 것을 '백지황'으로 분류한다.
>
> ▼ 건지황
>
> 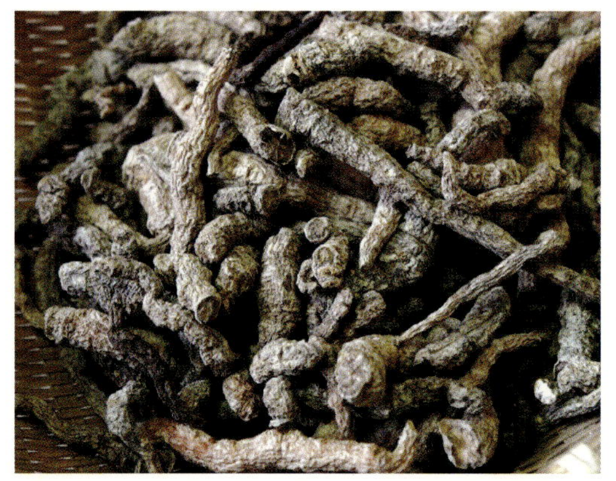

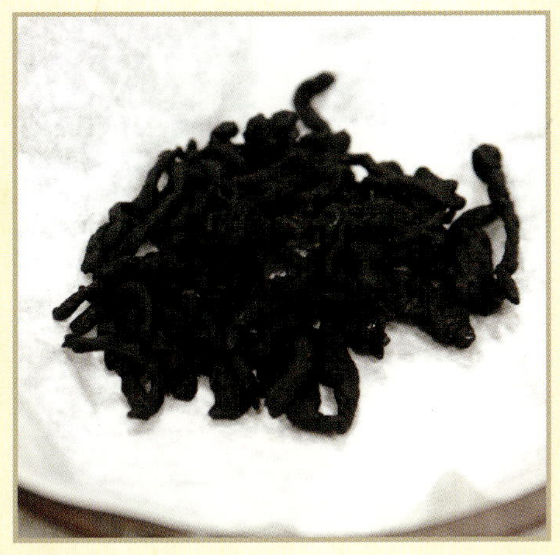

+

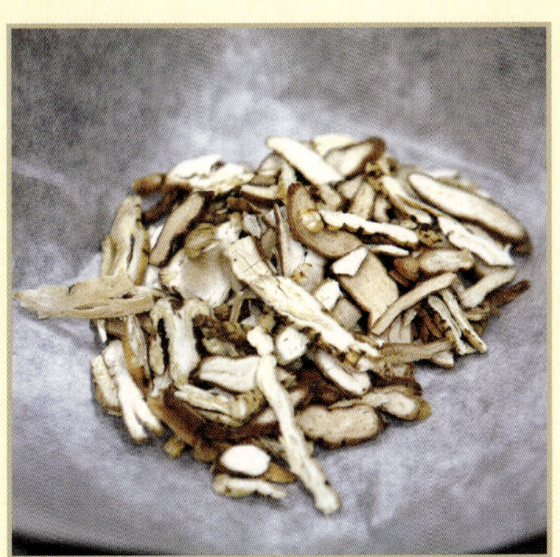

숙지황과 하수오 **발효액 담그기**

숙지황과 하수오 두 약재를 합방하여 발효시키려면 하수오의 뿌리를 잘 씻어 설탕과 함께 먼저 발효시킨 다음, 숙지황에 감초·생강·대추를 넣고 설탕과 함께 달여서 시럽을 만들어 넣는 방법과 생지황을 하수오 뿌리와 함께 발효시키는 방법이 있다.

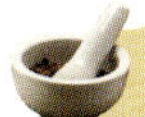 **숙지황(생지황) + 하수오**

두 약재 모두 흰 머리를 검게 하는 오수발(烏鬚髮)작용이 있으므로 신기를 강하게 하고 머리카락을 검게 해 주는 좋은 발효액이 될 것이다.

숙지황은 양혈자음(養血滋陰)하고 하수오는 보익정혈(補益精血)·오수발(烏鬚髮)하므로 양약(兩藥)을 합용하여 발효시키면 익정혈(益精血)·오수발(烏鬚髮)작용을 갖게 되어 정혈부족(精血不足)으로 인한 수발조백(鬚髮早白) 등을 치료할 수 있다.

Tip.

하수오 손질법

늦은 봄이나 초가을, 날씨가 맑은 날에 암컷과 수컷을 다 캐어 참대칼이나 구리칼로 겉껍질을 긁어 버리고 얇게 썰어 쪄서 햇볕에 말린다. 일명 '교등(交藤)', '야합(夜合)', '구진등(九眞藤)'이라고도 하는데 이 약을 다룰 때는 처음부터 마지막까지 쇠를 대지 말아야 한다.

▼ 하수오

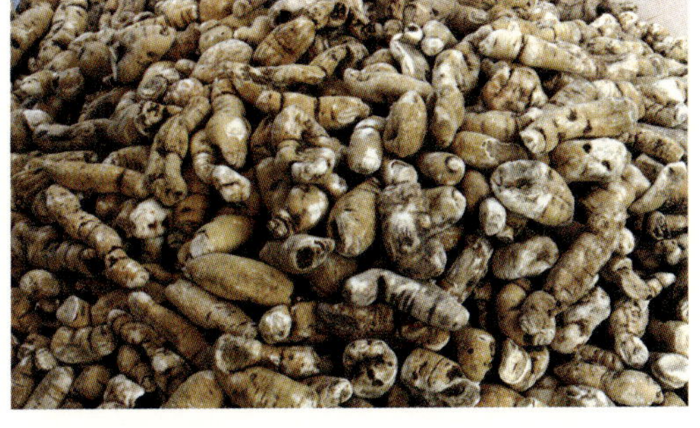

하수오

- 간장과 신장, 정혈을 보하며 힘줄과 뼈를 튼튼하게 하고 머리카락을 검게 한다 (찐하수오)
- 대변이 잘 뚫리게 하고 상처의 독을 풀며 오래 된 기침을 낮게 한다 (생하수오)

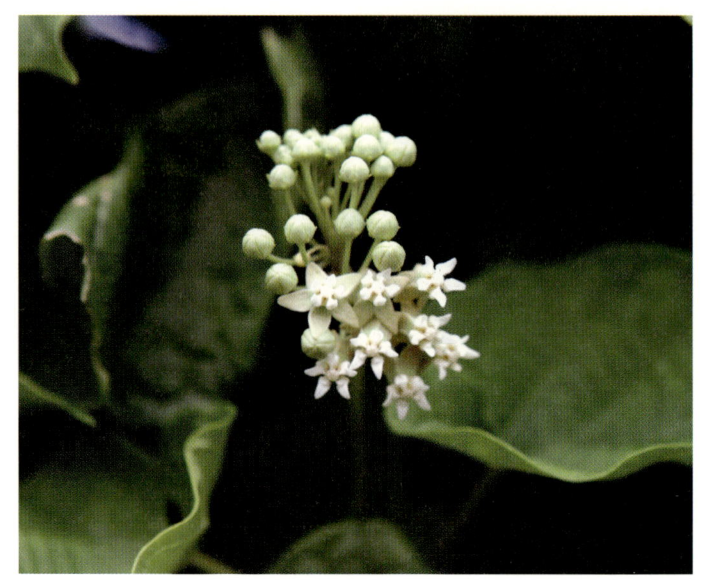

백하수오의 꽃

백하수오는 박주가리과의 식물로서 산이나 들의 양지바른 풀밭, 바닷가의 경사지에서 나는 덩굴성 여러해살이풀이다. 줄기는 가늘게 1~3m 정도 자라며 뿌리가 땅속 깊이 들어간다. 고구마처럼 뿌리가 굵어지는데 잘라 보면 흰색 유액이 흘러나온다. 적하수오는 마디풀과로서 중국이 원산으로 재배하는 덩굴성 여러해살이풀이다. 잎은 호생하며 잎자루가 있고 좁은 계란형으로 끝이 뾰족하다. 꽃은 종상으로 달리는 원추화서이며 흰색 꽃이 가지 끝에 달린다.

하수오 성질과 효능   성질은 평[平]하고 따뜻하며[溫] 맛은 쓰고 떫고[苦澁](달다[甘]고도 한다) 독이 없다. 간장과 신장을 보하며 정혈을 돕고 정기가 세어 나가지 않게 잡아 주며 머리를 까맣게 하는 효능이 있다. 변비를 해소하고 창독을 해독하기도 한다.

허증 치료   나력 · 옹종과 5가지 치질을 낮게 하며 여러 해 동안 허로로 여윈 것, 담벽 · 풍허로 몸이 몹시 상한 것을 낮게 한다. 부인이 몸푼 뒤에 생긴 여러 가지 병과 적백대하를 멎게 한다.

혈기 보충   혈기를 보하며 힘줄과 뼈를 든든하게 하고 정수(精髓)를 보충하며 머리털을 검게 한다. 또 얼굴빛을 좋게 하고 늙지 않게 하며 오래 살게 한다.

중노년에 간장과 신장부족으로 인해 눈이 어지럽고 허리가 아프며 다리에 힘이 없는 증상이나 머리가 빨리 하얗게 되거나 빠지고 조로현상이 있을 때 쓴다. 혈액이 허약하여 나타나는 심계 · 실면에도 효과가 있다. 또한 여성들의 불임증이나 냉대하를 치료하며 변비나 창상에도 효과가 있다. 고혈압 · 고지혈증 · 동맥경화 등 심혈관질환에 효과가 있으며, 만성 간염과 당뇨에도 효과가 있다.

1) 하수오와 검정콩을 배합하면 하수오의 정혈을 보하는 작용이 강해진다.
2) 파 · 마늘 · 무 · 돼지의 피 · 양의 피, 비늘 없는 생선을 먹지 말아야 한다. 법제하여 약을 쓸 때는 반드시 붉은 빛이 나는 것과 흰 빛이 나는 것을 합하여 먹어야 효과가 있다《본초》.

:: 하수오 발효액

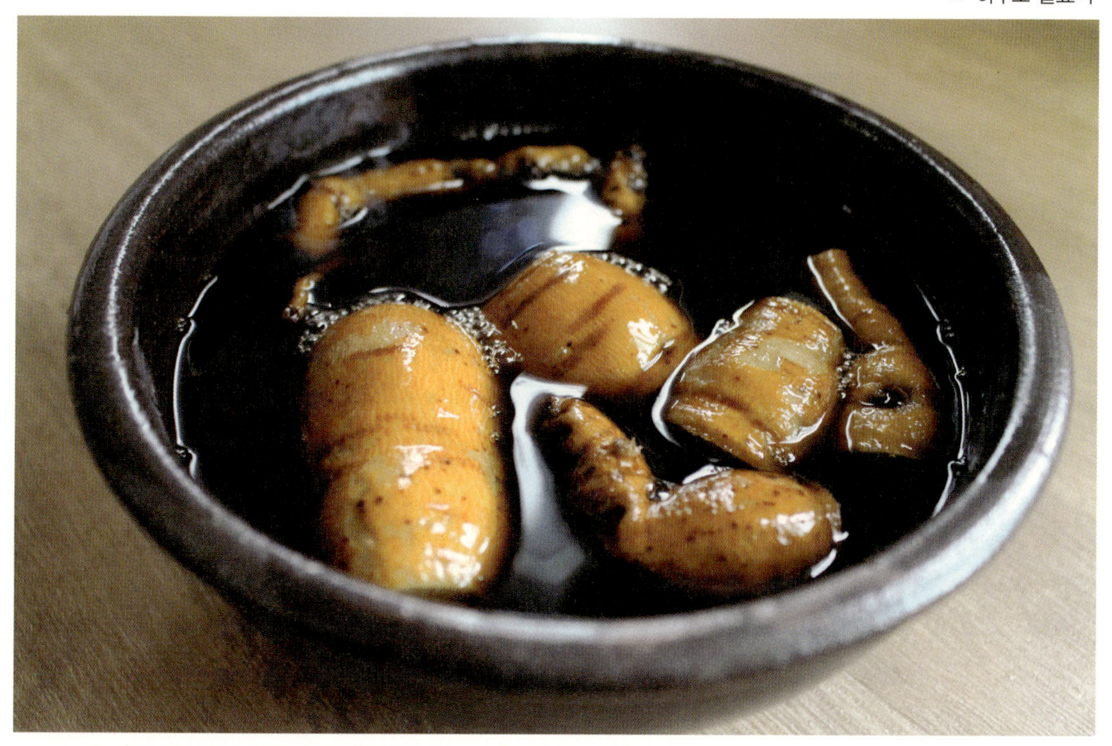

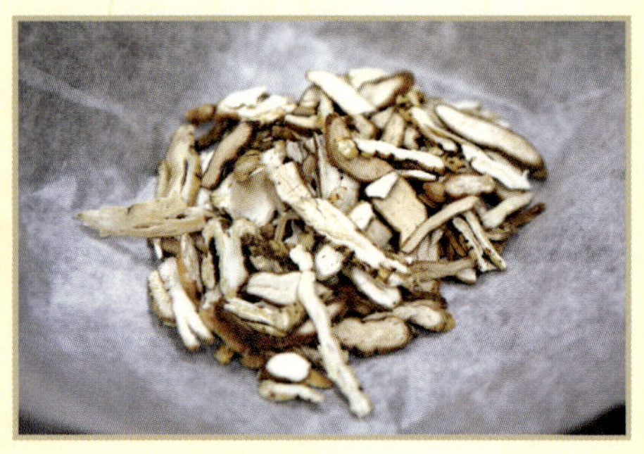

+

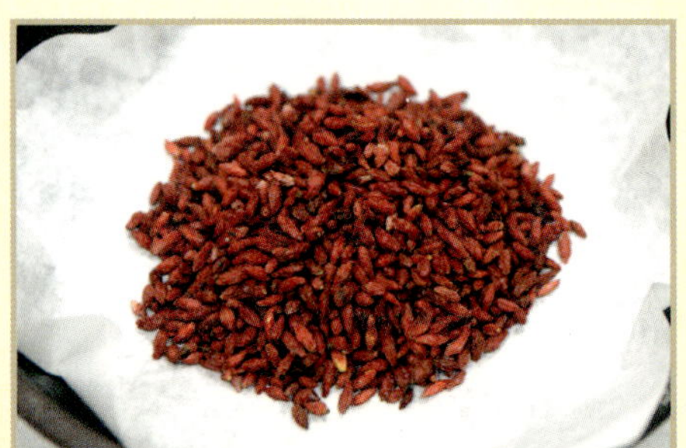

하수오와 구기자 **발효액 담그기**

하수오를 발효시키기 위해서는 백하수오나 적하수오 모두 생뿌리를 잘 씻어 흙을 없애고 잘게 썰어 용기에 같은 양의 흑설탕을 넣고 6〜8개월 동안 발효시켜 음용한다.

구기자로 발효액을 만들 때는 구기자의 빨간 열매를 채취하여 꼭지를 따고 잘 씻어 물기를 뺀 뒤, 동량의 설탕을 넣고, 잘 섞어서 항아리에 넣어 담근다.

이렇게 만든 두 발효액을 동량으로 합방하여 하수오와 구기자 발효액을 만든다. 처음부터 신선한 두 약재를 배합하여 잘 씻고 잘라서 설탕을 넣고 발효액을 만들어도 좋다.

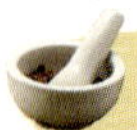
하수오 + 구기자

간장과 신장을 보하고 정기를 수렴시키는 하수오와 간과 신장을 윤택하게 하고 정기를 보하며 근골을 튼튼하게 하는 구기자와의 만남이다.

하수오는 보간신(補肝腎) · 익정혈(益精血) · 오수발(烏鬚髮)하고 구기자는 온보간신음양(溫補肝腎陰陽)하다.

양약(兩藥)을 합용하여 발효액으로 만들면 보간신(補肝腎) · 익정혈(益精血)하는 효능이 배로 증대되어 간신부족(肝腎不足)으로 인한 요슬산통(腰膝酸痛) · 발백무화(髮白無華) 등의 증상을 치료할 수 있다.

Tip

하수오 발효액

야생의 하수오라면 흑설탕 대신 자연산 꿀에 푹 담가 가능한 오랫동안 저온 · 저속으로 숙성 발효시킨다. 꿀의 끈적거림이 전부 없어지고 뿌연 우윳빛처럼 변하게 될 즈음엔 매우 귀중한 발효액이 될 것이다.

▼ 갓 채취한 하수오

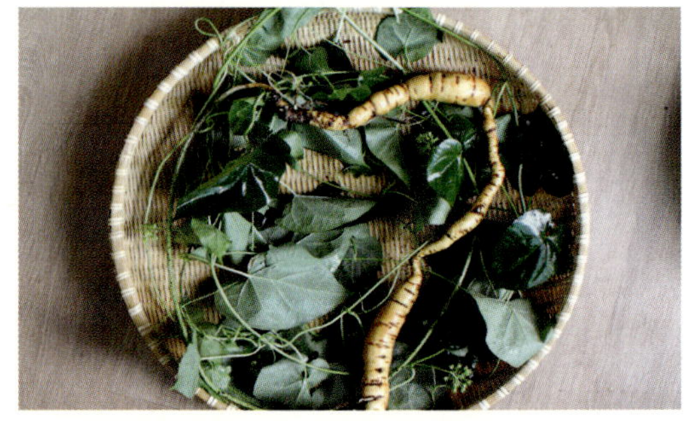

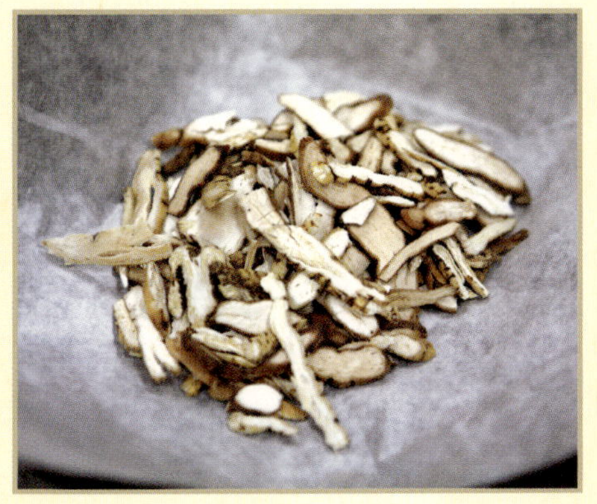

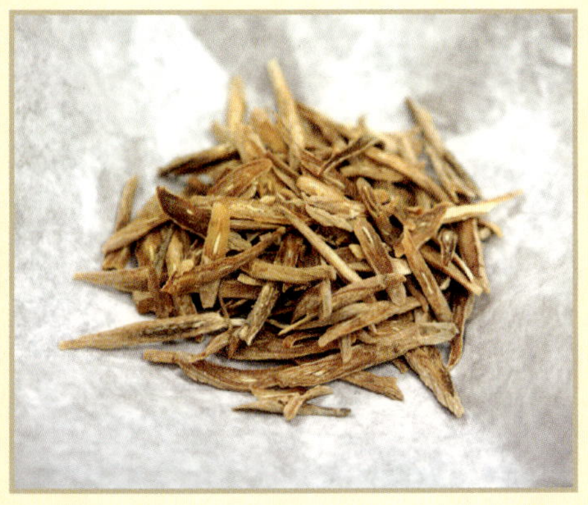

백하수오와 우슬 발효액 담그기

백하수오의 신선한 뿌리를 채취하여 우슬(쇠무릎지기)의 뿌리와 함께 잘 씻어 물기를 뺀 뒤, 동량의 설탕을 넣고, 항아리에 넣어 준다.

하수오와 우슬은 같은 양으로 설탕과 배합하여 발효를 시키는데, 하수오와 우슬을 함께 구하기 어려울 때는 따로따로 발효액을 만들어 합방하면 된다.

하수오와 우슬의 건재를 이용해서 발효액을 만드는 방법은 다른 발효액과 동일하다.

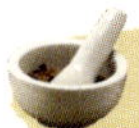

하수오 + 우슬

백하수오와 적하수오는 서로 과가 다르고 성분도 다르지만 자양보혈(滋養補血)의 효능이 있어 보신제로서 널리 사용한다는 점에서는 같다. 다만 백하수오는 기분(氣分)에 적하수오는 혈분(血分)에 들어간다.

하수오는 보간신(補肝腎)·익정혈(益精血)하고 우슬은 보간신(補肝腎)·강근골(强筋骨)하며 또 인혈하행(引血下行)한다. 두 약재를 발효시키면 보간신(補肝腎)·강근골(强筋骨)하는 쓰임새가 크게 증대되며, 능히 행혈(行血)하여 보(補)하되 체(滯)하지 않게 하여 간혈부족(肝血不足)으로 오는 지체마목(肢體麻木)과 요슬산연(腰膝酸軟)을 치료할 수 있다.

> **Tip**
>
> ### 백하수오와 적하수오
>
> 백하수오는 박주가리과의 식물로서 산이나 들의 양지바른 풀밭·바닷가의 경사지에서 나는 덩굴성 여러해살이풀이다. 적하수오는 마디풀과인데 요즘 우리나라에서도 하수오라고 하면 적하수오를 말하기도 한다.
>
> ▼ 적하수오의 꽃
>
> 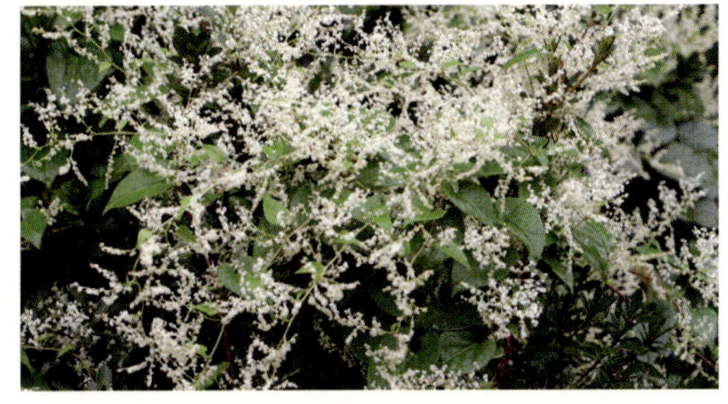

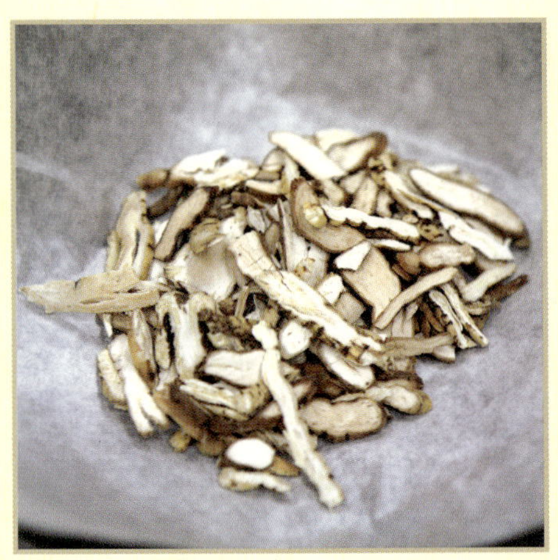

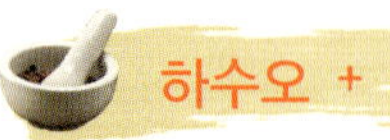

백하수오는 근골을 강하게 하고 수염과 머리털을 검게 하는 약재이며, 상심자는 뽕나무의 열매인 오디를 말하는데 그 맛은 시고 달며 성질은 따뜻하거나 약간 차다. 상심자는 자양강장약으로 다른 보익약과 배합하여 쓴다. 풍부한 영양분이 함유되어 소화기관의 만성 질환을 치료하는데 쓰는 약재이다.

하수오와 상심자는 모두 익정기(益精氣)·양음혈(養陰血)하는 작용이 있어서 이 두 약재를 배합하여 발효액을 만들면 효력(效力)이 대증(大增)하여 음허혈소(陰虛血少)로 인한 두훈(頭暈)·목현(目眩)·소년백발(少年白髮)·혈휴변비(血虧便秘) 등을 치료하게 된다.

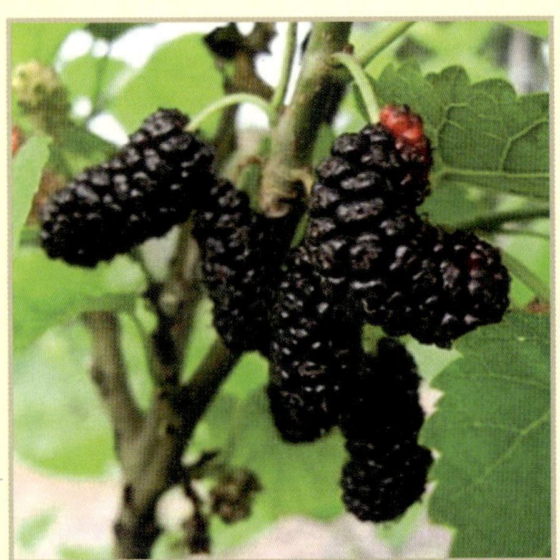

백하수오와 상심자 발효액 담그기

이 두 약재를 채취하여 함께 잘 씻어 물기를 뺀 뒤, 동량의 설탕을 넣고 항아리에 넣어주면 몸에 좋은 발효액이 된다.

또는 상심자 발효액을 만들 때 건재 백하수오를 함께 넣어 발효를 시키기도 한다.

> **Tip.**
>
> ### 하수오의 다른 이름
>
> 하수오는 '박주가리'·'은조롱'·'새박덩굴' 이라 불리는 덩굴식물이다. 회춘(回春)의 약으로 예로부터 한방과 민간에서 많이 쓰였다.
>
> ▼ 적하수오 발효액
>
> 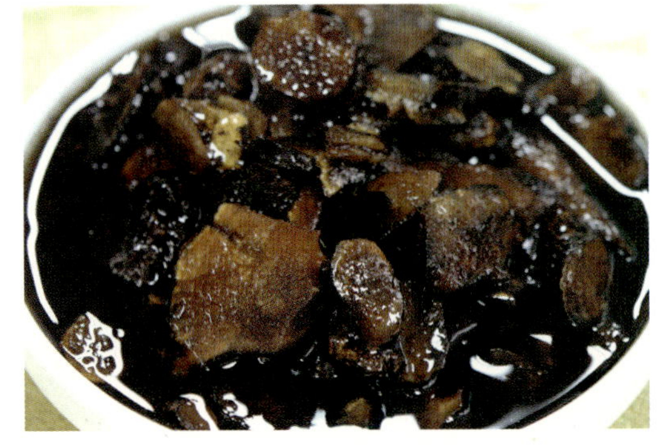

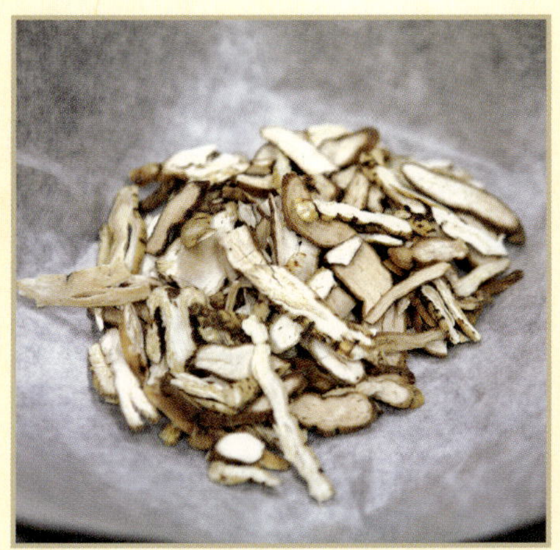

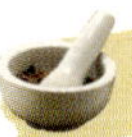

하수오는 간장과 신장을 보하며 정혈을 돕고 정기가 세어 나가지 않게 잡아 주며, 머리를 까맣게 하는 효능이 있다. 변비를 해소하고 창독을 해독하기도 한다.

강원도에서는 '은조롱'이라고 하고 황해도에서는 '새박뿌리'라 하는데 성질은 평하고 따뜻하며 맛은 쓰고 떫고 독이 없다.

당귀는 보혈의 약으로 상용된다. 부인과 질병에는 단골로 쓰인다. 부인과 질병에는 늘 당귀가 쓰이며, 급·만성 어느 쪽에도 뚜렷한 치료 효과를 발휘한다.

또한 빈혈 치료의 주요한 약재이며, 혈액순환 장애로 빈혈이 있을 경우 많은 양의 당귀를 써서 치료하는 것이 바람직하다.

풍부한 비타민 A·E·B$_{12}$와 엽산이 들어 있어 적혈구결핍·혈색소감소·저혈당증을 개선하며 골수의 조혈 기능을 돕는다.

이렇게 만들어진 하수오와 당귀 발효액은 출혈과다로 안색이 창백해지고 뇌빈혈을 일으키는 병증에 활용할 수 있다.

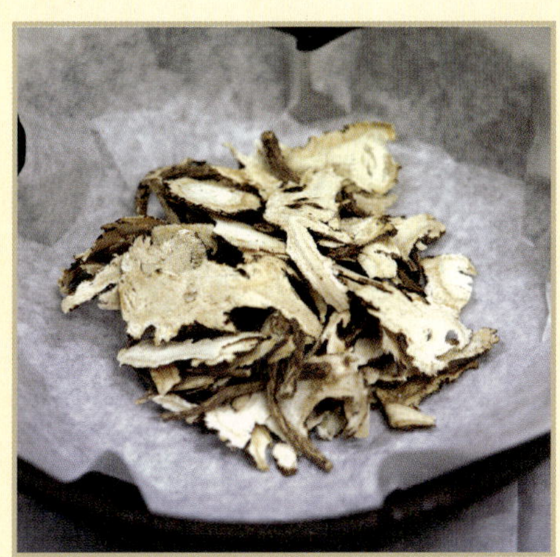

하수오와 당귀 발효액 담그기

적하수오나 백하수오의 뿌리와 당귀 뿌리를 구해 잘 씻고 물기를 제거한 후 잘게 잘라서 설탕을 넣고 발효시키면 몸에 좋은 발효액이 된다.

당귀 발효액을 만들 때 마른 백하수오를 함께 넣고 발효를 시키기도 한다.

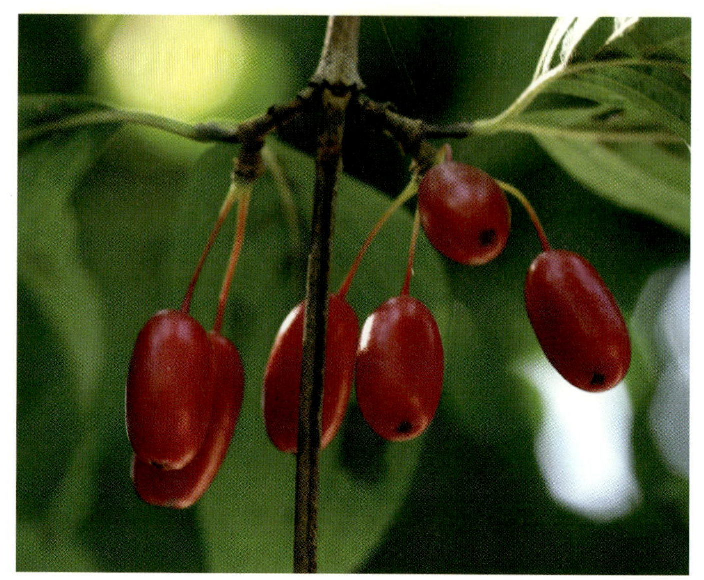

산수유의 열매

산수유(山茱萸)는 중부지방의 산지에서 자생하던 식물로서 꽃은 3~4월경에 피며, 양성으로서 잎보다 먼저 피며 노란색이다. 꽃받침은 네 개이며 꽃잎은 피침형의 삼각형으로서 길이가 1.5cm쯤 된다. 열매는 7~8개월에 익으며 긴 타원형이다. 씨를 발라낸 과육을 '산수육' 이라 하며, 예부터 한방에서 귀중한 약재로 이용해 왔다.

산수유 성질과 효능

성질은 약간 따뜻하며[微溫] 맛은 시고[酸] 떫으며[澁] 독이 없다. 간장과 신장을 보하고 정기를 수렴시키며 허탈 증상을 예방하는 효능이 있다.

원기 보강 산수유살은 원기를 세게 하며 정액을 굳건하게 한다. 그런데 씨는 정(精)을 미끄러져 나가게 하기 때문에 쓰지 않는다. 음(陰)을 왕성하게 하며 신정(精)과 신기(腎氣)를 보하고 성기능을 높이며 음경을 딴딴하고 크게 한다.

신장기능 강화 정수(精髓)를 보해 주고 허리와 무릎을 덥혀 주어 신(水藏)을 돕는다. 오줌이 잦은 것을 낮게 하며 늙은이가 자주 오줌 누는 것을 낮게 하고 두풍과 코가 메는 것, 귀먹는 것을 낮게 한다.

노년기에 허리가 시고 아프며, 무릎과 다리에 힘이 없고, 어지럽고 이명현상이 나타나며, 소변이 자주 마렵고 성기능이 감퇴되며, 양위나 유정이 있는 사람에게 효과가 있다. 오경설사가 나거나 식은땀이 많고 신체가 쇠약한 사람, 또는 당뇨환자에게 도움이 된다. 또한 여성들의 생리과다나 하혈에도 효과가 있다. 노화를 예방하고 소갈증에도 좋은 식품이다.

1) 숙지황 320g, 산약·산수유 각 160g, 백복령·목단피·택사 각 120g에 꿀을 섞어 오동나무 열매 크기로 환을 만들어 공복에 따뜻한 술이나 소금 끓인 물로 50~70개를 복용한다.
2) 산수유씨는 정(精)을 미끄러져 나가게 하기 때문에 쓰지 않는다.
3) 구기자에 하수오·원지·산수유·복령을 배합하여 복용하면 혈압이 내린다.

:: 건조시킨 산수유

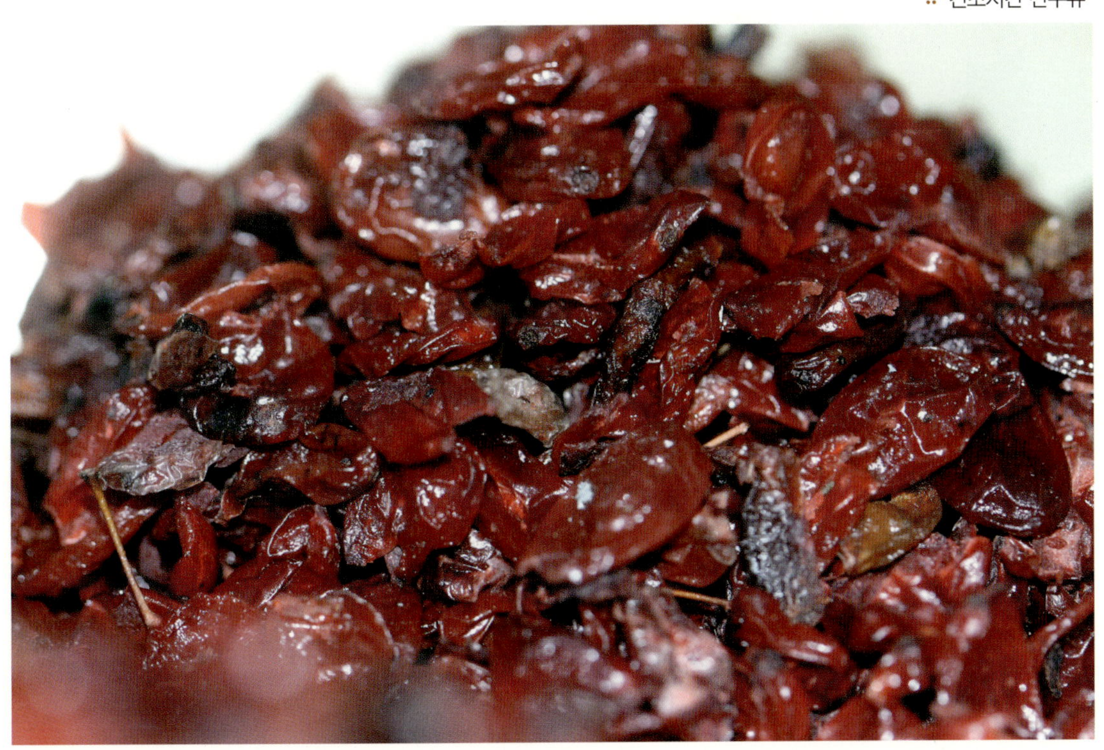

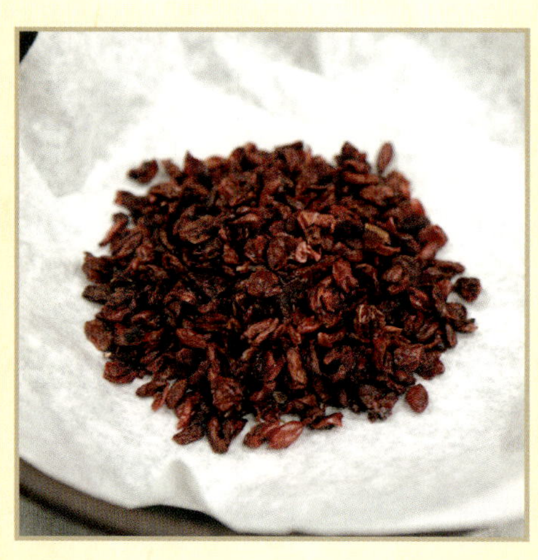

+

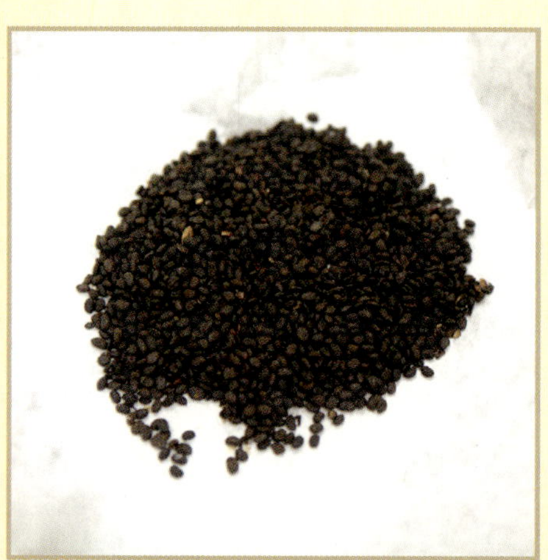

산수유와 보골지 발효액 담그기

　두 약재를 합방하여 발효시키려면 산수유 열매를 잘 씻어 설탕과 함께 먼저 발효시킨 다음, 보골지의 마른 약재를 구해 감초·대추·설탕 등을 넣고 시럽을 만들어 산수유 발효액에 넣고 발효를 시키면 된다.

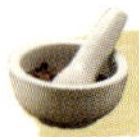

산수유 + 보골지

　산수유는 간장과 신장을 보하고 정기를 수렴시키며 허탈 증상을 예방하는 효능이 있는 약재이다. 보골지는 다른 말로 '파고지'라고도 하는데 콩과의 일년생 초본으로 가을에 그 열매를 채취하여 약재로 쓴다.

　두 약은 모두 온하여 신양을 보양하고 정기를 고섭한다. 즉, 뇨·정액의 수용력과 보지력(保持力)을 강화하고 산실을 방지하는 효능이 있다.

　이 두 약재를 배합하여 발효액으로 만들면 그 효력은 한층 더 증가하여 간신부족으로 발생하는 양위·유정·유뇨·두운·이명증을 치료한다.

Tip

산수유의 성분

　과육에는 코르닌 모로니사이드·로가닌·탄닌·사포닌 등의 배당체와 포도주산·사과산 등의 유기산이 함유되어 있고 그 밖에 비타민 A와 다량의 당이 포함되어 있다.

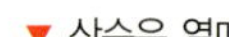
▼ 산수유 열매

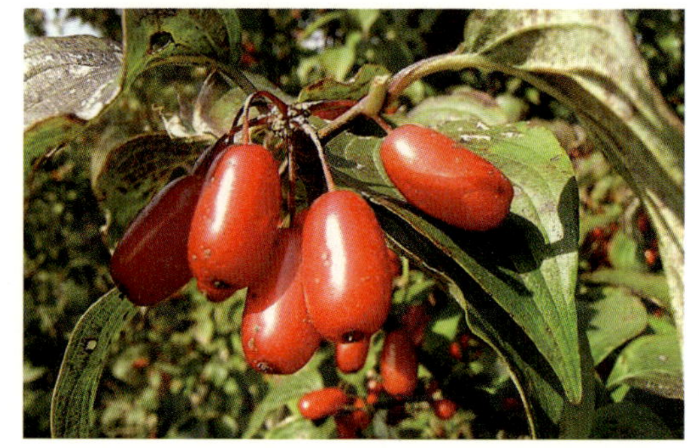

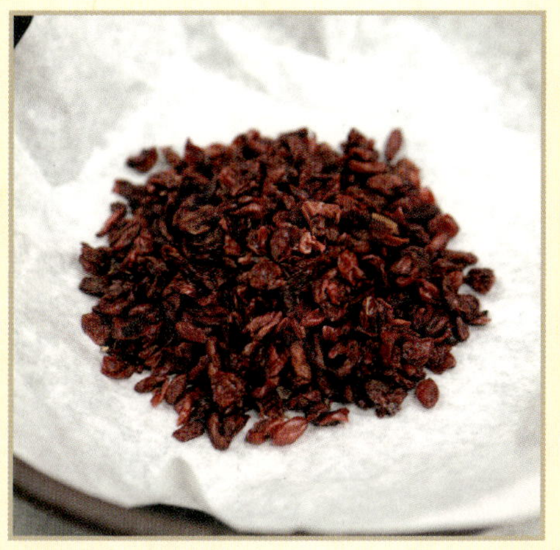

+

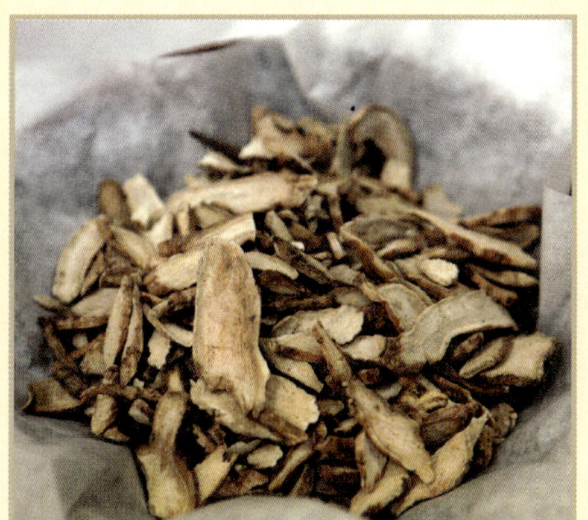

    산수유의 빨간 열매와 백작약의 뿌리를 함께 넣고 발효액을 담그려면 이들 두 약재를 채취하여 잘 씻고 잘라서 물기를 제거하고 동량의 설탕과 함께 항아리에 담그면 된다.

    건재를 활용하여 발효액을 담그려면 백작약 발효액에 씨를 빼내고 건조시킨 산수유 열매를 시럽으로 만들어 넣고 발효시킨다.

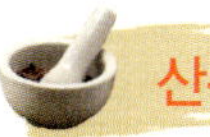

산수유 + 백작약

    산수유와 백작약으로 발효액을 담그면 자한과 도한을 치료하고 간신을 보하는 좋은 발효액이 된다.

    이 두 약재는 모두 산삽수렴하는 약재이다. 산수유는 보신고정하는 작용이 있고, 백작약은 간의 항진을 억제하여 양혈하는 작용이 있다.

    두 약을 합방하여 발효시키면 간신을 자보하여 지혈·지한하는 효능이 양호하다. 그러므로 자궁출혈·토혈·육혈 등 출혈이 과다하여 정기가 허탈한 데 쓰거나 자한·도한·유정증을 치료하는데 사용한다.

Tip

산수유차

❶ 산수유의 잘 익은 열매를 채취하여 깨끗이 씻는다.

❷ 햇볕에 약 일주일 말린 다음 산수유씨를 제거하고 다시 햇볕에 완전히 말린다.

❸ 산수유 150g을 생수 10ℓ에 넣고 강한 불에 1시간, 약한 불에 2시간 정도 달인다.

❹ 1/3 정도로 남았을 때 걸러낸 후 감미해서 마신다.

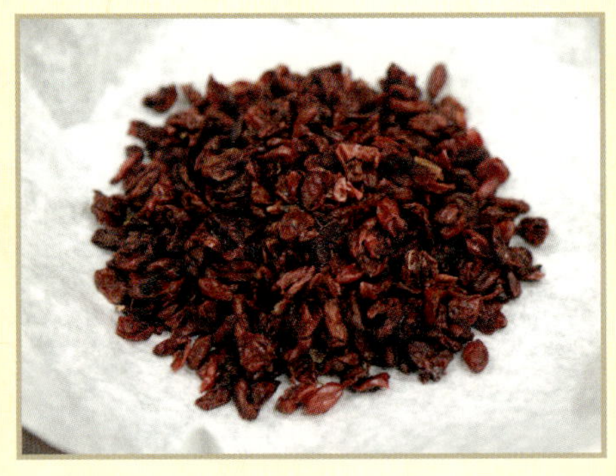

+

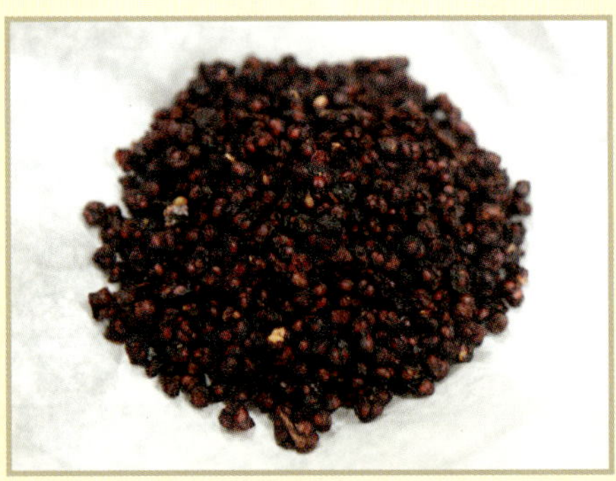

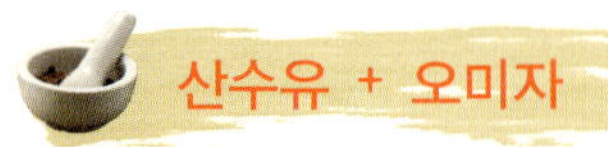산수유 + 오미자

산수유와 오미자의 공통적인 특징은 둘 다 붉은 열매를 가지고 있다는 점이다.

산수유는 간장과 신장을 보하고 정기를 수렴시키며 허탈증상을 예방하는 효능이 있으며, 오미자는 수렴하여 보신익정(補腎益精)하는 효능이 있는 약재이다.

두 약은 모두 온한 성미로서 신을 보양하고 정기를 고섭하여 염한하는 효능이 있으나 산수유는 보신고정하여 유정을 멈추게 하는 작용이 뛰어나고, 오미자는 폐기를 수렴하여 진액을 생하고 해수를 멈추게 하는 작용이 우수하다.

이 두 약재를 배합하여 발효시키면 염폐보신하고 정기의 산실을 방지하며 지한의 효능이 양호하다. 그러므로 폐신부족으로 음양이 양허하여 발생하는 유정·도한·자한이나 기혈이 소모하여 발생하는 심장동계와 기단, 안면창백하고 맥이 세약한 증상을 치료하는 데 사용한다.

산수유와 오미자 발효액 담그기

두 약재를 합방하여 발효시키려면, 산수유 열매와 오미자 열매를 채취하여 잘 씻어 설탕과 함께 발효시키면 된다. 발효액을 담글 때 산수유의 씨를 빼지 않으면 정이 빠져나간다고 한다.

그런데 두 약재는 수확하는 시기가 서로 다르므로 생재를 한꺼번에 구해 발효액을 담그기가 어렵다. 때문에 산수유 발효액을 담글 때 건조시킨 오미자를 함께 넣거나 오미자 발효액을 담글 때 건조시킨 산수유를 넣어서 발효액을 담근다.

> **Tip.**
>
> **산수유주**
>
> ❶ 열매 100g을 소주 1.8ℓ와 함께 용기에 넣고 밀봉한다.
>
> ❷ 3개월 정도 후에 건더기를 걸러 낸다.
>
> ❸ 하루 30~50g을 복용하면 몸의 신진대사를 촉진한다.

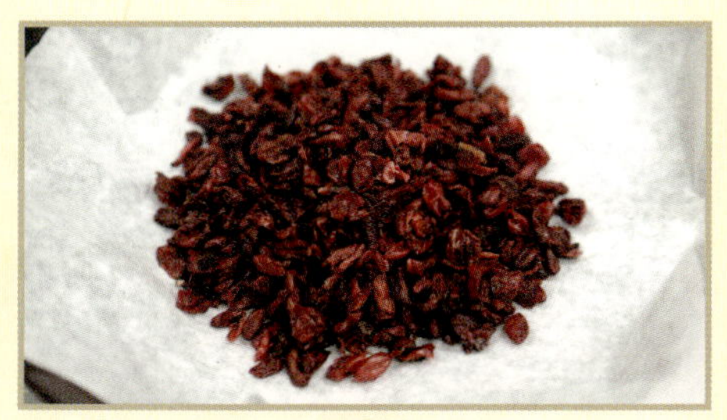

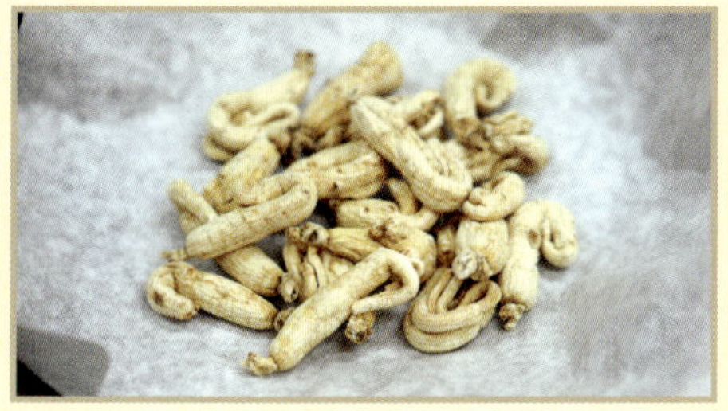

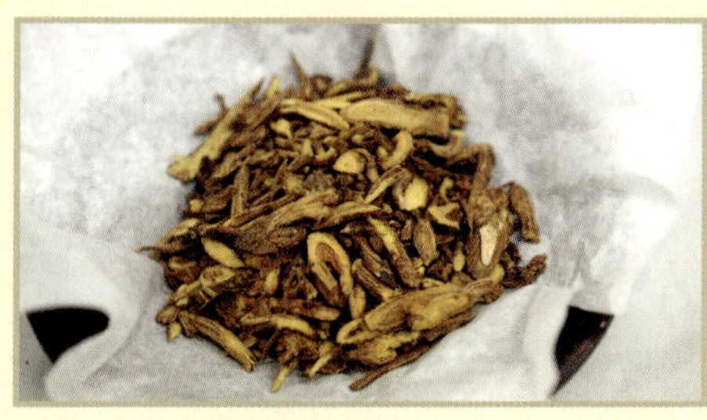

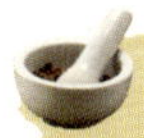

산수유 열매에 인삼의 뿌리와 황금의 전초를 합하여 발효액으로 만들려면 이들 세 가지 약재를 채취하여 잘 씻고 잘라서 물기를 제거하고 동량의 설탕과 함께 항아리에 담그면 된다. 건재를 이용해서 발효액을 만들 경우에도 세 가지 약재 중 두 가지는 생재를 넣어 발효를 시켜야 좋은 발효액이 나온다.

산수유 + 인삼 + 황금

산수유는 보신과 장양의 효능이 있어 유정·다한·유뇨·월경과다 등에 대해 고삽 효과를 갖는다. 또 혈압의 고저를 조정하며 간염을 치료하고 저항력을 증강하는 작용도 있어 병후의 요양약으로 쓰면 좋다.

인삼은 우리나라의 특산물로서 세계적으로 알려져 있다. 맛이 달고 약간 쓰며 성질은 따뜻하다. 인삼은 예로부터 불로·장생·익기·경신의 명약으로 일컬어진다. 뿌리에 사포닌 성분이 들어 있어 중추 신경의 흥분과 피로를 해소시키며, 정력과 체력을 증진시킨다. 기(氣)를 보하는데, 주로 비기(脾氣)와 폐기(肺氣)를 보하며, 진액(津液)을 불려 주고, 갈증을 멈추며, 정신을 안정시키고, 눈을 밝게 한다.

《본초강목》에 의하면 '기(氣)가 한(寒)하고 미(味)는 고(苦)하다. 쓴것은 심(心)으로 들어가는데 한(寒)은 열(熱)을 이기기 때문에 심화(心火)를 사(瀉)하고 비(脾)의 습열(濕熱)을 치료한다.'고 되어 있다. 화농여부를 불문하고 급성 편도염·급성 후두염·구강점막의 염증 등 구강의 여러 염증에 황금을 진하게 달여 입속에 머금고 천천히 마시면 좋은 효과를 얻는다.

산수유와 인삼과 황금으로 만든 발효액은 간신양허로 인한 두통·현훈·이명 등에 쓴다〈보중익기탕〉.

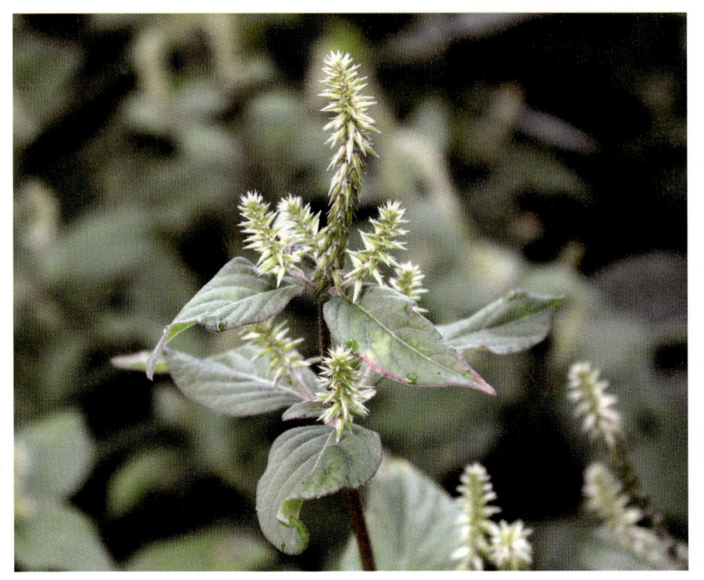

쇠무릎지기의 전초

쇠무릎은 중부 이남의 산기슭·길섶·들판의 물기 많은 곳에서 잘 자라며, 크기는 50~100㎝이다. 비름과에 딸린 여러해살이풀로 우슬·산현채·접골초·고장근 등의 여러 이름이 있다. 뿌리는 막대기 모양이고 많은 잔뿌리를 가지고 있으며, 아주 크고 깊다. 부드럽고 윤택한 것이 죽으면 속에서 하얀 즙이 나온다.

우슬 성질과 효능

성질은 평[平]하고 맛은 쓰며[苦] 시고[酸] 독이 없다. 활혈통경작용이 있으며 간과 신장을 보하고 근골을 강하게 하며 이수통임작용과 혈을 아래로 보내는 효능이 있다.

한습 해소 주로 한습으로 위증과 비증(痺證)이 생겨 무릎이 아파서 굽혔다 폈다 하지 못하는 증상에 쓴다.

음기 보충 남자의 음소(陰消)증과 늙은이가 오줌이 나오는 것을 참지 못하는 것 등을 치료한다. 골수를 보충하고 음기(陰氣)를 잘 통하게 하며 머리털이 희지 않게 하고 음위증과 허리와 등뼈가 아픈 것을 낫게 한다.

1) 미고강설(味苦降泄)하여 하초어혈(下焦瘀血)을 제거하고 혈어경폐(血瘀經閉) · 통경(痛經) · 월경부조(月經不調) · 산후어체(産後瘀滯) · 복통(腹痛) · 질타손상(跌打損傷) 등을 치료한다.

2) 간신부족(肝腎不足) · 요슬산통(腰膝酸痛) · 근골무력(筋骨無力)을 치료하고 풍한습비(風寒濕痺) · 습열하주(濕熱下走) · 요슬관절산통(腰膝關節酸痛) 등을 치료한다.

3) 습열(濕熱)로 인한 뇨혈 · 소변불리 · 임리산통을 치료한다.

4) 상부혈열(上部血熱)을 하행(下行)시키는 효능으로 음허화왕(陰虛火旺)으로 인한 치은종통 · 구설생창과 음허양항으로 인한 간풍내동(肝風內動)의 두통현훈(頭痛眩暈) 등을 치료한다.

5) 어혈이 정체되어 생리가 잘 나오지 않거나 생리통이 심하고 생리가 불규칙할 때, 산후복통이 있을 때 효과가 있다. 넘어져 멍이 든 사람에게도 좋고, 허리나 무릎관절이 아프고 힘이 없거나 소변불리 · 수종에도 효과가 있다.

응용

1) 당귀 · 도인 · 홍화를 배합하면 어혈을 푸는 작용이 강해진다.

2) 당귀 · 구맥 · 동계자와 배합하면 태반이 잘 안 나오는데 효과가 있다《비급천금요방》.

3) 두충 · 속단 · 보골지를 배합하면 신장이 허약하여 허리와 무릎이 아프거나 힘이 없는데 효과가 있다《부수정방》.

4) 생지황 · 택사 · 차전자를 배합하면 소변불리나 수종에 효과가 있다《제성방》.

5) 활혈통경(活血通經)에는 천우슬(川牛膝)을 사용하고, 보간신(補肝腎) · 강근골(强筋骨)에는 회우슬(懷牛膝)을 사용한다. 임신부와 월경과다자는 사용하지 않도록 한다.

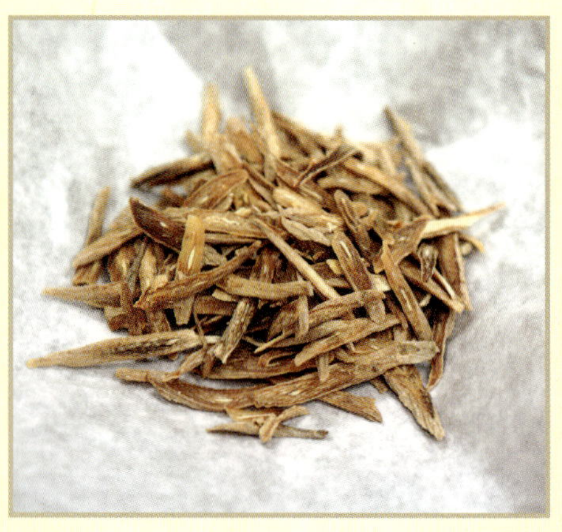

+

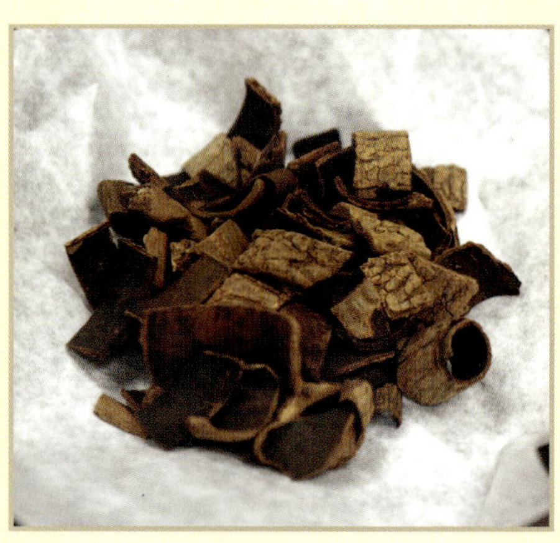

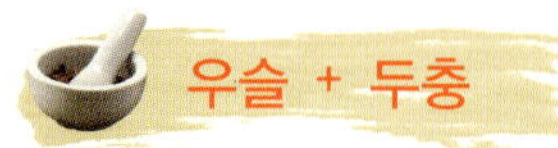 우슬 + 두충

우슬은 쇠무릎지기의 뿌리로 활혈통경작용이 있으며, 간과 신장을 보하고 근골을 강하게 하는 효능이 있다.

두충은 보익의 범위가 아주 넓다. 비뇨기계의 가벼운 만성 질환에 좋으며, 풍습 제거와 허리의 근력을 증강시킨다. 강하고 지속적인 강압작용이 있어 동맥경화성 고혈압 · 빈혈성 고혈압 · 신장성 고혈압 등에 쓰면 좋다. 또한 두충은 간장과 신장을 보하고 허리와 무릎을 강하게 하며 근골을 튼튼하게 하고 태아를 안정시키는 효능이 있다.

우슬과 두충 발효액은 신허로 발생하는 요슬의 연동통 및 비증에서 나타나는 사지근골동통과 굴신곤란한 증상을 치료할 수 있다. 최근에는 이 두 약재에 상기생을 배합하여 고혈압 치료에 사용하고 있다.

우슬과 두충 발효액 담그기

이 두 약재를 발효시키기 위해서는 우슬의 뿌리와 두충의 껍질이 필요하다. 두 약재를 채취하여 함께 잘 씻어 물기를 뺀 뒤, 동량의 설탕을 넣고, 항아리에 넣어 주면 몸에 좋은 발효액이 된다.

건조된 두충을 발효액에 이용할 때는 우슬 발효액에 마른 두충을 넣거나 끓여서 시럽화한 후 우슬 발효액에 넣으면 된다.

우슬 발효액

우슬 발효액은 쇠무릎지기 전초를 푹 달여 진하게 우려낸 액에 흑설탕과 엿기름을 넣어 만든다. 이 방법은 전초에 약효가 뛰어나고 즙액이 별로 나오지 않는 경우에 이용한다. 전초를 잘 씻어 잘게 잘라 말린 후에 달인액을 첨가하여 발효액을 만든다. 달인액을 첨가하지 않은 경우에는 오랫동안 보관할 수 없으므로 주의한다.

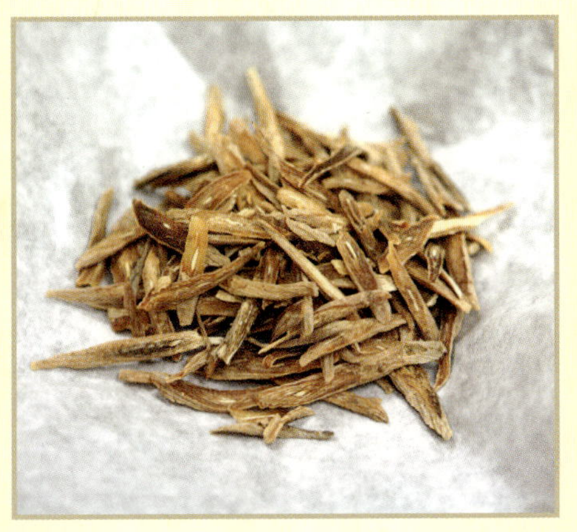

+

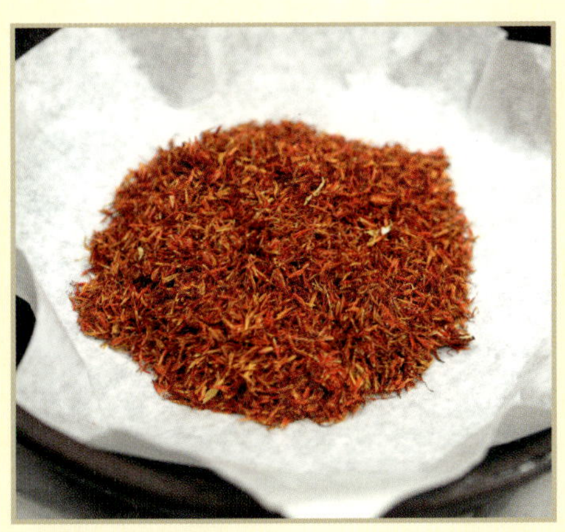

쇠무릎지기의 뿌리인 우슬과 국화과의 잇꽃을 말려서 한약재로 쓰는 홍화의 결합이다.

우슬의 뿌리와 7~8월에 만개한 홍화의 붉은 꽃잎을 따서 깨끗이 씻고 잘라서 설탕과 함께 발효액을 담근다.

우슬 발효액을 담글 때 마른 홍화를 함께 넣어도 우슬과 홍화 발효액이 된다.

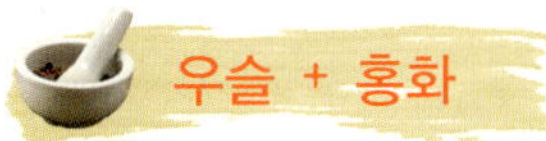

우슬은 성질은 평하고 맛은 쓰며 시고 독이 없다. 주로 한습으로 위증과 비증이 생겨 무릎이 아파서 굽혔다 폈다 하지 못하는 것과 남자의 음소증 등을 치료한다.

홍화는 국화과의 잇꽃을 말려서 한약재로 쓰는데 그 응용 범위가 넓다. 주로 어혈이 막힌 경우에 행혈소어약으로 산부인과에서 많이 응용된다.

소량의 홍화는 만성 염증에 양호한 소염작용이 있는데 산후 1개월이 지나도 나머지 어혈이 있어 깨끗하지 못하거나 은근한 통증이 오고 미열이 있는 증상에 도인·현호색·천궁 등을 가미해 복용하면 어혈을 흩어지게 하고 통증을 멈추는 효과가 있다.

또 여성의 월경이상에 많이 쓰는데 월경이 늦고 배설이 시원치 못하며 소량이고 경혈이 자색으로 덩어리지고 복통이 있을 때도 사용한다.

우슬과 홍화 발효액은 활혈작용으로 어혈을 공축하고 경혈을 통하여 지통하는 효능을 나타내어 월경폐지 치료에 사용할 수 있다.

일반적으로 이 두 약재에 당귀와 적작약을 배합하여 사용하면 치료 효과가 더욱 증강된다.

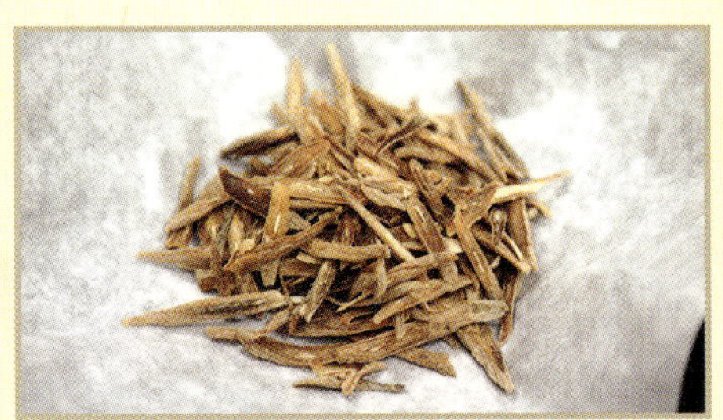

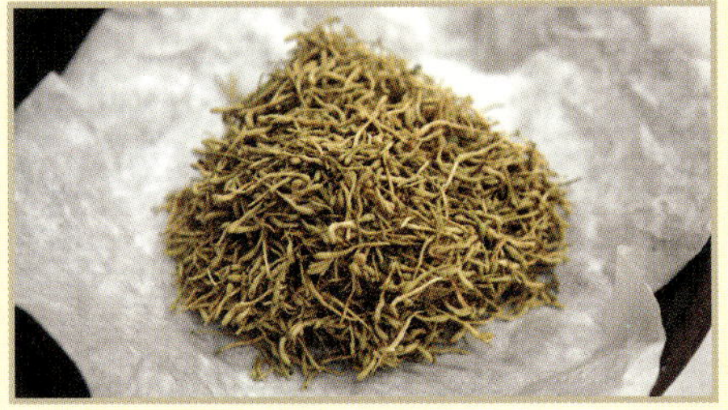

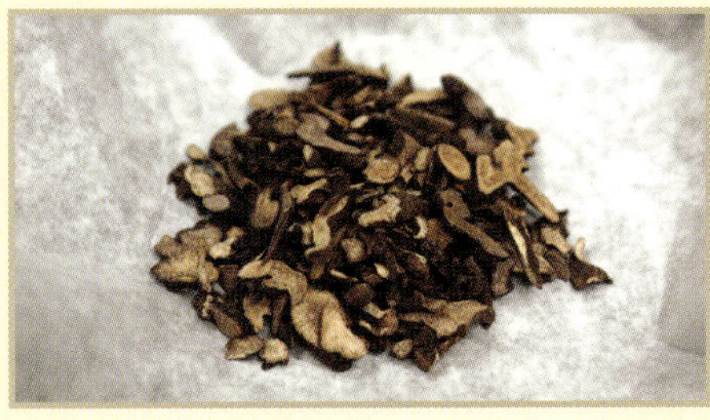

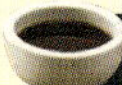

우슬과 금은화와 적작약 **발효액 담그기**

세 가지 약재를 발효시키려면 우슬은 뿌리를, 금은화는 인동초의 꽃과 전초를, 적작약은 뿌리를 채취하여 잘 씻고 물기를 제거하고 잘게 잘라서 설탕과 함께 발효액으로 담근다.

건재를 이용해서 발효액을 만들 경우에도 세 가지 약재 중 두 가지는 생재를 넣어 발효를 시켜야 좋은 발효액이 나온다.

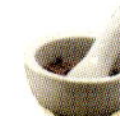

우슬 + 금은화 + 적작약

우슬의 약성은 하행성이며, 월경을 통하게 하고 통증을 막고 어혈을 흩어뜨리는 효능이 있다. 자궁에 대한 이완작용이 있으며 월경을 정상으로 회복시키고 그 후엔 자궁을 수축하는 작용도 있다. 또한 우슬은 통경의 요약이다.

금은화는 해열·해독약으로 감기 초기의 발열과 일체의 옹종·창독에 응용한다. 검게 구운 것은 지혈약으로 사용한다.

백작약은 혈을 보충하고 간을 사(瀉)하며, 땀을 막고 수렴(收斂)작용을 한다. 주로 자한(自汗)과 도한(盜汗)에 사용한다. 이에 반해 적작약은 발열성에 의해 생기는 출혈 치료에 효과가 있다.

우슬과 금은화와 적작약 발효액은 활혈작용으로 어혈을 소제하고 혈분열을 청설하여 해독하는 효능이 있다. 때문에 혈관폐색성 맥관염이나 급성 편도선염을 치료할 수 있다.

Tip

적작약과 백작약

작약 중 꽃이 흰 것을 '백작약', 붉은 꽃을 '적작약'이라 하기도 하였다. 중국에서는 외피를 제거한 것은 '백작약', 외피가 붙은 대로 건조시킨 것을 '적작약'이라고 한다. 시중에서는 껍질을 벗기고 말린 것을 '백작약', 그대로 말린 것을 '적작약'이라 하여 시판하고 있다.

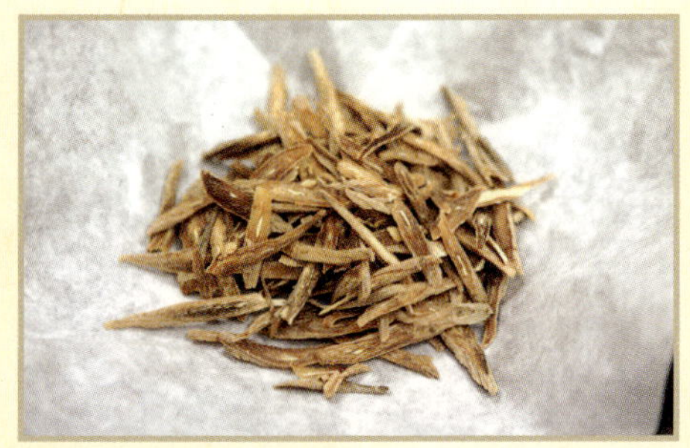

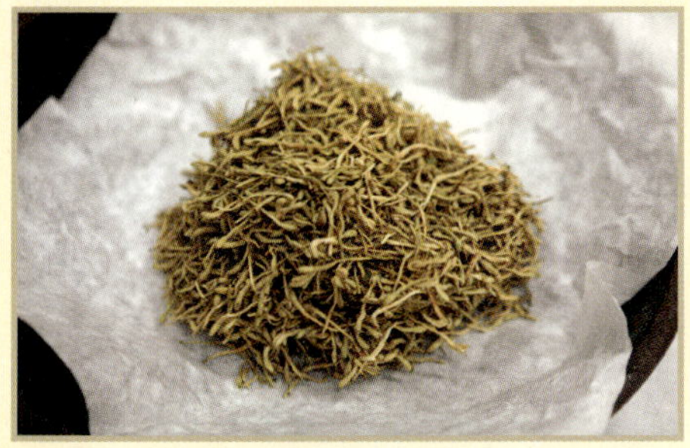

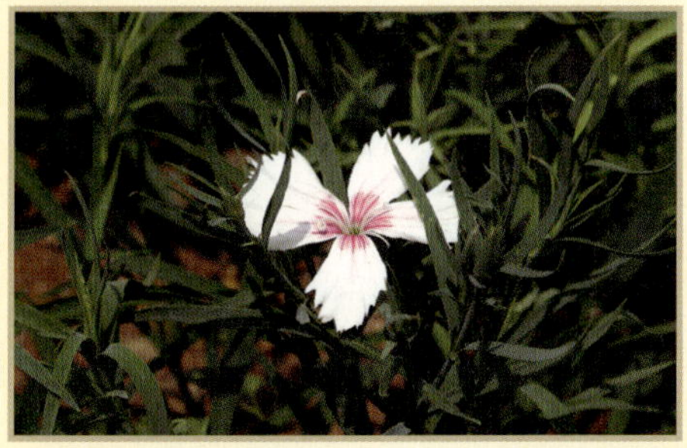

우슬과 금은화와 구맥 **발효액 담그기**

우슬의 뿌리와 인동초의 꽃과 전초 그리고 패랭이꽃의 전초를 채취하여 잘 씻고 물기를 제거하고 잘게 잘라서 설탕과 함께 발효액으로 담근다. 세 가지 약재 중에 두 가지는 생재, 한 가지는 건재로 배합하여도 좋다.

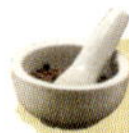

석죽과의 구맥은 패랭이꽃의 전초이다. 우리 나라 각처에서 나는 석죽과의 여러해살이풀 로서 키는 30㎝ 내외이다. 야트막한 산과 들 의 약간 건조한 땅이나 냇가의 모래밭·비 탈·길가 돌 틈 같은 데서 잘 자란다. 패랭이 꽃(구맥)의 성질은 차고 맛은 쓰며, 이뇨·통 경·소염작용이 있다.

금은화는 향기가 있으며, 풍온의 열을 식히 며 혈중의 독을 제거한다.

우슬은 하행하여 활혈하고 구맥은 습열을 청 설하여 통림하는 효능이 있다.

이 세 가지 약재에 혈분열을 청설하여 어혈 을 제거하는 목단피를 배합하면 청열냉혈하 고 통림하는 효능을 나타내어 혈뇨가 있으면 서 요도삽통을 수반하는 증상을 치료할 수 있다.

Tip

우슬의 식용과 약용

❶ **우슬을 식용할 때** : 봄에 비름과 마찬가 지로 어린순을 나물로 먹으며, 물에 데친 뒤 에 찬물로 우린다. 그 맛이 담백하다.

❷ **우슬을 약용할 때** : 줄기와 잎이 마른 후 에 뿌리를 캐어 노두와 수염뿌리와 흙을 제 거하고, 맑은 물에 1~2시간 담갔다가 사용 한다.

세신

- 풍을 제거하고 한(寒)을 흩어지게 한다
  (祛風散寒)
- 구규를 막히지 않게 소통시키고 통증을
  멎게 한다(通竅止痛)
- 폐를 따뜻하게 하여 수음을 없앤다(溫肺化飮)

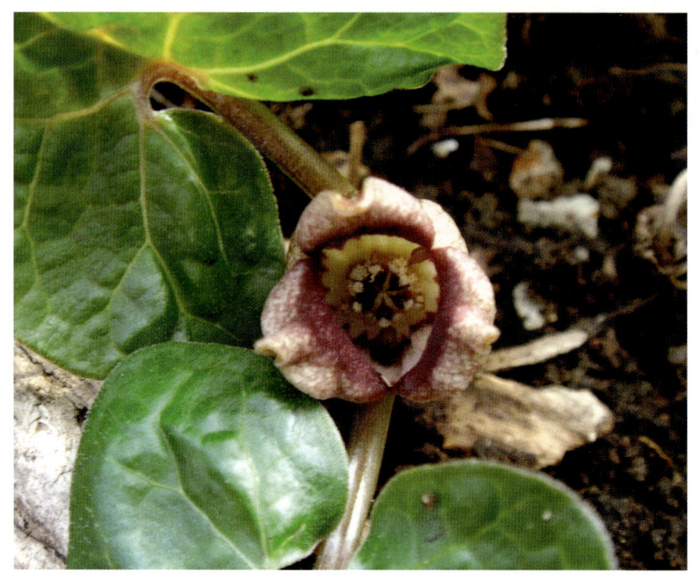

족두리풀의 꽃

족도리풀은 전국 산지의 그늘에서 자라는 쥐방울과의 여러해살이풀이다. 높이는 20~30cm 정도이고 뿌리줄기는 마디가 넓은 육질이며 매운 맛이 있다. 특이한 냄새가 있고 혀를 약간 마비시킨다.

세신 성질과 효능

성질은 따뜻하고[溫] 맛이 몹시 매우며[大辛](쓰고[苦] 맵다[辛]고도 한다) 독이 없다. 풍습으로 저리고 아픈 데 쓰며 속을 따뜻하게 하고 기를 내린다. 후비(喉痺)와 코가 막힌 것을 치료하며 담기를 세게 한다. 두풍(頭風)을 없애고 눈을 밝게 하며 이가 아픈 것을 멎게 하고 담을 삭이며 땀이 나게 한다.

《본초》 단종(單)으로 가루를 내어 쓰되 2g을 넘지 말아야 한다. 만일 이 약을 많이 쓰면 숨이 답답하고 막혀서 통하지 않게 되어 죽을 수 있다. 비록 죽기는 하나 아무런 상처도 없다.

《탕액》 소음경의 약이다. 소음두통에 잘 듣는데 땅두릅을 사약(使)으로 하여 쓴다. 족도리풀은 향기나 맛이 다 약하면서 완만하므로 수소음경에 들어가며 두면풍(頭面風)으로 아픈 것을 치료하는데 없어서는 안될 약이다.

1) 한사가 뚜렷한 두통(頭痛)·지체동통(肢體疼痛)·외감풍한표증(外感風寒表證) 등을 치료한다.

2) 신향주찬(辛香走竄)하여 통규(通竅)·지통(止痛)·비연(鼻淵)을 치료한다.

3) 외감풍한(外感風寒)·내정담음(內停痰飮)으로 인한 해수기천(咳嗽氣喘)·담다조백(痰多租白)을 치료한다.

4) 세신은 신산온통(辛散溫通)하고 방향주찬(芳香走竄)하여 능히 달표입리(達表入裏)하며 표한(表寒)을 발산시킬 뿐만 아니라, 이한(裏寒)도 제거하고 진통작용이 뛰어나므로 소음두통(少陰頭痛)의 요약(要藥)이 된다.

1) 치아신경통에는 산초와 세신을 같은 양으로 곱게 갈아 아픈 부위에 밀어 넣으면 좋다.

2) 구강점막의 염증 및 치은염에는 세신을 부드럽게 가루 내어 1g을 입에 넣고 있으면 소염·지통에 효과가 있다.

3) 세신에는 국소마취작용이 있으며 예부터 천오·현호색 등을 가미해 마취약으로 사용했다.

:: 세신 발효액

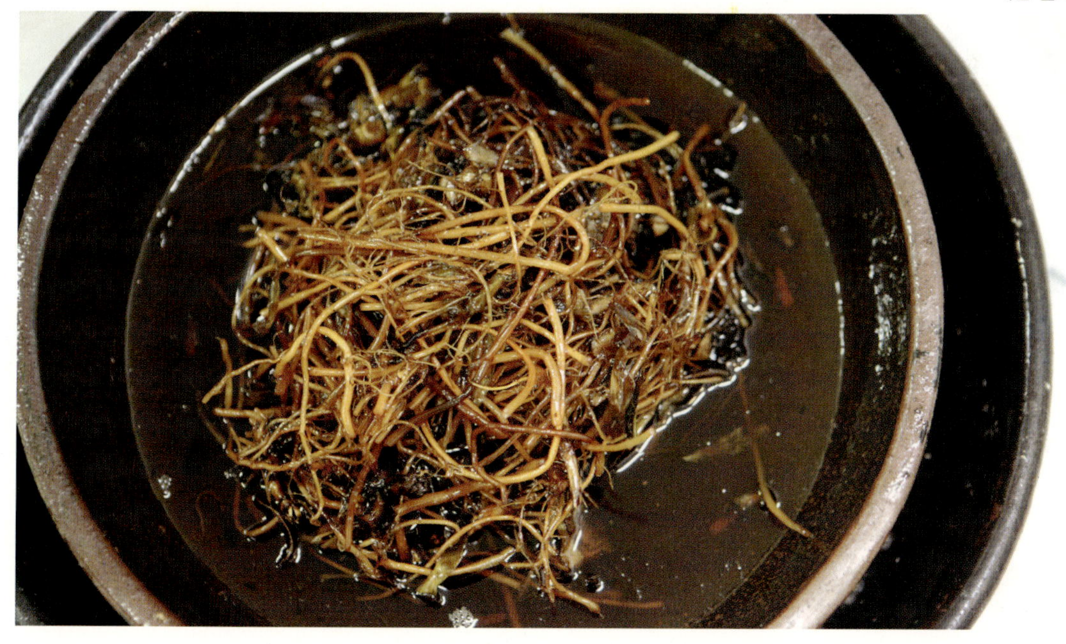

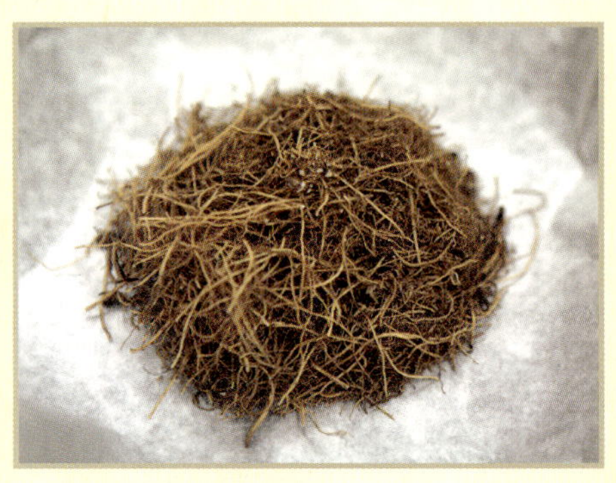

+

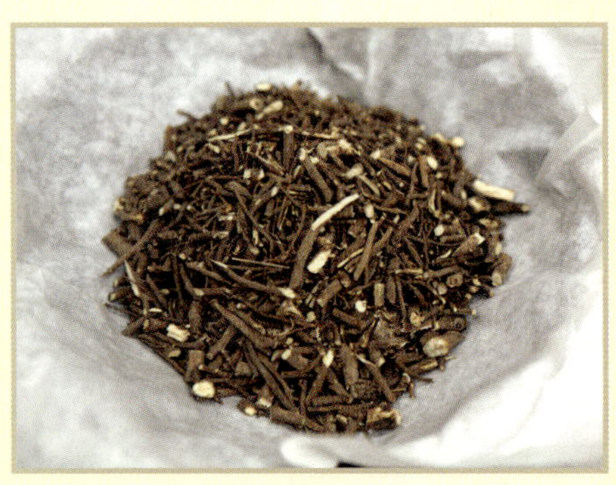

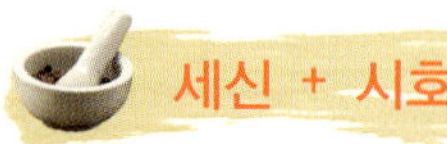
세신 + 시호

세신은 족도리풀의 뿌리를 약재로 쓰는데, 신체말단의 모세혈관벽의 치밀성을 강화하여 혈행을 촉진한다. 시호 역시 뿌리를 약재로 사용하는데 해열·진통·소염·청간·승양작용하는 효능이 있다.

세신은 신경의 양기를 승하게 하여 한사를 제거하고 지통 효과를 나타내며, 시호는 간경의 청양을 승하게 하여 울결을 소설하는 작용을 나타낸다.

이 두 약을 배합하여 발효액으로 만들면 정기를 위로 승하게 하여 두부를 순환하고 경맥의 기울을 산하므로 지통하는 효능이 있다. 또한 풍한으로 인한 경맥의 기울과 외상에 의한 두통에도 사용할 수 있다.

세신과 시호 발효액 담그기

이 두 약재를 발효시키기 위해서는 신선한 약재의 뿌리를 채취하여 함께 잘 씻어 물기를 뺀 뒤, 동량의 설탕을 넣고 항아리에 넣어 주면 몸에 좋은 발효액이 된다.

세신과 시호는 가는 뿌리이므로 발효액이 많이 나오지는 않는다.

그러므로 세신과 시호 발효액을 만들기 위해서는 먼저 만들어 놓은 다른 발효액(미나리나 돌나물 등)에 세신과 시호를 잘라서 넣고 설탕을 더 넣고 만드는 방법과 미나리나 돌나물 등을 시럽화하여 세신·시호 발효액과 섞어서 발효를 시키는 방법이 있다.

세신 이용법

족도리풀의 뿌리를 '세신'이라 하는데 5~7월경에 뿌리째 채취하여 씻지 않고 그늘에서 말린 후 썰어서 사용한다.

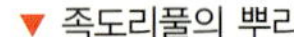
▼ 족도리풀의 뿌리

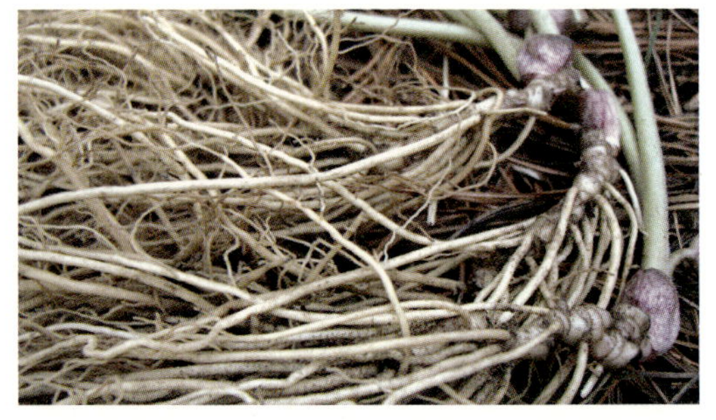

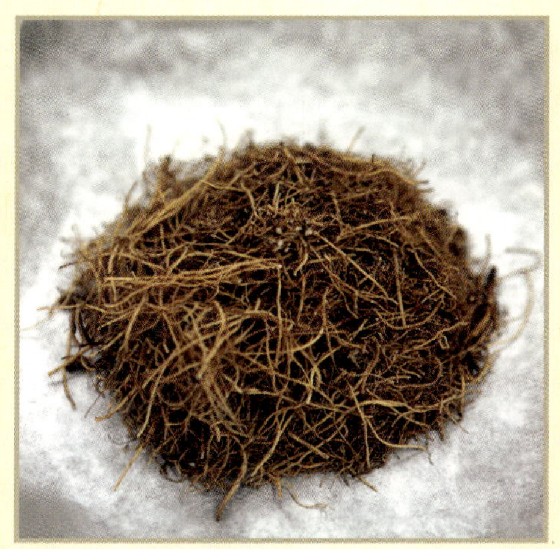

+

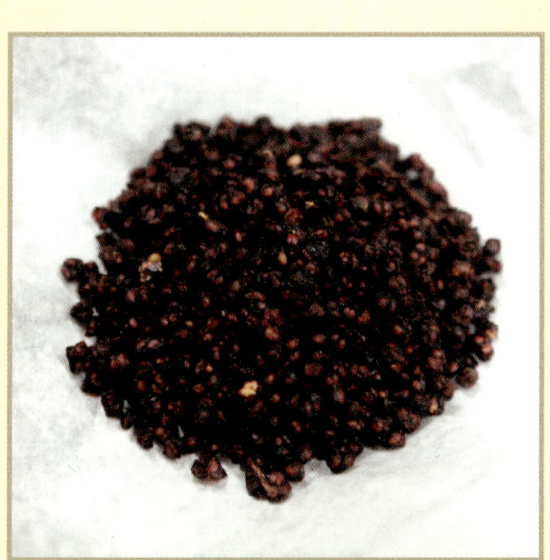

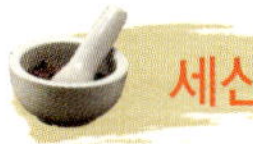
세신 + 오미자

족도리풀(세신)은 초기 감기의 오한과 발열 증상에 대한 발한·해열의 효과가 있다.

특히 풍한감기로 인해 코가 막히고 콧물이 흐르고, 해수가 심해 많은 담을 뱉으며 흉통이 나타나는 경우에 좋다.

폐의 기운을 수렴시키고 신음을 돕는 작용을 하는 오미자는 오미자나무의 열매이다. '오미(五味)'란 단맛·신맛·매운맛·쓴맛·짠맛 등을 말한다. 신맛만이 가장 강해 다른 맛은 구별하기 힘들지만 이러한 맛이 어우러져 독특한 맛이 난다.

이 발효액은 세신의 폐기를 온양하여 수음을 제거하는 작용과 오미자의 폐기를 수렴하는 작용과의 배합이다. 이렇게 만든 세신과 오미자 발효액은 한쪽은 발산하고 한쪽은 수렴하는 상반상성작용이 있으므로 효능이 더욱 현저하게 나타난다. 그러므로 수음이 한사를 받아 발생시키는 천해를 치료한다.

세신과 오미자 발효액 담그기

세신의 뿌리와 오미자의 빨간 열매를 채취하여 잘 씻어 물기를 뺀 후 잘게 자른 뒤에 동량의 설탕을 넣어서 항아리에 담근다.

오미자 발효액을 담글 때 마른 세신을 함께 넣어 발효를 시킬 수도 있다.

Tip. 세신과 오미자의 효능

세신은 신체말단의 모세혈관벽의 치밀성을 강화하여 혈행을 촉진한다.

오미자는 강장작용을 하며 피로회복을 촉진하고 뇌의 활동을 활발하게 하여 신경쇠약을 개선한다.

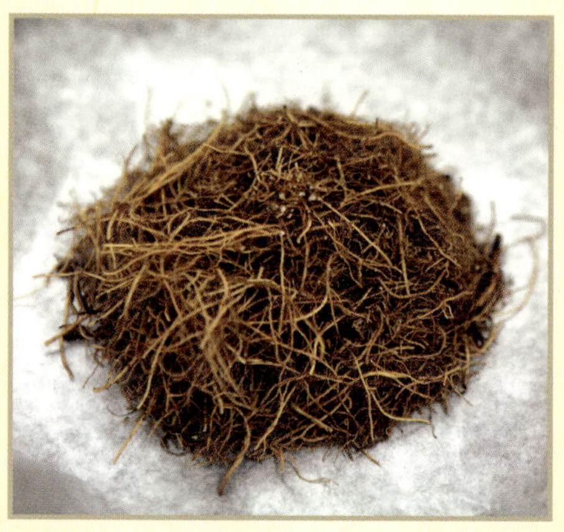

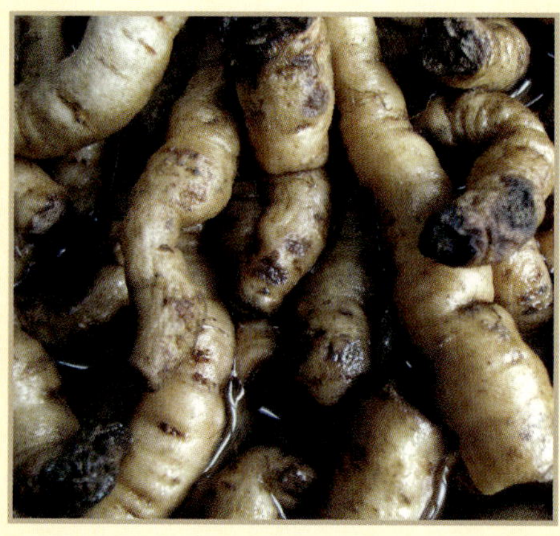

세신과 생지황 **발효액 담그기**

세신과 생지황의 뿌리를 채취하여 잘 씻어 물기를 뺀 후 잘게 잘라 동량의 설탕을 넣고 발효시킨다.

또는 가을에 생지황의 뿌리를 발효시키면 생지황 발효액이 되는데, 여기에 마른 세신을 함께 넣어 발효시키면 세신과 지황 발효액이 만들어진다.

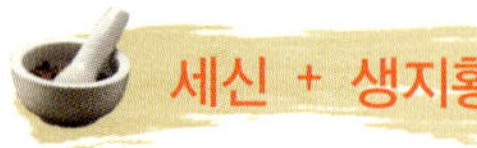

세신은 뚜렷한 항균작용이 있다. 구강점막의 염증 및 치은염에 세신을 부드럽게 가루 내어 1g을 입에 넣고 있으면 소염·지통에 효과를 나타낸다. 또 산한거풍·진통작용이 있어서 관절통과 각종 신경통 치료에도 효과가 있다.

생지황은 허약한 증상에 사용하는 대표적인 약으로 혈액을 만들어 주는 효능이 있으며 음을 크게 보하고, 신장의 정기를 채워 주며 골수에 유익하다.

성질은 따뜻하고 맛이 달며서 약간 쓰고 독이 없다. 부족한 혈을 크게 보하고 수염과 머리털을 검게 하며, 골수를 보충해 주고 힘줄과 뼈를 든든하게 한다. 뿐만 아니라 허손증(虛損證)을 보하고 혈맥을 통하게 하며 기운을 더 나게 하고 귀와 눈을 밝게 한다.

이러한 세신과 생지황 발효액은 지통작용이 뛰어나다. 세신은 신조하여 승산작용이 있으나 자음청열작용이 있는 생지황과의 배합으로 세신의 지나친 승산의 해가 제거되고, 청열지통하는 효능을 나타내므로 풍열에 의한 두통·치통을 치료할 수 있다.

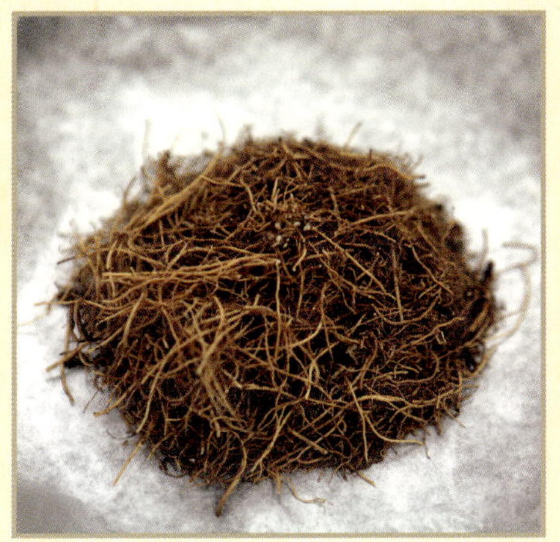

+

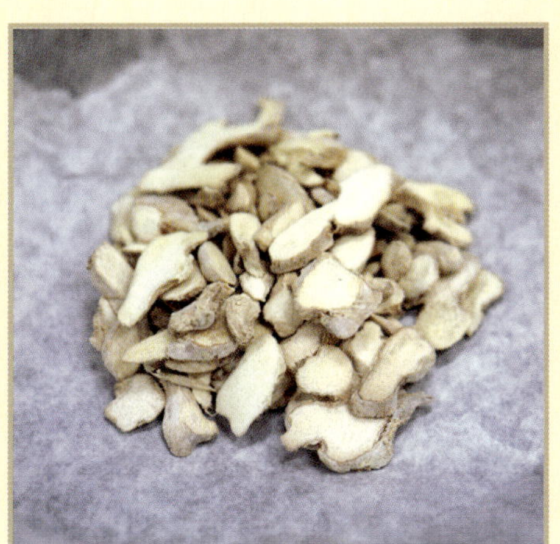

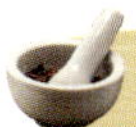

세신과 생강의 뿌리를 채취하여 같은 양으로 설탕과 함께 발효액을 담는다. 세신은 뿌리가 가늘기 때문에 잘 씻어서 이물질을 제거해야 한다. 만약 생강이 없다면 건강에 감초·대추·설탕을 넣고 진하게 다려서 세신과 함께 발효액을 담는다.

세신 + 생강(건강)

세신과 생강(건강) 발효액은 온폐화음(溫肺化飮)하여 한음복폐(寒飮伏肺)의 증(證)을 다스리는데, 건강은 온중산한(溫中散寒)하고 회양구역(回陽救逆)하는 데에 뛰어나며, 세신은 이한(裏寒)을 따뜻하게 할 뿐만 아니라 풍사(風邪)와 표사(表寒)을 발산시킴과 동시에 비규(鼻竅)를 선통(宣通)하게 한다.

Tip

세신 법제법

족도리풀의 뿌리를 세신이라고 하는데, 가늘면서 매운 맛이 있어 '세신(細辛)'이라고 한다. 세신을 법제할 때는 생강을 약간 두껍게 썰어서 압력밥솥에 넣고 그 위에 세신의 뿌리를 올려 생강이 타지 않을 정도로 건조시킨 후 사용한다.

▼ 세신의 잎

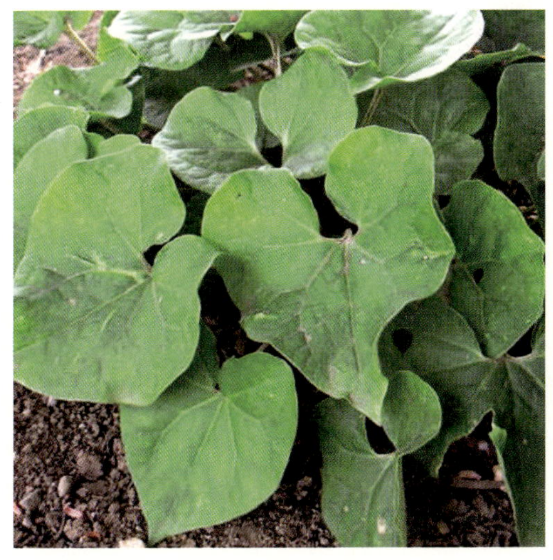

1) 보신환(補腎丸)

효능 : 신수 부족과 음허를 치료한다.

처방 : 귀판주구 4냥, 지모 · 황백병주침초 각 3냥, 건강 1냥을 가루로 해서 죽으로 먹거
나 오동열매 크기의 환을 만들어 공복에 염탕으로 50~70알을 먹는다.

2) 육미지황환(六味地黃丸)

효능 : 치료하는 방법은 위와 같다.

처방 : 숙지황 8냥, 산약 · 산수유 각 4냥, 택사 · 목단피 · 백복령 각 3냥을 가루를 내어
꿀로 오동 열매 크기의 환을 지어 더운 술이나 염탕으로 50~70알을 먹는다.
혈허 · 음쇠에 숙지황을 군재로 삼고, 정활한 데는 산수유를 군재로 삼으며, 소변
이 임삽한 데는 택사로 군재를 삼고, 심기가 모자라면 목단피로 군재를 삼는다.

3) 자음강화탕(滋陰降火湯)

효능 : 신수 부족과 음허와 화동을 치료한다.

처방 : 백작약 1돈 3푼, 당귀 1돈 2푼, 숙지황 · 천문동 · 맥문동 · 백출 각 1돈, 생지황 8
푼, 진피 7푼, 지모 · 황백병밀수초 · 감초구 각 5푼을 썰어서 1첩으로 하여 생강
3쪽과 대추 2개를 넣어 물에 달여서 먹는다.

4) 팔미환(八味丸)

효능 : 명문에 화 부족과 양허를 치료한다.

처방 : 숙지황 8냥, 산약 · 산수유 각 4냥, 목단피 · 백복령 · 택사 각 3냥, 육계 · 부자포
각 1냥을 가루를 내어 꿀에 오동나무 열매 크기로 환을 만들어 공복에 더운 술이
나 염탕으로 50~70알씩 먹는다. 오미자를 가해주면 신기환이 된다.

5) 온신산(溫腎散)

효능 : 신과 명문의 허한과 요척의 중병을 치료한다.

처방 : 숙지황 1돈 반, 우슬 · 육종용 · 오미자 · 파극 · 맥문동 · 감초구 각 8푼, 복신 ·
건강 · 두충초 각 5푼을 썰어서 1첩으로 하여 물에 달여 먹고 또는 가루를 내어
2돈을 더운 술에 먹기도 한다.

1) **토사자** : 양기를 보하고 신랭을 치료하니 술에 담가 두었다가 가루 내어 술에 먹거나 또는 약에 넣어서 쓴다.

2) **육종용** : 명문의 상화가 모자람을 보하니 술에 넣고 쪄서 약으로 쓴다.

3) **오미자** : 수장을 따뜻하게 하고 신을 보해 준다. 환으로 먹거나 삶아서 먹는다.

4) **숙지황** : 화력을 이룡해서 구증을 했으므로 신정을 보한다. 팔미환의 군재로 삼는 것은 천일소생의 근원이 되기 때문이다.

5) **지모** : 신음이 모자람을 보하고 신열을 치료해 준다. 염수에 볶아서 환으로 먹거나 삶아서 먹어도 좋다.

6) **백자인** : 신장을 윤택하게 하고 신랭을 치료하니, 환이나 약에 넣어서 먹는다.

7) **두충** : 신랭을 치료하고 신로와 요각의 냉통을 치료하니, 볶아서 환으로 먹거나 삶아 먹는다.

8) **침향** : 명문의 화가 모자람을 보해 준다. 가루를 내어 약에 넣어 쓰거나 물에 갈아서 즙을 내어 먹는다.

9) **산수유** : 보신과 첨정을 하고, 수장을 따뜻하게 하며, 정기를 삽하게 한다. 환으로 먹거나 삶아서 먹는다.

10) **모려** : 보신을 하니, 불에 구워서 가루를 내어 환약에 넣고 살은 삶아서 먹는다.

11) **복분자** : 신장을 이롭게 하고 또 난신을 하니, 술에 담갔다가 불에 말린 후 환약에 넣어 쓰기도 하고 가루를 내어 먹기도 한다.

12) **파고지** : 신장을 따뜻하게 보해 주고 약기를 끌어서 신에 보내기도 한다. 볶아 가루를 내어 약에 넣어 쓰기도 하고 가루로 먹기도 한다.

13) **녹용** : 신허를 보해 주고 요신의 허랭을 치료한다. 수해서 가루 내어 환약에 넣거나 또는 가루로 먹는다.

14) **흑두** : 소금을 넣어서 삶아 먹으면 보신해 주니, 자주 먹으면 좋다.

참고문헌

- 미상,《신농본초경》, 하북과학기술출판사(2000)
- 무희옹 저,《신농본초경소》, 중국중의약출판사(2000)
- 과학 백과사전 출판사 편,《향약집성방》, 일월서각(1993)
- 과학 백과사전 출판사 편,《약초의 성분과 이용》, 일월서각(1991)
- 노영호 역,《중약대사전》, 상해과학기술출판사(2000)
- 신길구 저,《신씨본초학》, 수문사(1988)
- 김수철 역주,《항암본초》, 바람과 물결(1992)
- 장상문 공저,《한약자원식물학》, 학문출판(주)(1999)
- 서부일 공편저,《본초비요》, 일중사(1999)
- 신장환 공편역,《본초삼가합주》, 일중사(2000)
- 이정원 공편저,《한약포제와 응용》, 영림사(1991)
- 김완희 공편,《장부변증론치》, 성보사(1998)
- 김재길 저,《원색천연약물대사전》, 남산당(1992)
- 진존인 저,《도설, 한방의약대사전》, 도서출판 송악(1990)
- 이창복 저,《대한 식물도감》, 향문사(2006)
- 이영노 저,《원색 한국식물도감》, 교학사(2000)
- 과학백과사전종합출판(재편집),《동의학사전》, 까치(1997)
- 이시진 저,《본초강목(정화본)》, 과학출판사(1998)
- 황도연 저,《방약합편》, 여강(2007)
- 엄우흠 외저,《설탕》, 김영사(2005)

- 김훈 외저, 《본초생약학》, 신일북스(2012)

- 김규열 저, 《보익본초》, 원광디지털대학교(2010)

- 안지영 저, 《한약본초》, 원광디지털대학교(2012)

- 양승 저, 《약선식품동의보감》, 세계중탕약선연구소(2010)

- 노영호 역, 《약대론》, 일중당(1995)

- 한의학대학 방제학교수 공편저, 《방제학》(1999)

- 강병수 외저, 《원색 한약도감》, 동아문화사(2008)

- 김창민 외저, 《중약대사전》, 정담(1997)

- 최윤희 외저, 《약선식료학개론》, 의성당(2009)

- 백명현 저, 《문중지혜》, 심오활도(2012)

- 백명현 저, 《학시가반》, 심오활도(2012)

- 김선호 편역, 《본초문답》, 주민(2009)

- 최철환 저, 《본초기》, 대성의학사(2009)

- 안덕균 저, 《임상 한약대도감》, 현암사(2012)

- 구본홍 역, 《동의보감》, 대중서관(1994)

- 안덕균 외저, 《한약포제학》, 일중사(2000)

- 최양수 저, 《약이 되는 산야초 108가지 ①, ②, ③》, 하남출판사(2004)

- 최양수 저, 《산야초로 만드는 효소 발효액 ①, ②, ③》, 하남출판사(2005)

- 최양수 저, 《산야초와 함께 하는 참살이 건강 ①, ②, ③》, 하남출판사(2008)

- 최양수 저, 《약이 되는 산야초 쉽게 찾기 300》, 하남출판사(2006)

천장사와 함께 하는 산야초 참살이 강좌

산야초 효소 발효액 만들기

산야초 효소 발효액은 자연의 맛과 향을 그대로 전해 주는 최고의 건강음료입니다.
산야초의 꽃 · 잎 · 열매 · 줄기 · 뿌리로 발효액 만들기와 방제식 발효액 만들기를 강의합니다.

산야초 체험 학습

우리나라의 산과 들, 주변에서 쉽게 찾아 이용하고 활용할 수 있는 '산야초의 놀라운 효능과 음용 방법'을 위한 산야초 교실을 안내합니다.

한방 산야초 교실 (약초)

산야초의 올바른 식용과 약용을 위하여 한방의 진단학, 변증론 및 체질론에 기초하여 산야초의 활용법을 알기 쉽게 강의합니다.

산야초 음식 연구 교실

산야초 음식에 대한 이론적 강의와 더불어 차(茶) · 초(醋) · 장(醬) · 장아찌 등 기타 발효음식 만들기 실습을 체험합니다.

강의 최양수

- **저서**

《약이 되는 산야초 108가지 ① ② ③》
《산야초로 만드는 효소 발효액 ① ② ③》
《산야초와 함께 하는 참살이 건강 ① ② ③》 외 다수

- **방송**

불교TV(www.btn.co.kr)
〈산야초와 효소로 지키는 건강 365〉 22회 강의

진행 최양수 · 김채용

- **강의 형태** 수시 · 정기 모집
- **장소** 충청남도 서산군 천장사
- **문의** 보리행 김채용 010-4664-2252

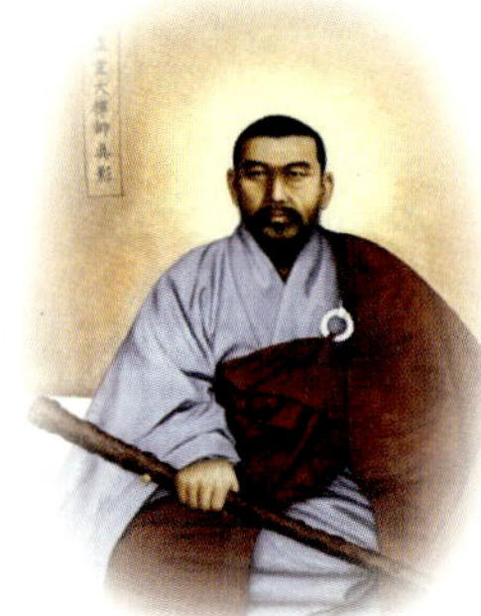

경허스님

"홀연히 사람에게서 고삐 뚫을 구멍없다는 말을 듣고
문득 깨달아 보니 삼천대천세계가 다 나의 집일세
유월 연암산 아랫길에
들사람 일이 없어 태평가를 부르네"